W0193991

Monika Held

Tatort
Gifte im Körper

Wie unser Körper täglich vergiftet wird
und wie wir diese Gifte wieder loswerden

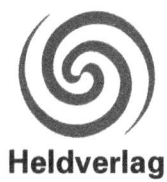

Heldverlag

2. Auflage 2016
Copyright © 2014 by
Heldverlag
83620 Feldkirchen-Westerham

www.monika-held.de
Email: mineralien.held@gmx.net

Druck:
CPI – Ebner & Spiegel, Ulm

Satz und Layout:
Monika Held

ISBN 978-3-9815375-8-1

Inhaltsverzeichnis

Vorwort

Stellen Sie sich vor, wie die Straßen aussehen würden, wenn die Müllabfuhr vier Wochen lang streikt. Da die normalerweise dafür vorgesehenen Mülltonnen voll sind, wird es allerlei provisorische Behälter für den Müll geben. Tüten und Kartons reißen aber unter Witterungseinflüssen auf, und der Müll verteilt sich an alle möglichen Plätze. Dort finden die entsprechenden Verrottungsprozesse mit der dazugehörigen Geruchsbelästigung statt. Keime und Bakterien haben ideale Bedingungen, um sich zu vermehren. Müssen wir mit der Müllabfuhr so lange warten, bis wirkliche Probleme auftreten? Das Auto wird regelmäßig gewaschen und ausgesaugt. Wenn es kaputt ist, wird es sofort zur Reparatur in die Autowerkstatt gebracht. Wie steht es um das Innere unseres Körpers? Auch unser Körper braucht eine innere Reinigung. Dort gibt es eine Vielzahl von biochemischen Prozessen, die der Müllabfuhr im Äußeren entsprechen. Der Körper besitzt die geniale Fähigkeit, sich von unerwünschten Substanzen zu befreien. Doch wenn diese Fähigkeit überlastet wird, „erstarrt" im wahrsten Sinne des Wortes der „Stoff-Wechsel", und es bilden sich Ablagerungen.

Da ich nun bei meinen zahlreichen Antlitzanalysen erkannt habe, dass wir eigentlich im Grunde alle „vergiftet" sind, habe ich mich entschlossen, dieses Buch zu schreiben. Einiges steht schon in meinem 1. Buch „Was Frauen wissen wollen – gesund und schön im Alter", deshalb finden Sie immer mal wieder Verweise.

Wir müssen entgiften, entgiften und nochmal entgiften – und am besten täglich. Wo die Gifte herkommen, ist bei jedem Menschen unterschiedlich.

Ich danke all meinen Kunden, die zur Antlitzanalyse zu mir kamen, denen ich ins Gesicht sehen und auch Fragen stellen durfte, um herauszufinden, wo die „Giftzeichen im Gesicht" herkamen. Dieses Buch wäre ohne Sie nie zustande gekommen. Und ich werde natürlich bei all meinen Beratungen weiter forschen, welche Gifte zu Ihren Krankheiten, wie z.B. Allergien, Schilddrüsenerkrankungen, Parkinson usw., führten. Sehr oft wurden nicht nur die Gifte von der Mutter, sondern auch von der Großmutter über die Mutter zum Enkelkind weitergegeben.

Bei meinen Beratungen habe ich nun noch mehr den Schwerpunkt auf das Ausleiten von Schwermetallen und Giften gelegt, d.h. die Schüßler-Salze in Verbindung mit der Alge Chlorella, Bärlauch- und Koriandertropfen.

Für mich bedeutet die oberste Stufe von Gesundheit, den Körper von allen Giften und Schwermetallen so gut wie möglich zu befreien und zu versuchen, schädliche Substanzen zu meiden, das Ungleichgewicht der Mineralstoffe im Körper mit den Schüßler-Salzen auszugleichen und regelmäßig Chlorella, Bärlauch- und evtl. Koriandertropfen einzunehmen, damit die Gifte sich nicht mehr in den Organen, im Bindegewebe und im Gehirn ablagern können.

Es bleibt uns nur die Möglichkeit, den Körper zu entgiften, wenn wir gesund alt werden wollen.

Ihr Körper soll nicht mehr der Tatort für die Gifte sein, sondern der Glücksort der Gesundheit.

Ich wünsche Ihnen viel Erfolg und eine gute (bessere) Gesundheit.

Bad Aibling, im Dezember 2014

Zur Unterstützung des gesamten Gesundheitszustandes habe ich seit 2016 ein Analyse-Messgerät, das ca. 250 Parameter misst wie z.B. die Schwermetalle (Blei, Quecksilber, Kadmium, Chrom, Arsen, Antimon, Thallium, Aluminium), Homotoxine und den Elektrosmog. Weiter misst es den allgemeinen körperlichen Zustand, den pH-Wert und das Immunsystem, Vitamine, Mineralstoffe, Spurenelemente, Aminosäuren und Coenzyme, sämtliche Organe wie Herz, Magen, Darm (Darmbakterien), Leber, Gallenblase, Bauchspeicheldrüse, Nieren, Lunge, Schilddrüse, Haut und Augen, Knochenaufbau, Knochendichte und Rheumafaktoren, Endokrines System (Hormone), Allergiestatus, Fettstoffwechsel, Funktion der Hirnnerven, usw. Die Messung ist vollkommen schmerzfrei und auch für Kinder geeignet.

Durch meine Ausbildung als Mikronährstoffcoach gebe ich zu den Schüßler-Salzen die fehlenden Vitamine, Mineralstoffe, Aminosäuren und Coenzyme dazu.

Bad Aibling, Juli 2016

Krankheit –
welche Homotoxine krank machen

Wenn im Laufe des Lebens immer mehr Schadstoffe aufgenommen werden als abgebaut oder ausgeschieden werden können, kommt es zu deren Speicherung im Körper. Die Zellen und Organe können beeinträchtigt werden, und der Mensch wird krank.

Dr. Reckeweg (1905-1985), ein Berliner Arzt, nannte diese Menschengifte auch Homotoxine. Dazu zählen

- Chemische Schadstoffe aller Art,
- Stoffwechselprodukte,
- Krankheitserreger und deren Toxine,
- Strahlung, elektromagnetische Felder,
- psychische Belastungen, Angst und Stress.

Die sechs Phasen der Krankheit nach Dr. Reckeweg

Krankheit wird dabei als Abwehr- und Ausscheidungsreaktion auf Giftstoffe verstanden und in verschiedene Phasen eingeordnet:

1. Ausscheidungsphase
Bei einer geringen Belastung und einer intakten körpereigenen Entgiftung scheidet der Körper die Toxine über Urin und Stuhl, aber auch Schweiß, das Atmen, Erbrechen oder Schleim aus. Auch ohne medikamentöse Hilfe ist eine Besserung innerhalb weniger Tage in Sicht. Es kommt also zu einer lokal begrenzten akuten Abwehrreaktion, und es werden die physiologischen Ausscheidungsvorgänge benutzt.

2. Entzündungsphase
Der Körper reagiert auf verstärkte Homotoxin-Einwirkung mit Entzündungsreaktionen wie Akne, Bronchitis, Abszessen, Furunkel und Fieber.

3. Speicherung der Giftstoffe
Bei anhaltender Belastung und fehlender Ausscheidungsmöglichkeit sammeln sich mehr Homotoxine an, als der Körper zeitgerecht abbauen kann. Durch die Einlagerung der Substanzen werden die Hauptentgiftungsorgane

Leber, Nieren, Magen, Darm und Lymphsystem beeinträchtigt. Dies ist ein Versuch, die Wirkung des Homotoxins abzuschwächen. Orte der Ablagerung sind hauptsächlich Hohlräume von Organen und der gesamte Zwischenzellraum der bindegewebigen Matrix, z.B. Lipome (gutartiger Fettgeschwulst), Atherome (gutartige Zyste) oder Steine.

4. Zellschädigung

Bei fortdauernder Belastung dringen die Toxine in die Zelle ein und verursachen chronische Erkrankungen wie Neurodermitis, Darmentzündungen, Asthma, Rheuma, Nieren- und Leberstörungen.

5. Degenerationsphase

Die Zellen werden so massiv geschädigt, dass die betroffenen Organe teilweise oder ganz ihre Funktion verlieren (Leberzirrhose, Arthrose, Sklerose (Verhärtung von Organen oder Gewebe durch eine Vermehrung des Bindegewebes) usw.). Es sind Behandlungen erforderlich, die den Zellstoffwechsel fördern, das Zellplasma reinigen und den Energiestatus der Zelle wiederherstellen.

6. Zellentartung

In diesem schwersten Stadium werden die Zellen der Körperkontrolle entzogen, es kann Krebs entstehen.

Krankheiten überfallen den Menschen

nicht wie ein Blitz aus heiterem Himmel,

sondern sind die Folgen

fortgesetzter Fehler wider die Natur.

Hippokrates

13

Entgiften – warum?

Warum sollen wir entgiften?

Aus der Tiefe der Erde holte der Mensch die Schwermetalle hervor, benutzte sie und verlor die Kontrolle. Nun sind die Schwermetalle in Wasser, Boden, Luft, Nahrung und auch in unserem Körper. Selbst bei einer gesunden Lebensweise kann der Mensch den Umweltgiften nicht mehr ausweichen.

Unser Körper ist in der heutigen Zeit einer noch nie da gewesenen Menge an Giften ausgesetzt. Pestizide, Herbizide, Amalgam und andere Zahngifte, Lebensmittelzusatzstoffe (E-Nummern), Konservierungsstoffe, Diesel-Partikel aus Abgasen, industrielle Abfälle, Lösungsmittel, Inhaltsstoffe in Kosmetika, Wasch- und Reinigungsmittel, Medikamente, Elektrosmog, Chemtrails und Radioaktivität und noch viele andere Substanzen mehr lassen das menschliche Entgiftungssystem an seine Grenzen stoßen und führen im Laufe der Jahre bei vielen Menschen zu gesundheitlichen Schäden.

Schwermetalle werden z.B. von Pflanzen aus dem Boden aufgenommen, über die Nahrungskette gelangen sie direkt oder über Tiere zum Menschen und schließlich wieder in den Boden. Die Schwermetalle sammeln sich in diesem Kreislauf an und führen ab einer bestimmten Konzentration zur Vergiftung von Luft, Wasser, Boden, Pflanze, Tier und Mensch.

Die Aufnahme der Schwermetalle erfolgt über die Nahrung, über die Luft (hohe Resorption über die Schleimhäute), durch Genussgifte (Cadmium im Zigarettenrauch), über die Haut (Schwermetallbelastung in Kleidung und Kosmetika) sowie über die Zähne (durch Zahnfüll- und Brückenmaterialien und Implantate).

Die Frage lautet nicht „ob", sondern „wie viele" Schwermetalle und Gifte wir täglich aufnehmen und wie viel wir schon im Körper gespeichert haben.

Der Körper kann viele dieser Substanzen für einen gewissen Zeitraum unschädlich machen, aber irgendwann kommt es doch zu gesundheitlichen Störungen, wenn das Gleichgewicht von Aufnahme und Ausscheidung nicht mehr aufrechterhalten werden kann und das System erschöpft ist.

Der Kreislauf der Gifte

Auch die WHO (Weltgesundheitsorganisation) geht davon aus, dass Schwermetalle ein Hauptfaktor bei der Entstehung von Krankheiten sind.

WHO: *„Gesundheitsrisiken von Schwermetallen aus weiträumiger grenzüberschreitender Luftverschmutzung: Die Schwermetalle Cadmium, Blei und Quecksilber sind weit verbreitete Luftschadstoffe, die hauptsächlich durch industrielle Emissionen in die Luft gelangen. Schon niedrige Konzentrationen in der Luft tragen zu einer Anreicherung im Boden bei, wo sie in der Umwelt bleiben und sich in der Nahrungskette, sowohl an Land als auch im Wasser, ansammeln. Schwermetalle werden in unterschiedlichem Maße mit einer Vielzahl von Gesundheitsproblemen in Verbindung gebracht, darunter Nieren- und Knochenschäden, Entwicklungs- und Verhaltensstörungen, erhöhter Blutdruck und Lungenkrebs.“*

Schwermetalle bilden mit Enzymen unlösliche Verbindungen, d.h. sie verdrängen die metallischen Bestandteile von Enzymen, wie z.B. Zink, Kupfer, Eisen, Mangan, aus ihren Bindungen, und diese veränderten Enzyme können ihren Aufgaben nicht mehr nachkommen. Die Folgen: Schädliche Stoffwechselprodukte häufen sich an, und es kommt zu Zellschäden.

Luftverschmutzung ist die führende umweltbedingte Ursache von Krebstod, wie die WHO am 17.10.2013 bekanntgab: *„Die Luftverschmutzung der Außenluft durch den Feinstaub ist als kanzerogen für den Menschen einzustufen. Es verursacht Lungenkrebs und auch ein erhöhtes Blasenkrebsrisiko.“*

Schwermetalle im Körper – eine Zeitbombe

Schwermetalle neigen dazu, sich im Körper abzulagern, und zwar in Knochen, Leber, Bindegewebe, Gehirn und Nieren, wobei sie sich nur sehr schwer ausscheiden lassen. Der Zeitpunkt der Zündung der Zeitbombe ist bei jedem Menschen unterschiedlich. Aber wenn sie dann gezündet ist, dann kommen die Krankheiten, und es gibt kein Zurück mehr.

Wenn Sie gesund sein wollen, ist der einzige Weg die Entgiftung des Körpers, und dies benötigt Zeit und Geduld.

Der schnellste Weg zur Gesundheit ist die Entgiftung.
Paracelsus (1493-1541)

Wirkung der Gifte –
die schleichende Vergiftung

Was bedeutet Gift im Körper?

Als Gift oder auch Giftstoff bezeichnet man einen Stoff, der Lebewesen über ihre Stoffwechselvorgänge oder durch Berührung oder Eindringen in den Körper (bereits in vergleichsweise geringer Dosis) einen Schaden zufügen kann.

Der durch ein Gift angerichtete Schaden kann zu vorübergehender Beeinträchtigung, dauerhafter Schädigung oder zum Tod führen. Bei anhaltender schädigender Gifteinwirkung spricht man von chronischer Vergiftung, bei einer Gifteinwirkung, die umgehend zu einer Schädigung führt, von einer akuten Vergiftung.

Paracelsus (1493-1541) prägte daher schon früh den auch heute noch gültigen Grundsatz:

„Dosis sola venenum facit."
(„Allein die Menge macht das Gift.").

Wo sind die Gifte zu finden?

Die Gifte sind in Luft, Boden und Wasser, und damit in unserer Nahrungs-kette, und somit in unserem Körper.

- In der Luft durch Feinstaub;
- in Autoabgasen wie Benzol, Schwefeldioxid, Kohlenmonoxid;
- in Kleidung und Schuhen;
- in Pflanzenschutzmitteln, wie Herbizide, Insektizide, Pestizide, Nitrate, Phosphate, Fungizide;
- in Nahrungsmittel durch Lebensmittelzusatzstoffe;
- Gifte aus der Tierhaltung: Antibiotika und andere Medikamente, Mast-hilfs- und Futtermittel;
- Zusatzstoffe der Industrie: Farbstoffe, Konservierungsstoffe;
- Elektrosmog;
- in Zahnfüllungen (Amalgam, Gold und Zahnimplantate (Titan));
- Medikamente;
- Laserdrucker (Ozon);
- Alkohol;
- Drogen;
- Nikotin;
- Impfungen (Nanobakterien, Quecksilber, Formaldehyd, Aluminium);
- Kosmetika wie Cremes, Deo, Parfüm, Zahnpasta, Duschgele, Sham-poos;
- Tenside (Fettlöser in Spül- und Waschmitteln, Autoreininger);
- Parabene (Konservierungsstoffe);
- Faltenglättung durch Botoxspritzen;
- Wohngifte wie z.b. Formaldehyd, Lösungsmittel, Quecksilber (Ener-giesparlampen);
- Gifte in Spielzeug, z.B. Phthalate (Weichmacher);
- Kaffeepads können Aluminium enthalten;
- natürliche Inhalationsallergene wie Pollen, Schimmelpilzsporen und Hausstaub.

Geld ist giftig

Vor den bunten Euro-Scheinen und blanken Euro-Münzen hat schon die Zeitschrift „Öko-Test" gewarnt. Sie enthalten giftige und Allergie auslösende Stoffe, so das Magazin. Eine Untersuchung ergab, dass die 1- und 2-Euro-Münzen zu etwa 25% aus Nickel bestehen und etwa 50-mal mehr Nickel freisetzen als für Modeschmuck erlaubt ist. Auch einige Euro-Scheine enthalten Gifte. Die rötlichen 10-Euro-Banknoten, so Öko-Test, enthalten giftige zinnorganische Verbindungen. Schon kleinste Mengen dieser Substanz reichen, um das Immun- und Hormonsystem von Menschen und Tieren zu beeinträchtigen. Die zugesetzten Chemikalien stabilisieren die Farben in den Geldscheinen und schützen sie vor dem Ausbleichen, z.B. durch Sonnenlicht.

Alles, was dich körperlich,

verstandesmäßig und geistig schwächt, wirkt als Gift.

Swami Vivekananda, (1863-1902)

Wie lange bleiben die Gifte im Körper?

Die Halbwertszeit gibt an, nach welcher Zeit sich eine im Körper befindliche Substanz durch Stoffwechselvorgänge oder Ausscheidung (Niere und Darm) um die Hälfte verringert hat.

Beträgt die Halbwertszeit einer Substanz 10 Jahre, dann sind von 100 mg nach 10 Jahren 50 mg ausgeschieden. Nach weiteren 10 Jahren werden von der Restmenge von 50 mg wiederum 50% also 25 mg ausgeschieden. 25 mg verbleiben im Körper.

Sie werden vor allem in den Speicherorganen Leber, Niere, Lunge, Gehirn und hier in den Zellen abgelagert. Sie werden z.B. durch eine gezielte Schwermetallentgiftung und im Falle einer Schwangerschaft aus ihren Depots gelöst und aus dem Körper entfernt.

Substanzen mit einer langen Halbwertszeit neigen zur Akkumulation (Anreicherung/Anhäufung). Akkumulation ist die Anhäufung von chemischen Substanzen im Körper. Voraussetzung für eine Akkumulation ist, dass die betreffende chemische Substanz über längere Zeit im Körper bleibt. Die Akkumulation kann für viele Krankheiten verantwortlich gemacht werden, z.B. wenn sich Schwermetalle, radioaktive Substanzen oder Gifte im Körper anreichern.

Schwermetalle – die Hauptkrankmacher?

Es gibt Metalle für den Körper, die essentiell (lebensnotwenig) und andere, die toxisch (giftig) sind. Eine Reihe von Metallen sind für den Körper essentielle Spurenelemente. Darunter befinden sich Elemente, deren Fehlen zu Mangelerscheinungen führen kann, z.B. Eisen, Kupfer, Zink, Chrom, Selen. Andere Elemente wie Blei, Cadmium, Quecksilber oder Arsen sind toxisch.

Oftmals ist es lediglich eine Frage der aufgenommenen Menge, ob ein Element toxisch wirkt oder nicht. Diese Spanne ist je nach Element verschieden.

Was sind Schwermetalle?
Schwermetalle heißen Schwermetalle, weil ihr spezifisches Gewicht schwerer ist als das von anderen Metallen, den Leichtmetallen.

Welche Schwermetalle gibt es?
Quecksilber, Blei, Kupfer, Gold, Silber, Zinn, Zink, Kobalt, Platin, Vanadium, Molybdän, Germanium, Cadmium, Nickel, Palladium, Chrom, Wolfram, Titan, Zirkon, Thallium, Mangan und viele andere.

Leichtmetalle: Dazu gehören Aluminium, Titan und einige andere. Es gibt bestimmte Metalle, die natürlich in uns vorkommen: Kupfer ist in großen Mengen in unseren roten Blutkörperchen vorhanden und in vielen Enzymen. Selen ist ein wichtiges Metall, das z.B. in der Schilddrüse gebraucht wird und vorkommt, Zink im Immunsystem und so weiter.

Quecksilber
Quecksilber ist das giftigste nicht radioaktive Element, das vor allem im Gehirn Schaden anrichtet, wo es direkt in die Gehirnzellen eingelagert wird. Von dort aus ist es nur sehr schwer wieder zu entfernen.

Die Hauptquelle von Quecksilber für den Menschen ist Amalgam. Amalgam ist als höchstgiftiger Sondermüll eingestuft und muss an der einzigen Sondermülldeponie in Deutschland aufbewahrt oder recycelt werden.
Es gibt dampfförmige, anorganische und organische Quecksilberverbindungen.

Metallisches Quecksilber, eine anorganische Quecksilberverbindung, wird in alltäglichen Gegenständen wie Fluoreszenzlampen, Batterien und Thermometern verwendet.

Wenn ein Quecksilberthermometer zerbricht, findet man nach zwei Tagen kein Quecksilber mehr. Deshalb stellt sich die Frage, wohin es entwichen ist. Quecksilber ist bei Raumtemperatur in einem labilen Zustand und verdampft. Quecksilber als Dampf ist geschmack- und geruchlos und unsichtbar. Kleine Mengen an Inhalation reichen aus, um einen Menschen zu töten. Es gibt eine ganze Reihe von Todesfällen, bei denen Kinder, ohne es zu wissen, an Quecksilber geschnüffelt haben, wenn ein Thermometer zerbrochen war oder wenn ein Kind Quecksilber beim Zahnarzt im Abfalleimer gefunden und damit gespielt hat. Dabei konnte das Quecksilber inhaliert werden, sodass es zu Nierenversagen kam und die Kinder kurze Zeit oder Tage danach gestorben sind.

Heute werden aus Sicherheitsgründen und wegen der Gefährdung der Umwelt in Apotheken keine Quecksilberthermometer mehr verkauft, sondern nur noch Alkoholthermometer. Dafür hat man das Quecksilber nun in Energiespar- und anderen Lampen zugelassen. Warum??? Es ist doch giftig!

In Schweden sind schon seit mehreren Jahren die Herstellung und der Verkauf von Quecksilberthermometern verboten.

Was ist Methylquecksilber?

Methylquecksilber ist ein organisches Quecksilber. Einmal vom Körper aufgenommen, greift Methylquecksilber hauptsächlich das zentrale Nervensystem und das Gehirn an und führt zu verschiedenen Symptomen wie Lähmungserscheinungen in Beinen und Händen, Ohrensausen, eingeschränkte Sehkraft, Verlust des Gehörs, undeutliche Sprechweise sowie Behinderungen des Bewegungsapparates. Vom Magen aus wird es schnell absorbiert und gelangt so in den Blutkreislauf. Von dort wird es in die Leber und Nieren transportiert und erreicht schließlich das Gehirn und sogar den Fötus schwangerer Frauen. Dort wird es absorbiert und verursacht schwere, körperliche Schäden. Methylquecksilber ist zudem gut plazentagängig und überschreitet mühelos die Blut-Hirn-Schranke (siehe Kapitel „Blut-Hirn-Schranke").
Das Zielorgan für aufgenommene anorganische Quecksilbersalze ist die Niere.

Ethyl- und Methylquecksilber sind 50-100 Mal giftiger als das metallische Quecksilber. Es ist also ungefährlicher, ein Thermometer zu essen (bitte nicht ausprobieren), als sich gegen Grippe impfen zu lassen. Im Impfstoff Thiomersal (gegen bakterielle Verunreinigung) ist Ethylquecksilber (ein starkes Nervengift) enthalten.

Hauptquellen für Methylquecksilber
Nahrungsmittel wie große Fische (Hai, Schillerlocke, Tunfisch, Schwertfisch, Stör, Rotbarsch, Heilbutt, Hecht und Aal), Austern und Muscheln aus verseuchten Gewässern, Getreide, Kartoffeln, Pilze, Pestizide und Fungizide, Kosmetik (Cremes zur Hautaufhellung), Medikamente (z.B. Bluthochdruckmittel), Batterien, Impfungen, Industrieabfall und Amalgamfüllungen. Quecksilber ist in Deutschland seit Januar 1990 offiziell Sondermüll, aber in unserem Körper ist es erlaubt! Bereits 2 Gramm in flüssiger Form können für einen erwachsenen Menschen tödlich sein kann, doch in gebundener Form, wie beim Amalgam, ist das Gift schleichend.

Minamata – die verheimlichte Giftkatastrophe
Die Minamata-Krankheit ist eine organische Methylquecksilber-Vergiftung, die durch den Verzehr von großen Mengen mit Methylquecksilber belastetem Fisch und Meeresfrüchten verursacht wird. 1956 wurde die Minamata-Krankheit offiziell entdeckt, 1968 gab die japanische Regierung bekannt, dass es sich um eine Umweltkrankheit handelt, die von einer Firma verursacht worden ist. Sie haben die Bewohner mit organischen Quecksilberverbindungen vergiftet. Quecksilberhaltige Industrieabfälle wurden ins Meer geleitet und führten so zu schweren neurologischen Schäden bei der Bevölkerung und verursachten geistige Behinderungen bei Kindern – und viele Menschen starben.

Blei
Blei gilt als das weltweit gefährlichste Umweltgift. Es kann über die Luft eingeatmet und über das Wasser, über den Boden oder über die Nahrung aufgenommen werden. Es schädigt die Zellen des Gehirns und des gesamten Nervensystems. Blei ist auch in Autobatterien enthalten. Das unprofessionelle Recyceln von bleihaltigen Batterien ist in vielen Entwicklungsländern üblich. Um ein bisschen Geld zu verdienen, schmelzen dort arme Menschen das Blei aus Batterien und atmen das hochgiftige, freigesetzte Blei ein.

Mögliche Aufnahmequellen:

- Leitungswasser (bei Bleirohren)
- Abfallprodukte durch Schmelzprozesse und beim Bergbau
- Feinstaub in der Atemluft (Wind kann bleihaltigen Staub über große Entfernungen verwehen.)
- bleihaltige Autoabgase (in der Nähe von viel befahrenen Straßen)
- bleihaltige Abgase bei der Müllverbrennung
- Gemüse und Salat (Bleihaltiger Staub kann zwar nicht ins Pflanzengewebe eindringen und somit abgewaschen werden, Blei reichert sich jedoch mit der Zeit im Boden an, wodurch die Bleibelastung der Pflanzen entsprechend ansteigt.)
- Fleisch und Milch von Tieren, die auf bleibelasteten Böden weiden
- Muttermilch, entsprechend der Bleibelastung der stillenden Mutter
- Fisch aus belasteten Gewässern
- bleihaltige Glasuren auf Keramikgeschirr
- bleihaltige Ölfarben
- Autobatterien
- Produktion von Bleimatten zum Schutz vor Radioaktivität
- Konserven (Lötstellen der Weißblechdosen – keine Lebensmittel in geöffneten Dosen stehen lassen!)
- Zigaretten

Blei diente früher als Antiklopfmittel im Benzin. Das Benzinbleigesetz begrenzt seit 1971 die Zusätze von Blei in Ottokraftstoffen in Deutschland. 1978 folgte dann eine europäische Regelung zur Begrenzung des Bleigehalts in Kraftstoffen. Im Februar 1988 schließlich wurde verbleites Normalbenzin komplett verboten. Verbleites Benzin wird aber auch heute noch im Motorsport und als Flugbenzin verwendet.

Blei lagert sich im Körper ab. Blei wird vor allem in den Knochen (bis zu 90%) gespeichert, wo es an die Stelle des Calciums tritt. Aufgrund der Bleibelastung entstehen Knochenschäden. Bei bleibedingter Osteosklerose wird das Knochengewebe zunehmend verdichtet und verhärtet, was zwar zu einer Zunahme der Knochenmasse führt, allerdings bei abnehmender Bruchfestigkeit der Knochen. Des Weiteren lagert sich das Blei in den Nieren ab.

Blei stört den Stoffwechsel von Eisen, Calcium, Phosphor, Zink, Selen und Vitamin D. Ein niedriger Calciumgehalt im Körper erhöht die Bleiaufnahme.

Es kann auch die Blut-Hirn-Schranke und die Plazenta-Schranke durchdringen (siehe Kapitel „Blut-Hirn-Schranke"). Die Halbwertszeit von Blei im menschlichen Körper beträgt mehr als 20 Jahre.

Akute Bleivergiftungen
äußern sich unter anderem durch Speichelfluss, Erbrechen, Darmkoliken, Verstopfung und akutes Nierenversagen.

Folgen chronischer Bleibelastungen:
Lernschwächen, verminderte Intelligenz und Hyperaktivität bei Kindern, Appetitmangel, Bauchkrämpfe, Durchfall, Bluthochdruck, Depressionen, Erschöpfung, Reizbarkeit, Krebsrisiko, Gelenkschmerzen, Herzerkrankungen, Immunschwäche, Schlaflosigkeit, chronische Kopfschmerzen, Blutarmut, Nervenschäden wie z.b. Tics, eingeschränkte Fruchtbarkeit, Schädigung von Embryonen und Föten sowie hartnäckige Obstipation (Verstopfung).

Bei Säuglingen und Kleinkindern kann eine Bleibelastung zu neurologischen Störungen führen (laut Bundesinstitut für Risikobewertung).

Blei und Nickel in Biolimonade
In der Zeitschrift Öko-Test wurde im Januar 2008 berichtet, dass sogar in Biolimonaden erhöhte Mengen an Blei und Nickel enthalten waren.

Cadmium
Cadmium ist eines der bedeutendsten Umweltgifte. Es gelangt über die Müllverbrennung und Klärschlämme in die Böden, wo es sich ansammelt und über Pflanzen und Tiere in den menschlichen Organismus gelangt. Quellen sind: Nahrung, insbesondere Getreide und Kartoffeln, Zigarettenrauch (wird auch von Passivrauchern aufgenommen), Getränke, Instantkaffee, Konservendosen, Gelatine, Meeresfrüchte wie Austern und Muscheln aus verseuchten Gewässern, Nickel-Cadmium-Akkus, Rostschutzmittel und Insektizide.

Cadmium stört den Stoffwechsel von Eisen, Kupfer, Zink, Vitamin D und E.

Folgen einer Cadmium-Belastung können sein: Krebserkrankungen, Blutarmut, Osteoporose, Bluthochdruck, Demenz sowie Knochenerweichung.

Cadmium schädigt Nieren und Knochen. Aber auch in Leber, Bauchspeicheldrüse, Hoden, Speicheldrüsen und Plazenta wird es eingelagert.

Die Halbwertszeit von Cadmium in den Körperzellen beträgt ca. 10 Jahre.

Kupfer

Kupfer ist in geringen Mengen ein lebenswichtiges Spurenelement, in hohen Konzentrationen dagegen giftig. Die Aufnahme des Kupfers kann über das Trinkwasser aus Kupferrohren, Kochgeschirr und Kupfer-Spiralen erfolgen. Erhöhte Kupferspiegel im Serum und eine erhöhte Ausscheidung über den Urin finden sich bei Vergiftungen, Rheuma, Tumoren, Leber- und Nierenerkrankungen. Bei vielen Schizophrenen wird ein zu hoher Kupferspiegel im Blut festgestellt.

Zink

Zink ist wie Kupfer in geringen Mengen ein lebenswichtiges Spurenelement, in hohen Konzentrationen aber giftig. Eine hohe Zink-Konzentration im Urin weist auf eine Vergiftung, hohe oxidative Belastung oder Entzündungs- bzw. Tumor-Vorgänge hin.

Nickel

Nickel wird durch die Nahrung, beim Atmen, Wassertrinken, Zigarettenkonsum und bei Hautkontakt mit nickelhaltigen Materialien (z.B. Münzen, Batterien, Modeschmuck, Reißverschlüsse, Knöpfe, Türklinken, Edelstahl-Kochgeschirr, Schuhe) aufgenommen.

Weitere Gifte

Aluminium

Aluminium ist ein Leichtmetall. Aluminium alleine ist an sich nicht gefährlich, so Dr. Klinghardt. Wenn aber andere giftige Metalle wie z.b. Quecksilber hinzukommen, ist Aluminium hochtoxisch (siehe die Kapitel „Aluminium
– ein biochemischer Horror" und „Chemtrails – himmlische Streifen").

Arsen

Arsen ist ein Halbmetall. Die Arsenbelastung der Umwelt hat in den letzten
Jahrhunderten zugenommen. Mittlerweile sind in allen Meeresfrüchten, bei
Raubfischen, aber auch bei Krustentieren, erhebliche Arsenmengen zu finden. Deshalb gelten sie als Hauptarsenquelle. Arsen kann zu Hauterkrankungen, Haarausfall, Nagelwachstumsstörungen, Nervenschädigungen, Entzündungen der Schleimhäute, Schwäche, Leberentzündung, Durchblutungsstörungen, Störungen des Leberstoffwechsels und Zuckerhaushalts und zu
Krebs führen. In verschiedenen Staaten Süd- und Südostasiens finden sich
sehr hohe Konzentrationen von Arsen im Grundwasser.

Chrom

Chrom und seine Verbindungen wirken krebserregend. Chromsalze kommen bei der Müllverbrennung, Ledergewinnung und beim Schweißen von
Stahl vor.

Radioaktive Metalle

Die Gefährlichkeit radioaktiver Metalle, z.B. Cäsium, Plutonium, Uran u.a.,
besteht vorwiegend in der Schädigung der Gewebe durch freigesetzte
Strahlung. Es wird davon ausgegangen, dass bereits ein Strahlungstreffer
die genetische Zellstruktur verändern und die Bildung eines Tumors auslösen kann.

Uran

Uran wird als Kernbrennstoff verwendet und wurde bei der Hiroshima-
Bombe eingesetzt. Uran kann beim Menschen Schäden an der Niere und
Lunge hervorrufen.

Plutonium

Das radioaktive Plutonium hat eine Halbwertszeit von 24.000 Jahren (und das ist kein Druckfehler). Gelangt es in den Körper, können schwere Schäden entstehen. Schon geringste Mengen genügen, um eine relativ hohe Strahlenbelastung auszulösen. Plutonium kann sich in Knochen und Leber festsetzen und Krebs auslösen.

Strontium

Strontium ist mit dem Calcium sehr nah verwandt und wird deshalb in die Knochensubstanz eingebaut. Kinder benötigen viel Calcium und reagieren deshalb besonders empfindlich auf den Strontium-Einbau. Durch das Strontium kann Knochenkrebs entstehen (siehe Kapitel „Chemtrails").

Kunststoffe

Zu den bekannten Kunststoffen zählen z.B. Bisphenol A, Polyethylenterephthalat (PET), Polyethylen (PE) und Formaldehyd.

Zusatzstoffe bei der Kunststoffproduktion sind Füllstoffe, Verstärkungsmittel, Farbstoffe, Stabilisatoren, Weichmacher, Gleitmittel (Paraffine, Alkohole) und Flammschutzmittel.

Bisphenol A ist ein Grundstoff zur Herstellung des Kunststoffes Polycarbonat. Er ist in vielen Alltagsgegenständen enthalten, z.B. in Babyschnullern, Plastikgeschirr, Konservendosen und Thermopapier (z.B. Kassenbons). Seit dem 1. Juni 2011 ist EU-weit der Einsatz von Bisphenol A in Babyfläschchen verboten.

Die Frischhaltefolie aus Polyethylen (PE) und PE-Gefrierbeutel sind unbedenklich. Abgepackte Lebensmittel hingegen werden meist in PVC-Folien verpackt. Sie enthalten meist Phthalate (Weichmacher).

Können die Kunststoffe in der Kleidung durch Waschen vor dem ersten Tragen entfernt werden? Nein. Die Weichmacher sind ja dafür da, möglichst lange das Plastik weich und die Kleidung schmutz- und wasserabweisend zu halten. Sie bleiben lange in der Kleidung, werden aber mit der Zeit durch das Waschen weniger.

Biozide

Biozide werden zur Bekämpfung schädlicher Organismen eingesetzt, welche die Nahrung oder Kleidung angreifen oder Krankheiten übertragen bzw. selbst verursachen. Zu den bekanntesten Bioziden gehören Insektizide, Fungizide und Herbizide (siehe Kapitel „Glyphosat").

DMF, ein Antischimmelmittel (z.b. in weißen, kleinen Säckchen) ist ein Pilzmittel und Wandergift. Es ist gegen Feuchtigkeit und z.b. in Schuhkartons, Taschen und Möbeln zu finden.

Zusatzstoffe

Zusatzstoffe sind z.b. durch E-Nummern gekennzeichnete Stoffe wie Aspartam (E951), Zitronensäure (E330) und Glutamat (E621). Glutamat ist ein Geschmacksverstärker, der in fast allen Fertigprodukten, wie z.b. Tütensuppen, Brühwürfeln, Chips, Fleisch- und Wurstwaren, enthalten ist. Auch viele asiatische Restaurants würzen mit diesem Giftstoff. Im menschlichen Körper funktioniert das Glutamat als Hirnbotenstoff, der zwar unentbehrlich ist, aber bei zu hoher Dosierung zum Untergang der Zellen führen kann. Es kann bei Parkinson, Alzheimer und Epilepsie eine Rolle spielen, mit Sicherheit lässt es aber unsere Nervenzellen absterben.

Biotoxine

Zu den biologischen Giften gehören unter anderem Botox (siehe Kapitel „Botulinumtoxin"), Borrelien (siehe Kapitel „Borrelien"), Mykosen, Streptokokken, Staphylokokken und Chlamydien.

Asbest

Asbest ist die Sammelbezeichnung für natürlich vorkommende, faserartige, silikatische Minerale. Er zerteilt sich in feine Fasern, die sich der Länge nach weiter aufspalten und dadurch leicht eingeatmet werden können, wenn sie natürlich oder durch Abrieb oder Verwitterung freigesetzt werden. Die eingeatmeten Fasern können langfristig in der Lunge verbleiben und das Gewebe reizen. Asbest wurde früher zur Verstärkung in Kunststoffen, zur Dämmung (Lärm, Hitze) und als Baumaterial verwendet. Er ist chemisch sehr beständig, unempfindlich gegen Hitze und nicht entflammbar. Er weist eine hohe Elastizität und Zugfestigkeit auf und lässt sich aufgrund seiner Bindefähigkeit mit anderen Materialien leicht zu Produkten verarbeiten. Wegen seiner besonderen Eigenschaften wurde Asbest seit etwa 1930 in einer Vielzahl von Produkten eingesetzt. Die vielen langlebigen Asbestprodukte wie Bodenbeläge oder Dachplatten begegnen uns noch heute im Alltag. Besonders Heimwerker sollten über Asbest Bescheid wissen, um sich und andere nicht zu gefährden.

Die Zeitspanne von der Einatmung der Asbestfasern bis zum Auftreten einer darauf zurückzuführenden Erkrankung (Latenzzeit) ist lang und kann bis zu etwa 30 Jahre betragen. Das Risiko, an Lungenkrebs zu erkranken, ist erhöht. Bei Rauchern ist das Lungenkrebsrisiko bei Asbestbelastung etwa zehnmal größer als bei Nichtrauchern. Außerdem ist Asbest einer der wichtigsten Auslöser eines Tumors des Bauch- und Rippenfells. Asbest wurde daher bereits 1970 offiziell als krebserregend eingestuft, aber erst 1993 – also 23 Jahre nach dieser Erkenntnis – in Deutschland verboten.

Seit einigen Jahren gibt es in Deutschland mehr Todesfälle durch Asbestbelastungen als tödliche Arbeitsunfälle. Besonders asbestbelastet sind die Berufsgruppen der Schlosser, Schweißer, Spengler, Elektriker, Installateure, Dachdecker, Maurer und Bauarbeiter, Ofenmaurer, Kraftfahrzeugtechniker, Fliesenleger und viele andere in der Altersgruppe ab 50.

Funkstrahlung
Grundsätzlich sind alle Metalle – auch die im Körper – Antennen. Sie verstärken Funkstrahlen, wie z.B. Mobilfunk, um ein Vielfaches. Laut Studien einer finnischen Universität kann die Strahlung bis zu 700fach verstärkt werden. Die nur wenige Zentimeter vom Mund und Kiefer gelegenen Nerven- und Gehirngewebe werden daher durch Zahn- und Kiefermetalle (auch Titanimplantate) stärkeren Strahlungen ausgesetzt (siehe Kapitel „Elektrosmog – eine unsichtbare Gefahr").

Beispiele unterschiedlicher Giftwirkung
- Gift-„Cocktails" sind meist „giftiger" als die Summe der Einzelsubstanzen („Potenzierung"). Dies gilt auch für die Kombination subtoxischer (nicht in vollem Umfang giftig) Mengen von Umweltgiften, die zusammen schädigend wirken können.
- Metallisches Quecksilber ist beim Verschlucken weniger giftig als bei der Inhalation der Dämpfe.
- Eine Dosis Ethanol, die im Laufe eines Abends in Form von Bier getrunken und vertragen wird, kann bei akuter Zufuhr von Schnaps zu ausgeprägteren und eventuell gefährlichen Vergiftungserscheinungen führen.

- Ein durch Krankheit vorgeschädigter Organismus reagiert empfindlicher auf Gifte als der eines Gesunden.
- Vergiftungen mit Schlafmitteln führen zum Teil über Störungen der Temperaturregulation mit Auskühlen des Organismus zum Tod. Wenn der Auskühlung entgegengewirkt wird (Bettdecke, Heizung), wird unter Umständen eine Überdosis vertragen, die im Freien tödlich gewesen wäre.

Wie wirken die Gifte?

Schwermetalle überwinden die Blut-Hirn-Schranke und lassen die Tür für andere Gifte offen (siehe Kapitel „Blut-Hirn-Schranke").

Die Gifte schädigen die Nervenzellen. Es können folgende Erkrankungen entstehen:

- neurologische Erkrankungen aller Art wie Multiple Sklerose, Amyotrophie Lateralsklerose (ALS), Alzheimer, Parkinson
- Gedächtnisstörungen (schon bei jungen Menschen)
- unkontrollierbare Emotionen von Depressionen bis hin zu Wutanfällen
- exzessive Schüchternheit, Stottern, Lernstörungen, Augen- und Ohrenstörungen
- organische Erkrankungen, vor allem der Nieren
- Knochenmarkserkrankungen, Leukämie
- Tumore
- Quecksilber ist ein Nervengift. Die Symptome bei chronischen Vergiftungen reichen von zitternden oder gefühltauben Händen über Gedächtnisschwäche und Demenz bis zum vollständigen Gedächtnisverlust. Die häufigsten Symptome sind chronische Gelenkprobleme, Muskelschmerzen, Schlaflosigkeit, Konzentrationsstörungen und Trigeminusneuralgie.

Gifte fördern Krankheiten – noch Generationen später

Wir leben nun in der 3. und 4. Generation der Umweltvergiftung. Je mehr Generationen es werden, umso mehr und stärker erkranken wir. War die Großmutter oder Urgroßmutter Giftstoffen ausgesetzt, können das auch noch die Urenkel durch Krankheiten zu spüren bekommen.

Es gibt nur einen Weg, dieser Entgiftung zu entkommen: Entfernen Sie das Quecksilber, Aluminium, Blei und andere Gifte aus dem Bindegewebe und dem Gehirn.

29

Studien über Schwermetallbelastungen

Die Schwermetallbelastungen sind ein weltweites Problem. Der Umweltgiftbericht 2010 von Green Cross aus der Schweiz und vom Blacksmith Institute aus den USA zeigt eindrücklich die globale Verbreitung eines jeden Umweltgifts und das Verschmutzungsausmaß auf sowie die Quellen, aus denen diese toxischen Substanzen jeweils stammen. Neben Arsen, Chrom, Pestiziden, Quecksilber und radioaktiven Substanzen gehört Blei zu den sechs Umweltgiften, die der Volksgesundheit insgesamt den größten Schaden zufügen. (Quelle: www.greencross.ch)

Die Staffelung basiert auf der Anzahl der Menschen, die durch das entsprechende Umweltgift gefährdet sind:
1. Blei
2. Quecksilber
3. Chrom
4. Arsen
5. Pestizide
6. Radionuklide

Grundlage der Daten sind 1.000 Risikoanalysen von über 600 verschmutzten Orten in mehr als 40 Ländern.

Eine weitere Studie „Die Cercla-Liste"
Die für die Menschheit bedrohlichsten Schadstoffe werden von der US-Umweltbehörde in einer Rangliste bewertet. Dabei werden aus Millionen Giften die 250 wichtigsten in Bezug auf Verbreitung und Giftigkeit ausgewählt. Unter den ersten zehn findet man vier Schwermetalle:
1. Arsen
2. Blei
3. Quecksilber
8. Cadmium

Natürlich muss eine Belastung mit Schwermetallen nicht immer sogleich zu schweren neurologischen Ausfällen etc. führen, aber bereits aufgrund einer geringen Belastung mit z.B. Blei oder Zinn kann es durchaus zu Konzentrationsstörungen, Lernstörungen, psychischen Befindlichkeitsstörungen, Gereiztheit, Hyperaktivität, Allergien, Infektanfälligkeiten etc. kommen.

Krankheiten durch Gifte – Sie sind „nur" vergiftet

Welche Krankheiten können durch Gifte entstehen?

Ein unverkennbares eigenes Krankheitsbild gibt es bei Quecksilbervergiftungen und anderen Schadstoffbelastungen nicht; die Beschwerden und Erscheinungsformen sind daher äußerst unterschiedlich ausgeprägt.

Die Belastung und Vergiftung des menschlichen Organismus mit Schwermetallen und Umweltschadstoffen ist keine Krankheit, sondern eine Ansammlung verschiedener und oft auch zahlreicher Symptome.

Es geht um Signale, die zumindest am Anfang von den wenigsten Menschen registriert werden. Im Laufe der Zeit kommen jedoch immer mehr Krankheitssymptome hinzu. Heilung kann nur das Ausleiten der betreffenden Gifte und Schwermetalle bringen. Und die Ausleitung der Schwermetalle ist nicht so einfach, denn für das Gehirn gibt es eigentlich nur den Koriander – ein Supermittel (siehe Kapitel „Koriander" und „Entgiftung und Ausleitung").

Welche Beschwerden können auf eine Schwermetallvergiftung hinweisen?

Schwermetalle in unserem Körper spielen eine Rolle bei allen chronischen Erkrankungen. Eine chronische Erkrankung kann sich langsam oder schleichend entwickeln, es kann aber auch lange Zeit eine akute Erkrankung bestehen bleiben.

Aggressivität – Antibiotika-Resistenz – Antriebsschwäche – Anämie – Blutdruckstörungen – chronische Müdigkeit – Empfindungsstörungen – (z.B. Taubheitsgefühl, Kältegefühl, Kribbeln) – Energiemangel – Entzündungen der Nebenhöhlen – Gelenkschmerzen – Hautekzeme – Herpes – Hormonstörungen – Hörstörungen – Hyperaktivität bei Kindern – Infektanfälligkeit – Kopfschmerzen – Leberschädigung – Legasthenie – reduzierte Merkfähigkeit – Mund-, Rachen-, Magenschmerzen – Mundzuckungen – Nervenerkrankungen (Trigeminusneuralgien) – Nervosität – Neurodermitis – Nierenschädigung – Psychosen – Pilzerkrankungen – Rückenschmerzen – Schilddrüsenfunktionsstörungen – Schlaflosigkeit – Schwindel – Sehstörungen – übermäßiges Schwitzen – verwaschene Aussprache – Zahnfleischentzündungen – Zittern.

Welche Krankheiten können durch toxische Metalle entstehen?

- Allergien
- ALS (Erkrankung des motorischen Nervensystems)
- Asthma
- chronische Infektionen durch Pilze, Bakterien, Mycoplasmen und Viren
- Demenz und Alzheimer
- Lyme Borreliose
- Schilddrüsenerkrankungen
- Autismus und ADHS (siehe Kapitel „ADHS und Autismus")
- Darmerkrankungen wie Colitis ulcerosa und Morbus Crohn
- Epilepsie
- rheumatische Erkrankungen wie Rheuma, Gicht, Fibromyalgie
- Diabetes
- Herzerkrankungen wie z.b. Bluthochdruck
- Unfruchtbarkeit und Schädigung des Ungeborenen
- Morbus Parkinson (Schüttellähmung)
- Multiple Sklerose
- Enzephalopathie (Sammelbegriff für Erkrankungen oder Schädigungen des Gehirns)
- Schizophrenie
- Depression
- Hirntumor (Strahlung von Handymasten)
- Leukämie (Blutkrebs) und andere Krebserkrankungen

Welche Auswirkungen können Schwermetalle auf den Körper und die Zelle haben?

- Bildung freier Radikale
- Schädigung der Mitochondrien
- Schädigung der DNA
- fehlerhafte Zellreparatur
- Störung des Immunsystems
- Verdrängung von Mineralstoffen wie z.B. Zink, Magnesium, Calcium, Selen
- Geringste Mengen von Quecksilber verursachen eine Degeneration der Nervenzellen

Eine akute Vergiftung mit einem Schwermetall ist selten, eine chronische Belastung mit vielen verschiedenen Metallen ist die Regel.

Die Wechselwirkungen verschiedener Metalle im menschlichen Körper können die schädigende und giftige Wirkung der einzelnen Metalle verstärken. Die verschiedenen Gifte wirken synergistisch, d.h. sie verstärken sich gegenseitig in ihrer Wirkung auf das Immun- und Nervensystem.

Gibt es Zusammenhänge zwischen den Giften und der Zunahme der Erkrankungen?

Einige Zusammenhänge sind inzwischen bekannt:

- Asbest fördert Lungenkrebs.
- Dioxin gilt als erbgutverändernd und krebserregend.
- Terpentine können Organschäden hervorrufen.
- Blei und Quecksilber schädigen das zentrale Nervensystem und können die Plazenta- und die Blut-Hirn-Schranke überwinden.

Das Nervensystem – Steuerzentrum im Körper

Die Schwermetalle und Umweltgifte schädigen das periphere und zentrale Nervensystem.

Was kann eine Schädigung des Nervensystems bewirken?

Eine Schädigung kann Multiple Sklerose, Demenz, Parkinson, Anämie, Leukämie, Borreliose, aber auch Sensibilitätsstörungen der Arme und Beine (Gefühl der Taubheit, Kribbeln, Brennen, Gefühl der Kälte), Seh- und Hörstörungen, übermäßiges Schwitzen, Krämpfe, Zittern usw. auslösen.

Wie funktioniert das Nervensystem?

Das Nervensystem umfasst alle Nervenzellen des menschlichen Körpers. Mit dem Nervensystem kommuniziert er mit der Umwelt und steuert gleichzeitig vielfältige Mechanismen im Inneren. Das Nervensystem nimmt Sinnesreize auf, verarbeitet sie und löst Reaktionen wie Muskelbewegungen oder Schmerzempfindungen aus. Wenn man zum Beispiel auf eine heiße Herdplatte fasst, zieht man die Hand reflexartig zurück, und die Nervenbahnen senden gleichzeitig ein Schmerzsignal ans Gehirn. Auch Stoffwechselvorgänge werden über das Nervensystem gesteuert.

Das Nervensystem des Menschen mit dem Gehirn als oberste Instanz dient der Steuerung und Kontrolle aller Körper- und Organfunktionen.

Aufbau der Nervenzellen

Eine Nervenzelle – auch Neuron genannt – ist in der Regel eine lang gestreckte Zelle. Sie gliedert sich in drei Abschnitte: Zellkörper, Dendriten und Axon. Der Zellkörper beinhaltet den Zellkern und verzweigt sich in viele Fortsätze, die sogenannten Dendriten. An ihrer Oberfläche werden Signale von anderen Nervenzellen aufgenommen.

Das Nervensystem enthält viele Milliarden Nervenzellen, allein im Gehirn sind es rund 100 Milliarden. Jede einzelne Nervenzelle besteht aus einem Körper und verschiedenen Fortsätzen. Die kürzeren Fortsätze (Dendriten) wirken wie Antennen: Über sie empfängt der Zellkörper Signale, zum Beispiel von anderen Nervenzellen. Über den langen Fortsatz (Axon), der über einen Meter lang sein kann, werden die Signale weitergeleitet. Sie bilden ein gewaltiges Netzwerk.

Zentrales und peripheres Nervensystem

Entsprechend der Lage der Nervenbahnen im Körper unterscheidet man zwischen dem zentralen und dem peripheren Nervensystem. Das zentrale Nervensystem (ZNS) umfasst Nervenbahnen in Gehirn und Rückenmark. Es befindet sich sicher eingebettet im Schädel und dem Wirbelkanal in der Wirbelsäule. Zum peripheren Nervensystem (PNS) gehören alle anderen Nervenbahnen des Körpers.

Sowohl das zentrale als auch das periphere Nervensystem enthalten willkürliche und unwillkürliche Anteile. Im zentralen Nervensystem sind die beiden Anteile allerdings stark miteinander verflochten, während sie in übrigen Bereichen des Körpers meist getrennt sind.

Unabhängig von der Lage spricht man von einem willkürlichen und einem unwillkürlichen Nervensystem. Das willkürliche Nervensystem steuert alle Vorgänge, die einem bewusst sind und die man willentlich beeinflussen kann. Dies sind zum Beispiel gezielte Bewegungen von Armen, Beinen und anderen Körperteilen.

Das vegetative Nervensystem (autonomes und unwillkürliches Nervensystem) regelt die Abläufe im Körper, die man nicht mit dem Willen steuern kann. Es ist ständig aktiv und reguliert unter anderem Atmung, Herzschlag und Stoffwechsel. Hierzu empfängt es Signale aus dem Gehirn und sendet sie an den Körper. In der Gegenrichtung überträgt das vegetative Nervensystem Meldungen des Körpers zum Gehirn, z.B. wie voll die Blase ist oder wie schnell das Herz schlägt.

Das vegetative Nervensystem unterteilt sich in drei Bereiche:
- sympathisches Nervensystem,
- parasympathisches Nervensystem,
- enterisches Nervensystem.

Sympathisches und parasympathisches Nervensystem

Das sympathische und parasympathische Nervensystem (Sympathikus und Parasympathikus) wirken im Körper meist als Gegenspieler: Der Sympathikus bereitet den Organismus auf körperliche und geistige Leistungen vor. Er sorgt dafür, dass das Herz schneller und kräftiger schlägt, erweitert die Atemwege, damit man besser atmen kann und hemmt die Darmtätigkeit.

Der Parasympathikus kümmert sich um die Körperfunktionen in Ruhe. Er aktiviert die Verdauung, kurbelt verschiedene Stoffwechselvorgänge an und sorgt für Entspannung. Sympathikus und Parasympathikus wirken aber nicht immer entgegengesetzt, bei manchen Funktionen ergänzen sich die beiden Systeme auch.

Die Wirkung von Sympathikus und Parasympathikus der Organe

Organ	Sympathikus	Parasympathikus
Herz	Herzfrequenz steigt Herzkranzgefäße weiten sich	Herzfrequenz sinkt Herzkranzgefäße verengen sich
Blutgefäße	Verengung	Erweiterung
Blutdruck	steigt (durch die Verengung der Blutgefäße)	sinkt (durch die Erweiterung der Blutgefäße)
Lunge	Entspannung: Bronchien erweitern sich	Kontraktion: Bronchien verengen sich
Magen/Darm	Verdauung wird gehemmt	Verdauung wird gefördert
Niere	verminderte Harnausscheidung	Harnausscheidung
Augen	Pupillen weiten sich	Pupillen verengen sich
Harnblase	Harnverhalten	Harnentleerung

Enterisches Nervensystem
Das enterische Nervensystem beschreibt ein eigenes Nervensystem des Darmes, das weitgehend unabhängig die Bewegung des Darmes bei der Verdauung reguliert.

Welche Aufgabe haben die Nervenzellen?
Nervenzellen (Neuronen) sind hoch spezialisierte, sehr sensible Zellen, die für die Weiterleitung von Informationen entlang der Kommunikationswege des Nervensystems zuständig sind. Sie haben die Aufgabe, Reize unserer Umwelt oder aus dem Inneren des Körpers an unser Gehirn zu melden und von diesem Befehle entgegenzunehmen. Das alles geschieht über elektrische Impulse, die "Sprache" des Gehirns.

Das wird am Beispiel unserer Haut deutlich: Temperatur, Berührungen und Druck werden über die Rezeptoren der Haut aufgenommen und in elektrische Impulse umgewandelt. Eine der wichtigsten Funktionen der Nervenzellen ist die Fähigkeit zu lernen.

Können sich neue Nervenzellen bilden?

Wir können auch als Erwachsene noch neue Nervenbahnen anlegen. Der Begriff Neurogenese bezeichnet die Fähigkeit des Gehirns, neue Nervenzellen zu bilden. Jüngste neurowissenschaftliche Forschungen bestätigen, dass wir durchaus neue Gehirnzellen bilden und die vorhandene Vernetzung beeinflussen können.

Was sind Neurotransmitter?

Neurotransmitter sind biochemische Botenstoffe, welche Reize von einer Nervenzelle zu einer anderen Nervenzelle oder Zelle weitergeben. Mit Hilfe von Botenstoffen kommunizieren Zellen, Gewebe und Organe des Körpers miteinander.

Welche Botenstoffe gibt es?

Es gibt verschiedene Gruppen von Botenstoffen: z.B. Hormone, Neurotransmitter und Pheromone. Einer der bekanntesten Botenstoffe ist das Serotonin, das auch als Glückshormon bezeichnet wird. Weitere Botenstoffe sind Dopamin, Noradrenalin und Endorphine, die jeweils verschiedene Aufgaben haben.

Welche Wirkung haben Neurotransmitter?

Dopamin

ist hauptsächlich für die Vorfreude notwendig, erzeugt Lust, Begeisterung und Glücksgefühle. Es hilft uns dabei, die Energie aufzubringen, Ziele anzugehen, die uns glücklich machen. Dopaminmangel führt zu Antriebs- und Interessenlosigkeit. Depressive Menschen haben eine geringe Dopaminkonzentration im Gehirn. Bei Parkinson-Patienten etwa führt Dopaminmangel im Gehirn dazu, dass Bewegungsimpulse nicht mehr richtig weitergegeben werden.

Noradrenalin

steuert die mentale und psychische Stressanpassung. In geringer Dosis wirkt es aktivierend und leistungssteigernd, in hoher Konzentration aufregend.

Serotonin

stabilisiert die Psyche. Es sorgt für Ruhe, Harmonie und Zufriedenheit und kann ein absolutes Glücksgefühl erzeugen. Es beeinflusst auch den Appetit und den Sexualtrieb. Es dämpft z.B. Angst, Hunger, Aggression und Depressionen. Bewegung fördert die Freisetzung von Serotonin, weshalb regelmäßige Bewegung eine gute Therapie gegen Depressionen ist. Ist Serotonin im Gehirn im Übermaß vorhanden, können Unruhe und Halluzinationen entstehen.

Endorphine

sind körpereigene Morphine, also Schmerzkiller. Sie sind für das eigentliche Glücksgefühl zuständig.

Acetylcholin

ist der wichtigste Neurotransmitter des peripheren Nervensystems. Der Botenstoff vermittelt die Übertragung von Nervenimpulsen zur Muskulatur. Zudem spielt Acetylcholin eine wichtige Rolle im vegetativen Nervensystem, da es Atmung, Herzschlag und Stoffwechsel kontrolliert.

Das Gehirn – ein faszinierendes Organ

Als Gehirn (Hirn) bezeichnet man beim Menschen den im Kopf gelegenen Teil des Zentralnervensystems (ZNS). Es liegt geschützt in der Schädelhöhle und wird umhüllt von der Hirnhaut. Das Gehirn ist zweifelsfrei das faszinierendste Organ des Menschen. Seine Organisation übertrifft bei weitem die aufwendigsten Computersysteme. Es steuert nahezu alle lebenswichtigen Körperfunktionen, ermöglicht das Denken, emotionales Erleben und viele weitere Abläufe.

Aus der Hirnforschung
Das Gehirn ist das wichtigste Organ des Menschen. Es ist nicht nur unersetzlich als Steuerzentrum für den menschlichen Körper, sondern auch Träger der menschlichen Persönlichkeit. Die Gehirnforschung versucht, nicht nur die Funktionsweise des Gehirns als Organ zu verstehen, sondern auch die Verknüpfung der Hirntätigkeit mit unserer Wahrnehmung, unseren Gefühlen und Denkprozessen.

Die Funktion der beiden Gehirnhälften
Jede der beiden Gehirnhälften hat unterschiedliche Aufgaben. So steuert die linke Gehirnhälfte motorisch die rechte Körperseite und die rechte Gehirnhälfte die linke Körperseite. Wenn beide Gehirnhälften zusammenarbeiten, ergeben sie ein perfektes Team.

Rechte Gehirnhälfte	Linke Gehirnhälfte
Körpersprache-Bildersprache Intuition-Gefühl Kreativität-Spontaneität Sprunghaftigkeit Neugier-Spielen-Risiko Synthese-Überblick Kunst-Tanz-Musik... Ganzheitlich Zusammenhänge Raumempfinden	Sprache-Lesen-Rechnen Ratio-Logik Regeln/Gesetze Konzentration auf einen Punkt Analyse-Detail Wissenschaft Schritt für Schritt Einzelheiten Zeitempfinden

Die Hirnfunktionen verteilen sich auf vier Bereiche:

Das **Großhirn** ist der wichtigste Bereich. Hier sind die Zentren für das Sehen und Sprechen angesiedelt, und auch das Denken ist im Wesentlichen eine Funktion des Großhirns. Das **Zwischenhirn** kontrolliert das vegetative Nervensystem, also den Teil des Nervensystems, der lebenswichtige Organfunktionen steuert. Das **Kleinhirn** ist in der Hauptsache für die Koordination des Körpers zuständig. Im **Stammhirn** werden elementare Reflexe gesteuert, wie zum Beispiel das Gähnen oder auch Atmung und Herzschlag.

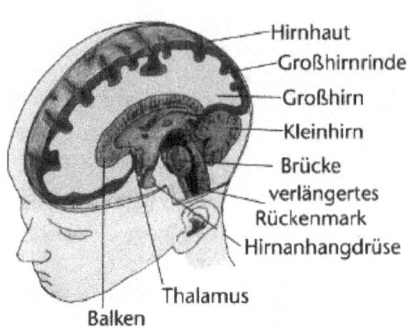

Bild: Konrad, Langer, König, Schwarz, Hanke, Prillwitz, Fachgebärdenlexikon Gesundheit und Pflege, 2007

Steuerung und Regelung des Gehirns

Der Hypothalamus, die Hypophyse, der Hippocampus und die Zirbeldrüse steuern zusammen mit den Nerven unser Gehirn.

Der **Hypothalamus** ist das Kellergeschoss des Zwischenhirns und Kontrollinstanz für so wichtige Funktionen wie Fortpflanzung, Ernährung, Temperaturregulation und Zeitmessung.

Die **Hypophyse** oder **Hirnanhangsdrüse** ist eine übergeordnete endokrine (nach innen abgebende) Drüse. Ihre Hormone dienen der Anregung und Funktionssteuerung fast aller anderen endokrinen Drüsen (z.B. Schilddrüse, Nebenschilddrüse, Bauchspeicheldrüse). Hypophysenhormone fördern außerdem das Wachstum und regulieren das Flüssigkeitsgleichgewicht im Organismus.

Der **Hippocampus** sieht ein bisschen aus wie ein Seepferdchen und befindet sich im Großhirn. Bei der Einspeicherung neuer Gedächtnisinhalte spielt der Hippocampus die entscheidende Rolle.

Die **Zirbeldrüse** oder **Epiphyse** befindet sich im Zwischenhirn. Die Zirbeldrüse ist äußerst sensibel und reagiert empfindlich auf jede Art von Stimulation, z.b. Licht. Hier wird das Hormon Melatonin produziert (siehe Kapitel „Melatonin").

Mineralstoff- und Vitaminmangel schwächt die Hirnleistung

Die Ursache für ein geringfügiges, vorübergehendes Nachlassen der Gehirnfunktionen ist oft ein Mangel an Mineralstoffen und Vitaminen. Damit das Gehirn gut arbeiten kann, ist auch eine ausreichende Versorgung mit Vitaminen und Mineralstoffen wichtig.
So kann beispielsweise ein Mangel an Folsäure das Gedächtnis beeinträchtigen und auch das Risiko für Depressionen erhöhen.
Wenn Schwermetalle im Körper vorhanden sind, können sie z.b. Zink, Selen, Magnesium usw. verdrängen.

Welche Nahrung braucht das Gehirn?

Nüsse (z.b. Walnüsse – täglich eine Handvoll), Birnen, Brokkoli, Dinkel, Fisch, Äpfel, Avocados, Brombeeren, Knoblauch, Erdbeeren, Hafer, Spinat, Karotten und Kokosmilch sind gut für das Gehirn.
Aber auch alle Laucharten wie Bärlauch, Knoblauch, Lauch, Zwiebel und Schnittlauch sind sehr gute Nahrungsmittel fürs Gehirn.

Gut untersucht ist auch der Einfluss von Omega-3-Fettsäuren auf das Gehirn. So sind beispielsweise Depressionen in Ländern, in denen viel Fisch gegessen wird, sehr selten. Eine Studie zeigte, dass Kinder, die viele Omega-3-Fettsäuren zu sich nehmen, besser lernen und seltener Verhaltensstörungen zeigen als andere Kinder. Die Fettsäuren sind vor allem in fettreichen Fischsorten wie Lachs oder Makrele enthalten, außerdem in Lein-, Hanf-, und Walnussöl (siehe Kapitel „Omega-3-Fettsäuren").

Auch Flavonoide sind gut für das Gehirn. Flavonoide kommen in vielen pflanzlichen Nahrungsmitteln und Heilpflanzen vor, z.b. in grünem Tee, Zitrusfrüchten, Beeren, Trauben, Zwiebeln und dunkler Schokolade. Die Pflanzenstoffe schützen vor so genannten oxidativen Schäden, die durch Umwelteinflüsse ausgelöst werden und den Alterungsprozess beschleunigen. Außerdem bleibt das Gehirn jünger, wenn man genug Antioxidantien zu sich nimmt.

Was sind Nervengifte?

Ein Nervengift oder Neurotoxin ist ein Gift, das speziell auf Nervenzellen (Neuronen; auf Erregungsleitung und Erregungsübertragung spezialisierte Zellen) bzw. Nervengewebe einwirkt. Nervengifte werden von den Nervenenden absorbiert und zu den Nervenzellen weitergeleitet. Auf dem Weg zerstören sie die Vitalfunktion der Nervenzellen, wie z.b. die DNA-Daten, die Zellatmung der Mitochondrien (Kraftwerke der Zellen) und den Nährstoff-Transport. Der Körper versucht ständig, die Nervengifte über die zur Verfügung stehenden Ausleitungsorgane (Leber, Nieren, Haut, Lunge) zu eliminieren. Die meisten Ausleitungsprodukte werden durch die Gallenflüssigkeit in den Dünndarm geleitet und so über das Verdauungssystem ausgeschieden. Die Nervengifte werden jedoch über die unzähligen Nervenenden wieder in die Darmwände zurückresorbiert und machen einen endlosen Zyklus im Körper und halten den Körper in der chronischen Erkrankung.

Die meisten Nervengifte wie z.b. Schwermetalle, also Quecksilber, Blei, Kadmium und Aluminium, sowie Borrelien (Bakterien), Botox, Viren und Schlangengifte stammen aus der Umwelt und werden vom Organismus aufgenommen. Aber auch in Konservierungsstoffen, Süßstoffen (Aspartam), Glutamat, Lebensmittelfarben, Fluoriden, Parabenen und chemischen Waffen (z.B. Sarin) sind Nervengifte enthalten.

Weitere Gifte sind Flüssigkeiten wie Alkohol, z.B. Ethanol, Butanol, Propanol. Die Wirkung hängt stark von der Dosierung ab. Eingeatmet wirken alle Alkohole 1000fach giftiger als verschluckt. In Verbindung mit anderen Giften wirken alle Alkohole verstärkend. Alkohol wirkt in geringen Mengen akut nicht toxisch, größere Mengen und längere Einnahme lähmen jedoch auch das Atmungssystem.

Die Faktoren für eine erhöhte Empfindlichkeit gegenüber Giften können z.B. Alter, Mangelernährung, Mineralstoff- und Vitaminmangel sein.

Wodurch wird das Gleichgewicht der Gehirnzellen gestört?

Wenn die Biochemie im Gehirn aus dem Gleichgewicht geraten ist, entsteht ein Botenstoffmangel im Gehirn. Er kann entstehen durch:

- Vergiftungen (z.B. durch Schwermetalle, Aluminium, Formaldehyd);
- Gehirnerkrankung (z.B. Entzündung, Arteriosklerose (Schlaganfall);
- mangelhafte Ernährung (z.B. unzureichende Flüssigkeitszufuhr, Mangel an B-Vitaminen, Zink, Magnesium);

- Nebenwirkungen einiger Medikamente;
- Drogenmissbrauch;
- Sonnenlichtmangel (Sonne steigert das Serotonin und Vitamin D);
- Lichtmangel (führt zu Störungen der inneren Uhr).

So verschieden diese Ursachen auch sein mögen, letztendlich liegt immer eine Störung des biochemischen Gleichgewichts im Nervensystem vor.

Wie wirken Drogen im Gehirn?

Drogen (z.B. Kokain, Ecstasy), Medikamente (Antidepressiva, Beruhigungsmittel), aber auch Genussmittel wie z.B. Alkohol und Zigaretten greifen im Gehirn ins Gleichgewicht ein. Sie enthalten Wirkstoffe, die den Neurotransmittern im Aufbau sehr ähnlich sind. Deshalb wirken sie auf dieselben Synapsen ein. Opiate haben eine ähnliche Struktur wie Endorphin – ein Neurotransmitter, der Glücksgefühle im Gehirn auslöst und eine schmerzstillende Wirkung hat. Darauf ist auch die suchtfördernde Wirkung von Heroin zurückzuführen.

Was ist wichtig für Ihr Gehirn?

- Viel Flüssigkeit – trinken Sie genug!
- Omega-3-Fettsäuren (z.B. Leinöl) und Kokosöl
- Mineralstoffe bzw. Schüßler-Salze
- Chlorella, Bärlauch und Koriander
- Vitamine
- Bewegung und Sport
- frische Luft und Sauerstoff
- Musikinstrument spielen oder/und Singen im Chor

Schüßler-Salze für die Nerven

- ➤ Nr. 5 Kalium phosphoricum – Aufbau der Nervensubstanz
- ➤ Nr. 7 Magnesium phosphoricum – vegetative Nerven, Stressschutz
- ➤ Nr. 11 Silicea – Nervenleitfähigkeit
- ➤ Nr. 13 Kalium arsenicosum – steuert die Hypophyse
- ➤ Nr. 14 Kalium bromatum – steuert Hypophyse und endokrine Drüsen
- ➤ Nr. 19 Cuprum arsenicosum – beruhigt das Zentralnervensystem
- ➤ Nr. 21 Zincum chloratum – Hippocampusversorgung
- ➤ Nr. 24 Arsenum jodatum – für Hippocampus, Hypothalamus und Hypophyse

Amalgam – das schleichende Gift

Woraus besteht Amalgam?

Amalgam ist eine Metalllegierung und wird auch Quecksilberlegierung genannt, denn es besteht zur Hälfte aus flüssigem Quecksilber und zur anderen Hälfte aus einer Mischung von Schwermetallen wie zum Beispiel Silber, Zinn und Kupfer. Die Schwermetalle werden in Pulverform mit dem flüssigen Quecksilber vermischt.

Das uns bekannteste Amalgam ist das Zahnamalgam. Alle Zahnamalgame bestehen stets aus mindestens 50% Quecksilber. Das Gemisch der anderen Hälfte setzt sich aus Silber, Zinn, Kupfer und Zink zusammen. Alle diese Amalgaminhaltsstoffe sind für sich alleine schon toxisch!
Es gibt keine Studie, die gezeigt hat, dass Amalgam unschädlich ist!

Die Geschichte des Amalgams

Alfred Stock (1876-1946) war einer der wichtigsten deutschen anorganischen Chemiker in der ersten Hälfte des 20. Jahrhunderts. Seine Hauptarbeitsgebiete waren die Elemente Bor, Silizium und Quecksilber.

Seine gesundheitlichen Probleme, an denen er seit vielen Jahren litt, wurden immer stärker. Erst 1924 entdeckte der berühmte Toxikologe Louis Lewin eine chronische Quecksilbervergiftung als Ursache für Stocks Leiden. Die im chemischen Labor verursachte Krankheit veranlasste den Analytiker Stock, sich ausführlich mit dem „tückischen" Gift Quecksilber und den Quecksilberdämpfen zu beschäftigen. Seither forderte Stock nachdrücklich zum Verzicht von Amalgamfüllungen auf. Die Debatte erreichte eine enorme Öffentlichkeit und ging später als der zweite Amalgamkrieg in die Medizingeschichte ein.

„Wer die tückischen, niederdrückenden Wirkungen des Amalgams an sich selbst erlebt hat, empfindet es nicht nur als sein Recht, sondern als heilige Menschenpflicht, allen, die es angeht, zur Aufklärung und Wiederherstellung zu verhelfen." Alfred Stock

Amalgam ist billiger als Gold. Auch vor 150 Jahren gab es schon Goldfüllungen und Goldkronen.

Die Geschichte des Quecksilbers

Quecksilber ist mindestens seit der Antike bekannt. So wird es schon in den Werken von Aristoteles, Theophrastos von Eresos, Plinius dem Älteren und anderen Schriftstellern der Antike erwähnt. Im Altertum wurde es als Heilmittel verwendet (aufgrund seiner Toxizität jedoch mit entsprechend negativen Folgen). Ab dem 16. Jahrhundert wurde Quecksilber bedeutungsvoll, weil es zur Gewinnung von Silber aus Silbererzen über Amalgambildung benötigt wurde.

Im ausgehenden 19. Jahrhundert hielt man Quecksilber für ein geeignetes Medikament gegen Frauenleiden, weswegen es zum Teil in toxischen Mengen verabreicht wurde. Bis zum Anfang des 20. Jahrhunderts war die graue Quecksilbersalbe ein weit verbreitetes Mittel zur Behandlung der Syphilis. Dazu wurde das Quecksilber in der Regel auf die Haut aufgetragen oder gelegentlich sogar inhaliert, wobei es in vielen Fällen zu Vergiftungserscheinungen kam.

Quecksilber wurde in der Vergangenheit sowohl äußerlich, etwa gegen Hornhautflecken oder Feigwarzen, als auch vielfach innerlich und bis in die 1990er Jahre als Spermizid in Form von Vaginal-Zäpfchen zur Empfängnisverhütung angewandt.

In zahlreichen Untersuchungen wurden folgende Fakten nachgewiesen

Quecksilber…
- ist eines der giftigsten nicht radioaktiven Elemente.
- wird von der Mutter auf das Ungeborene übertragen.
- belastet den Stoffwechsel, das Immunsystem und die Mitochondrienfunktion.
- führt zu verstärkter Radikalbildung.
- und auch andere Schwermetalle lagern sich besonders im Nervengewebe ab.

Es ist unbestritten und durch zahlreiche Studien bewiesen, dass sich die genannten toxischen Schwermetalle im Körper ablagern.

In welchen Ländern ist Amalgam verboten?

In Japan verwenden die Zahnärzte seit 1982 kein Amalgam mehr. In der Sowjetunion wurde Amalgam bereits 1975 verboten. In den skandinavischen Ländern (Norwegen, Dänemark, Schweden, Finnland) wird seit 1990 empfohlen, kein Amalgam zu verwenden. In den USA müssen Zahnärzte ihre Patienten vor der giftigen Wirkung von Amalgam warnen und sich schriftlich bestätigen lassen, dass der Patient weiß, dass der Einsatz dieser chemisch-toxischen Substanz Geburtsdefekte u.a. hervorrufen kann. Entfernt der Zahnarzt Amalgamplomben, ist er verpflichtet, diese als Sondermüll zu entsorgen, um das Abwasser und über dieses das Oberflächenwasser und Trinkwasser nicht zu verunreinigen.

Und bei uns im Mund soll Amalgam nicht giftig sein?!?

Wie gelangt Quecksilber in den Körper?

In Zellversuchen erweist es sich als zehnmal giftiger als Blei, dessen Toxizität weit unterhalb offizieller Grenzwerte nachgewiesen ist. Quecksilber und auch andere Schadstoffe können sich im gesamten Körper ablagern, im Bindegewebe genauso wie in den Organen und im zentralen Nervensystem und Gehirn.

Eine deutsche Studie der Universität Tübingen mit über 20.000 Teilnehmern fand beispielsweise bei der Hälfte der Teilnehmer so viel Quecksilber im Speichel, dass die geltenden Grenzwerte für Trinkwasser mehrfach überschritten wurden. Sie dürften ihren Speichel nicht schlucken. Eine finnische Studie wies bei 20% der Speichelproben von Amalgamträgern so hohe Quecksilbermengen nach, dass sie sogar über den geltenden Grenzwerten für Abwasser lagen. Sie dürften ihren Speichel nicht mehr ausspucken.

Weil der Speichel im Mund ein milder Elektrolyt ist, wird das Amalgam 24 Stunden am Tag zersetzt und vom Körper aufgenommen. So gelangt von Tag zu Tag und Jahr zu Jahr immer mehr Quecksilber in den Organismus. Der Körper ist zwar in der Lage, Schwermetalle über die Haut, Urin, Kot, Haare, Nägel und Atmung auszuscheiden, doch kommt er mit der Neutralisierung und Ausscheidung nicht hinterher. Durch die permanente, aber langsame Vergiftung ist das „Fass" logischerweise eines Tages voll. Es kann deshalb Jahrzehnte dauern bis die (durch das Amalgam verursachten) Beschwerden auftreten.

Je größer und zahlreicher die Amalgamfüllungen waren, umso höher war die Quecksilberkonzentration im Gehirn. Je länger Sie Zahnfüllungen aus Amalgam und je mehr dieser Füllungen Sie haben bzw. hatten, desto wahrscheinlicher ist es, dass Sie an einer Amalgamvergiftung bzw. chronischen Quecksilbervergiftung leiden. Die Zeit und Menge der Gifteinwirkung ist entscheidend.

Wissenschaftliche Untersuchungen haben gezeigt, dass knapp 90% des durch Kauen oder Verdunstung freigesetzten Quecksilbers vom Körper aufgenommen werden. Ca. 70% der Menge verbleibt in den Lungen, und etwa 30% von dieser Menge findet in der kurzen Zeit von 10 Minuten den Weg von der Lunge ins Blut.

Metalle im Mund können wie eine Antenne wirken und Strahlungen aus dem Handy, Schnurlostelefonen, Fernsehen und Mobilfunkantennen um ein Vielfaches verstärken.

Paul Fassa von *Natural News* berichtet über eine Studie in Japan, bei der Quecksilber in allen Krebszellen gefunden wurde. Schwermetallgifte werden auch mit Krankheiten wie z.B. Demenz oder Alzheimer in Verbindung gebracht.

Quecksilber gelangt auf mehreren Wegen in den Körper:

Verdampfung

Quecksilber ist das einzige Metall, das bei Raum- bzw. Körpertemperatur verdampft. Amalgam ist nach der Aushärtung eine feste Legierung. Es können jedoch flüssige Quecksilbertröpfchen austreten. Deshalb verdampft Quecksilber permanent aus den Füllungen, besonders während und nach dem Legen oder Entfernen einer Amalgamfüllung, beim Kaugummikauen, Zähneputzen, bei der Einnahme heißer oder saurer Speisen und Getränke. Der Quecksilberdampf gelangt über die Atemluft und Mundschleimhaut in alle Körperteile.

Quecksilberdämpfe sind weitaus giftiger als runtergeschluckte Amalgambrösel, da etwa 80% der Dämpfe über die Lunge ins Blut gelangen. Rausgefallene Amalgamstücke können unter Umständen unverändert wieder ausgeschieden werden.

Stromfluss und Korrosion

Korrosion ist eine elektrochemische Reaktion, die durch die Anwesenheit von unterschiedlich edlen Metallen in einem Elektrolyten gefördert wird – der Speichel hat die Funktion des Elektrolyten. Man hat einen Metallgeschmack im Mund, der durch den galvano-elektrischen Stromfluss – wie bei einer Batterie – entsteht. Der Effekt setzt voraus, dass mehrere Amalgamfüllungen oder gar zusätzlich andere Zahnmetalle, z.B. Gold, im Mund sind. Das Amalgam wird korrodiert (angegriffen), und es treten vermehrt Quecksilber und andere Metalle (Zinn, Zink und Silber) aus. Die Korrosion ist besonders stark, wenn der Speichel sauer ist. Durch den Stromfluss werden Metallionen frei, die der Organismus versucht, durch eine Entzündung zu bekämpfen.

Kanälchen in der Zahnsubstanz, die Dentinkanälchen

Quecksilber gelangt auch durch die Dentinkanälchen und die Zahnwurzel in den Kieferknochen, in die Nerven- und die Blutbahn. Im Kieferknochen können dann – auch unter benachbarten gesunden Zähnen – extrem hohe Quecksilberkonzentrationen entstehen, die zu Entzündungen führen.

Abrieb

Beim Kauen, Zähneputzen und beim nächtlichen Zähneknirschen werden Amalgampartikel abgerieben und in den Speichel abgegeben.

Welche Faktoren lösen Quecksilber aus Amalgamfüllungen?

- Kauen erzeugt Hitze, durch die sich Quecksilber verflüchtigt.
- Zähneknirschen: Durch Reibung lösen sich kleine Amalgamstückchen ab.
- Speichel: schwacher Elektrolyt (Flüssigkeit, die elektrischen Strom leitet)
- Essen und Trinken bilden stärkere Elektrolyte als Speichel.
- Heiße Speisen und Getränke erhöhen die Temperatur im Mund.
- saure Speisen und Getränke (Essig, Cola, Kaffee)
- Kaugummi kauen
- Zucker, Aspartam und zuckerhaltige Nahrung (Bakterien werden in Säure umgewandelt)
- Fluorid aus Zahnpasta oder Salz (Fluoride verbinden sich mit Quecksilber und sind dann noch giftiger)
- schleifmittelhaltige Zahncremes

- jodierte Speisen und Jodsalz
- Rauchen erhöht die Temperatur im Mund.
- unterschiedliche Füllungsmaterialien im Mund: Gold und Amalgam erzeugen zum Beispiel eine stärkere elektrische Spannung.
- das Legen, Herausbohren und Polieren der Füllungen
- elektromagnetische Strahlung (jedes elektrische Gerät strahlt, z.b. Bildschirme, Fernseher, Mikrowellen, Mobiltelefone (besonders am Kopf beim Telefonieren) usw.)

Symptome einer akuten Quecksilbervergiftung

Akute Vergiftungen treten meist nur bei berufsbedingter Arbeit mit Quecksilber auf. Diese können sich äußern durch: Reizung der Schleimhäute und Haut, Kribbeln, „Ameisenlaufen", Pelzigkeit, Prickeln, Jucken, Schwellungsgefühl an Mund, Lippen, Händen und Füßen, Konzentrationsstörungen, Interesselosigkeit, Schwäche, extreme Müdigkeit, Schluck- und Artikulationsbeschwerden, Schwerhörigkeit, aggressive Ausbrüche mit depressiven Phasen, Koordinationsstörungen im Bewegungsablauf, Leseunfähigkeit und Gedächtnisstörungen sowie erhöhte Cholesterinwerte.

Folgen chronischer Quecksilberbelastung

- Herz-Kreislauf-Erkrankungen
- chronische Müdigkeit (CFS); leichte Ermüdbarkeit
- chronische Muskelverspannungen (z.B. Nacken, Schulter, Ischias)
- chronische Schmerzen, Kopfschmerzen, Migräne
- Hautausschlag
- unwillkürliche Zuckungen des Gesichts oder Lides
- Schilddrüsenerkrankungen
- Krankheiten des Verdauungssystems, Verdauungsstörungen, Blähungen
- gehäufte Pilzinfektionen (Amalgam fördert das Pilzwachstum)
- allgemeine Infektanfälligkeit (chronischer Schnupfen, monatliche Grippe, etc.)
- Konzentrationsschwäche, Hyperaktivität, ADHS
- nachlassendes Gedächtnis (z.B. bei Alzheimer)
- Nervenlähmungen (z.B. MS, ALS, Parkinson)
- Rheuma
- Zittern (Tremor)

- Netzhautschädigungen
- Depressionen, Angst- & Panikattacken
- Schlaflosigkeit
- Erkrankungen der Sinnesorgane (Auge, Ohr, Nase, Haut, Mund)
- exzessive Schüchternheit
- Rauchen und andere Süchte
- Autoimmunerkrankungen wie Diabetes, Allergien, Fibromyalgie
- Nierenfunktionsstörungen
- erhöhtes Krebsrisiko

Einige Menschen bleiben trotz hoher Schwermetallbelastung beschwerdefrei, andere hingegen reagieren sehr schnell.

Ursachen für eine Quecksilberbelastung
Quecksilberquellen sind
- Zahnmetalle (Amalgam)
- belasteter Fisch
- Kosmetika (Cremes zur Hautaufhellung)
- Batterien
- Impfungen
- Boden-, Luft- und Wasserbelastungen

Gefährliche Kombinationen mit anderen Giften
Die Giftigkeit von Quecksilber wird durch andere Metalle, wie Aluminium, Blei, Silber, Gold, Eisen, Titan, Palladium, Kadmium, Arsen, Nickel, Zinn und Kupfer, verstärkt. Aber auch durch Umweltgifte wie Fluor, Weichmacher, Holzschutzmittel, Glutamat, Glyphosat usw. werden die Gifte verstärkt. Es kommt zum Synergieeffekt.

Wenn man von einer tödlichen Dosis Quecksilber 1% an Ratten testet, sterben davon 1%. Wenn man von einer tödlichen Dosis Blei 1% an Ratten verabreicht, sterben davon auch 1%. Verabreicht man nun beide Substanzen gleichzeitig, dann sterben 100% der Ratten! Also Quecksilber + Blei = 100. Normalerweise gilt ja: 1 + 1 = 2 (Schubert et al. 1978)

Quecksilber erhöht auch die Giftigkeit von Aluminium, welches u.a. in Impfstoffen enthalten ist.

Quecksilber und Candida-Pilze

Der Körper hält sich manchmal Candida-Pilze, die das Quecksilber in sich selbst konzentrieren, weil es für den Körper offenbar leichter ist, sich mit den Pilzen auseinanderzusetzen als mit dem Quecksilber.

Weil der Körper die Schwermetalle weder loswerden noch unschädlich machen kann, lässt er sich auf einen faulen Kompromiss ein. Pilze wie Candida albicans binden in ihren Zellwänden Schwermetalle ein. Für den Körper ist es einfacher, sich mit den toxischen Stoffwechselprodukten der Pilze (Mykotoxine) abzugeben als mit den Schwermetallen. Daher drückt der Körper bei starker Schwermetallbelastung nicht nur ein Auge zu, sondern baut Pilze geradezu an, damit sie das Schwermetallproblem eingrenzen.

Eine Pilzbehandlung (Mykosetherapie) ohne Schwermetallausleitung ist daher nicht zu empfehlen. Es ist durchaus möglich, die Pilze mit verschiedensten Methoden schnell und effektiv abzutöten, doch baut der Körper sie bei der nächsten Gelegenheit wieder an. Eine solche Gelegenheit lässt selten lange auf sich warten, denn Pilze sind allgegenwärtig. Pilze fressen Schwermetalle und entlasten so den Körper, was im Zusammenhang mit der Ausleitung des Pilzes zu berücksichtigen ist.

Amalgam ist ein starker Allergieauslöser und fördert das Pilzwachstum. Pilze verwandeln anorganisches (ungefährlicheres) Quecksilber in organisches (hochgiftiges) Quecksilber, welches das Gehirn schädigt.

Quecksilber und Mineralstoffe

„Quecksilber kann sich mit Selen so fest verbinden, dass beides kaum noch ausgeschieden werden kann. Dadurch wird das Quecksilber ungiftig. Durch die Bindung hemmt Quecksilber, wie auch Aluminium, Blei und Kadmium, den Transport von Calcium, Kalium und Natrium durch die Zellmembran, was die Zelle in ihrer Funktion beeinträchtigt." (Dr. Mutter, „Amalgam – Risiko für die Menschheit")

Amalgam und das Baby

Nichts ist für ein Kind gefährlicher als überhaupt zur Welt zu kommen. Der effektivste Weg für eine Frau zu Entgiften ist, ein Kind auf die Welt zu bringen. Schwangere Frauen geben Gifte an den Fötus weiter. Auch über das Stillen werden Gifte abgegeben. Es ist wissenschaftlich erwiesen, dass die werdende Mutter im Laufe der Schwangerschaft und während der Stillzeit ca. 60% ihrer Schwermetall- oder Quecksilber-Belastung an ihr Kind weitergibt.

Mütter entgiften sich über die Plazenta an ihr erstgeborenes Kind und natürlich auch jedes weitere Kind. Aber das Erstgeborene bekommt die meisten Gifte. Auch wenn sie ihre Amalgamplomben vor der Schwangerschaft entfernt hatten, besteht immer noch eine Belastung der Gewebe und Speicherorgane.

Der plötzliche Säuglingstod durch mütterliches Amalgam

von Dr. Max Daunderer (Quelle: Ärzteblatt, 2005)

„Ein kanadischer Rechtsmediziner veröffentliche im Jahre 1989, dass er bei zwei Kindstodleichen im Atemzentrum des Stammhirns 2.000 ppm Quecksilber gefunden hätte. Keim bestätigte im Jahr 2000 bei 93 Kinderleichen mit über 7 ng/g Quecksilber im Gehirn eine relative Astrogliose (Veränderung des Gehirns, bei der die Stützzellen des Gehirns (Astrozyten) anschwellen und schließlich absterben), die bei hohen Werten zum Atemstillstand führt. Prof. Gustav Drasch wies nach, dass die Quecksilber-Konzentration im Gehirn der verstorbenen Neugeborenen mit der Anzahl der Amalgamfüllungen der Mutter korreliert."

(1. Dr. Max Daunderer: Toxikologische Enzyklopädie. Amalgam Band 1-3, Landsberg: Ecomed 1990. 2. C. Keim: Die Auswirkung chronischer prä- und postnataler Quecksilberbelastung innerhalb der ersten 24 Lebensmonate des Menschen. Dissertation. FU Berlin, 2000.)

Amalgam und das Kind

Symptome der chronischen Quecksilbervergiftung bei Kindern können folgende sein:

- erhöhte Anfälligkeit für Infekte durch Viren, Bakterien und Pilze
- Gehörschäden und Sehstörungen
- Allergien (z.B. Heuschnupfen, Neurodermitis)
- Asthma
- Entwicklungs- und Wachstumsverzögerung
- Lernstörung
- Autismus
- ADHS
- Depressionen
- Legasthenie

Unfruchtbarkeit, Fehl- und Totgeburten

Unfruchtbarkeit, Fehl- und Totgeburten sind oft die Folge einer zu starken Belastung durch Gifte wie Amalgam. Es zeigte sich, dass vermeintlich unfruchtbare Frauen nach einer Amalgamentfernung und Quecksilberausleitung wieder schwanger werden konnten.

Nervenschäden durch Amalgam von AOK gerichtlich anerkannt

Am 25.1.2007 gewann eine Patientin nach 8,5 Jahren ihren Prozess gegen die AOK-Sachsen wegen ihrer irreversiblen Nervenschäden durch 17 Amalgamplomben und einen wurzelgetöteten Schneidezahn. Dieses Gutachten und seine psychiatrisch-neurologische Bestätigung erzwangen die Anerkennung der Arbeitsunfähigkeit durch Amalgam!
(Landessozialgericht Chemnitz L1 KR 59/02)

Wie viel Quecksilber trägt ein Amalgamträger in sich?

Bei der Feuerbestattung in Krematorien werden strengste Auflagen betreffend der Filter gesetzt. Allerdings werden die Quecksilberdämpfe nicht herausgefiltert, da dies technisch zu aufwändig wäre. Pro Leiche werden im Schnitt 2-5 Gramm Quecksilber in die Luft geblasen. Das heißt, jeder Mensch mit Amalgamplomben trägt ca. die zehnfache Menge einer tödlichen Dosis Quecksilber in sich.

Die Italian Association for Metals and Biocompatibility Research hat in einer Studie bei Toten, die mehr als zwölf Amalgamfüllungen aufwiesen, einen zehnfach erhöhten Quecksilbergehalt gegenüber Patienten mit weniger als drei Amalgamplomben nachgewiesen.

Quecksilber und der Tod

Quecksilber ist eine äußerst gefährliche Verbindung und kann in geringsten Mengen den Tod herbeiführen. Karen Wetterhahn, Professorin am Chemieinstitut der Universität Bristol, starb 1997 durch eine kleine Unachtsamkeit beim Umgang mit Dimethylquecksilber, das durch Handschuhe und Haut in ihren Blutkreislauf eindrang.

Wo ist das Quecksilber im Körper gespeichert?

Der größte Anteil des im Körper gespeicherten Quecksilbers findet sich im Gehirn und Nervengewebe, in Nieren, Nebennieren, Lunge, Leber, Schilddrüse, Bauchspeicheldrüse (Pankreas), Geschlechtsorganen und Fettdepots.

Und wenn Sie keine Amalgamfüllungen haben?

Wenn Sie nie Amalgamfüllungen hatten, aber Ihre Mutter, können Sie trotzdem durch Quecksilber vorgeschädigt sein. Quecksilber wird zu 60% über den Mutterkuchen und das Stillen an das Kind übertragen.

Goldfüllungen

In seiner reinen Form wäre Gold viel zu weich für Zahnersatzmaterial. Daher werden Goldlegierungen als Zahnersatz in Inlays, Kronen, Brücken und Stiftzähnen, meist zusammen mit anderen Metallen wie Platin, Kupfer, Palladium, Silber und Zink, verarbeitet. All diese Bestandteile lösen sich im aggressiven Mundmillieu, wie auch Gold, und lagern sich dann in den Organen ab. Gold wird im Mund ionisiert gelöst durch andere Metalle bzw. beim Kauen und Essen von heißen und sauren Speisen. Allergische Reaktionen bei Goldfüllungen, wie Kopfschmerzen, Schwindel, Magen-Darm-Beschwerden, Asthma, Augenreizung und Hautirritationen, sind bekannt.

„Gold ist für den Körper Gift. Der erste Schritt der Goldvergiftung ist eine Allergie auf Gold mit Gereiztheit, Aggressivität, Kopfschmerzen und Bluthochdruck. Jahre nach dem ersten Auftreten der Goldallergie richtet sich die Allergie gegen ein Organ des Körpers. Man nennt dies Autoimmunerkrankung." Dr. Daunderer (1943-2013, Internist und Umweltarzt in München)

Aus der Praxis:

Ich habe einige Kundinnen, die früher in Zahnarztpraxen gearbeitet haben. Diese haben im Gesicht viele braune Flecken, da sich die Gifte im Bindegewebe gespeichert haben. Sie haben das Quecksilber eingeatmet. Man könnte diese Flecken auch Amalgamflecken nennen.

Wie können Sie das Amalgam bzw. Quecksilber ausleiten?

Mit den Schüßler-Salzen, Chlorella, Bärlauch und Koriander können Sie die Gifte aus dem Körper ausleiten (siehe Kapitel „Entgiftung und Ausleitung").

Aluminium – ein biochemischer Horror

Aluminium ist ein Leichtmetall. Es ist leicht, einfach zu verarbeiten und rostet nicht. Karosserien, Verpackungen, Kosmetikprodukte, Nahrungsmittel und Medikamente – der billige und stabile Werkstoff ist überall vorhanden. Es ist ein reichlich vorhandenes Element, das von Lebewesen nicht gebraucht und für keinerlei biochemische Funktion im Stoffwechsel benötigt wird.

Der britische Chemieprofessor Christopher Exley sagt: *„Die Biologie kannte Aluminium nicht, bevor wir vor 120 Jahren begonnen haben, es aus seinen festen Bindungen in der Erde zu befreien. Aluminium ist das häufigste Metall in der Erde."* Er warnt, dass Aluminium so etwas wie ein Alien für sämtliche Lebensprozesse sei.

Was macht Aluminium so gefährlich – warum vermeiden?

Aluminium alleine ist an sich nicht gefährlich, so Dr. Klinghardt. Wenn aber andere giftige Metalle wie z.B. Quecksilber hinzukommen, ist Aluminium hochtoxisch. Die Belastung mit Aluminium ist nicht sofort sichtbar. Wenn es für den Körper aber zu viel wird, können langsam Krankheiten entstehen, für die man vielleicht gar keine Erklärung findet.

Da Aluminium keine sinnvolle Rolle im Stoffwechsel spielt, wird es vom Körper nicht erkannt. Deshalb gibt es keine Abwehr- und Schutzmaßnahmen gegen diese aggressiven Metallionen. Wird Magnesium durch Aluminium ersetzt, ist die Energiegewinnung in den Mitochondrien gefährdet.

Aluminium stört den Mineralstoffwechsel

Aluminium stört den Stoffwechsel von Calcium, Chrom, Eisen, Fluor, Kupfer, Magnesium, Phosphor, Silizium, Zink, Vitamin B6 und D.

Für Dr. Daniel Perl, Neuropathologe an der medizinischen Fakultät der University of Vermont, spielt *„Calcium- und Magnesiummangel einhergehend mit der steigenden Umweltbelastung mit Aluminium eine Rolle als Verursacher von Alzheimer".* Das zeige sich deutlich anhand der hohen Aluminiummengen in den Nervenfasern der Gehirne von Alzheimer-Patienten. Das Hauptsymptom einer Aluminiumvergiftung sei der Verlust der geistigen Fähigkeiten.

55

Nach anfänglicher Vergesslichkeit und Konzentrationsschwierigkeiten kann eine zu hohe Aluminiumkonzentration im Körper schließlich zur Demenz führen. Auch Knochenweiche (Knochenerweichung = Osteomalazie) und Knochenmasseverlust sowie Nieren- und Gewebeschäden (wie z.b. Knorpelschäden, Knorpeldefekte) lassen sich häufig auf das Leichtmetall zurückführen.

Perl entwickelte ein Verfahren, um das Aluminium in den Alzheimer-Plaques sichtbar zu machen. Er verglich die Gehirne von Menschen, die an Alzheimer gestorben waren. *„Aluminium hatte sich zwar ungleichmäßig im Gehirn verteilt"*, sagt Perl, *„aber genau dort, wo wir die höchste Konzentration fanden, waren auch die Zerstörungen am massivsten."* In den beschädigten Regionen lag der Aluminiumanteil beim zwei- bis dreifachen Gehalt, den man bei Menschen findet, die an anderen Ursachen starben.

Wo ist Aluminium enthalten?
Aluminium ist in Medikamenten (z.b. magensäurebindende Mittel und Dialyse-Phosphatbinder), Backpulver, Speisesalz, Alufolien, Impfstoffen, Kosmetik (wie z.b. Deoroller und -spray, Zahnpasta, Haut- und Sonnencreme, Lippenstift), Kaffeepads, Wasser, Bier, Wein, Säften, Sojamilch, Heilerde, Kaugummi, Kochtöpfen und Trinkflaschen, italienischen Espressokannen, Aludosen, Joghurtdeckeln, Tetrapaks, Zigaretten, Lebensmittel-Zusatzstoffen (E-Nummern), Babynahrung und Säuglingsmilch enthalten.

Besonders erschreckend ist der Aluminiumgehalt in industriell hergestellter Babynahrung. Während manche Hersteller ihr Milchpulver für Säuglingsmilch für unbedenklich halten und das hohe Aluminiumvorkommen sogar für naturgegeben und damit als gesund erklären, warnen Wissenschaftler der britischen Keele University vor einem bis zu vierhundert Mal höheren Aluminiumwert als in Muttermilch. Die Anlagen für eine mögliche Alzheimer-Erkrankung im Alter könnten somit schon in die Wiege gelegt werden.

Welche Lebensmittelzusatzstoffe enthalten Aluminium?
Im Einzelnen handelt es sich bei den Zusatzstoffen um den Farbstoff Aluminium (E173), die Stabilisatoren Aluminiumsulfat (E520), Aluminiumnatriumsulfat (E521) und Aluminiumammoniumsulfat (E523), die als Trennmittel eingesetzten Kieselsalze Natriumaluminiumsilikat (E554), Kaliumaluminiumsilikat (E555) und Calciumaluminiumsilikat (E556) sowie um Calciumaluminat (E598).

Welche Stoffe transportieren Aluminium?

Effektive Aluminiumtransporteure sind Fluor, Zitronensäure und Glutamat. Sie binden das Metall und transportieren es in unseren Körper. Deswegen sollte z.b. Heilerde nicht zusammen mit zitronensäurehaltigen Produkten (Limo, Früchte, Zitronensaft) eingenommen werden. Auch lösen glutamathaltige oder saure Speisen wie Sojasoße, Kompott und Tomatensugo manchmal beachtliche Mengen Metall aus Aluminiumtöpfen. Auch in Dosenbier, Dosenlimonade und Apfelsaft oder Früchtetees in Aluflaschen sind große Mengen an Aluminium gefunden worden.

Russell Blaylock, Professor für Neurochirurgie der Universitätsklinik Mississippi, verweist darauf, dass Aluminium an Glutamat gebunden wird und so die Blut-Hirn-Schranke passieren kann.

Für welche Krankheiten kann Aluminium verantwortlich sein?

Aluminium kann sich im Gehirn ablagern, und dadurch kann es zu neurologischen Vergiftungssymptomen kommen.
Hier die Auflistung der verursachten Krankheiten:

- AD(H)S
- Alzheimer
- Allergien
- Asthma
- Osteoporose
- Rheuma
- Brustkrebs u.a. Krebsarten
- Multiple Sklerose
- Parkinson
- Diabetes
- Schilddrüsenerkrankungen
- Epilepsie
- Autismus
- Autoimmunerkrankungen

Aluminium kann auch bei Ungeborenen Allergien auslösen

Wenn Mütter in der Schwangerschaft aluminiumhaltige Medikamente einnahmen, z.B. gegen Sodbrennen, haben deren Kinder deutlich mehr Allergien als Kinder von Müttern, die solche Medikamente nicht einnahmen.

Aluminium stört das Kurzzeitgedächtnis

Studien zeigen klar auf, dass Aluminium eine Störung des Kurzzeitgedächtnisses und eine verminderte Konzentrationsfähigkeit hervorrufen kann.

Aluminium in Impfungen

- Die neusten Impfstoffe (Hepatitis B, Pneumokokken, HPV) enthalten alle Aluminium.
- Aluminium überwindet die Blut-Hirn-Schranke, was zu einer Nervenzellenschädigung führen kann.
- In Frankreich wurden 80 Millionen Hepatitis-B-Impfdosen geimpft, und kurz darauf stellte man eine Steigerung von Multipler Sklerose und Diabetes fest.

Die ersten bekannten Todesfälle durch Aluminium

Die neurotoxische Wirkung von Aluminium wurde mit dem Auftreten der Dialyse-Demenz bei Nierenpatienten in den 1970er Jahren bekannt: Als die Dialyse-Behandlung bei Patienten mit Nierenunterfunktion eingeführt wurde, reinigte man ihr Blut mit Leitungswasser, das Aluminium enthielt. Die Dialyse-Patienten entwickelten Gehirnstörungen, und viele starben daran. Das Aluminium war im Blut verblieben und ins Hirn gewandert.

Aluminium im Körper vermeiden

- Impfungen meiden
- Medikamente gegen Sodbrennen meiden – Nr. 9 Natrium phosphoricum oder Nr. 23 Natrium bicarbonicum gegen Sodbrennen
- wenn Deo, dann ohne Aluminium – stinkender Schweiß wird verursacht durch Übersäuerung
- Kosmetik mit Aluminium meiden
- Lebensmittel mit Aluminium meiden – keine Joghurtdeckel ablecken und keine Konserven kaufen
- saure Lebensmittel nicht mit Alufolie abdecken oder einwickeln

Gesund ohne Aluminium – geht das?

Bitte lesen Sie hierzu das Kapitel „Chemtrails". Dann können Sie sich die Frage selbst beantworten. Wir müssten auf einen anderen Planeten ziehen, um dem Aluminium zu entkommen, dies geht aber nicht. Unsere Erde ist so wunderschön und wird so achtlos behandelt und fast täglich mit Aluminium, Barium und Strontium angesprüht. Wir atmen es ein, trinken es im Wasser und nehmen es durch unsere Nahrung auf.

Alle Menschen haben heute eine mehr oder weniger große Aluminium-Belastung, da sich Aluminium im Gewebe, in den Organen und im Gehirn anreichert.

Welches Schüßler-Salz hilft beim Ausleiten von Aluminium?

➢ Nr. 20 Kalium aluminium sulfuricum – es hat eine reinigende, entgiftende Funktion in Bezug auf Schwermetalle, Aluminium und andere belastende Stoffe und reguliert den Aluminiumbestand.
➢ Nr. 10 Natrium sulfuricum ist das Haupt-Entgiftungsmittel.
➢ Nr. 11 Silicea bindet Aluminium.

Weitere diverse Schüßler-Salze, Chlorella, Bärlauch und Koriander zum Entgiften siehe Kapitel „Entgiftung und Ausleitung".

Impfungen – krank durch Impfungen

Warum enthalten Impfstoffe chemische Giftstoffe?

Zur Haltbarmachung werden den Impfstoffen chemische, teils giftige Stoffe zugesetzt.

Die Zutaten der Impfstoffe

Die weit verbreiteten Zusätze in Impfstoffen sind:

- Thiomersal (gegen bakterielle Verunreinigung des Impfstoffes)
- Aluminiumhydroxid (als Wirkungsverstärker)
- Formaldehyd (um die Erreger abzutöten)
- Antibiotika (gegen bakterielle Verunreinigung)
- Hühnerembryoeiweiß (für die Züchtung der Viren)

Quecksilber in Impfungen

In der Vergangenheit war Thiomersal (Ethyl-Quecksilber-Thiosalicylat), was äußerst toxisch ist, wenn es in den Blutkreislauf gelangt, ein fester Bestandteil der Impfstoffe. Diese quecksilberhaltige Substanz nutzen heute Labore, um die ATP-Bildung in den Zellen zu blockieren. Mittlerweile wurde aus den meisten Impfstoffen Thiomersal wegen der erheblichen Nebenwirkungen entfernt. Es findet sich nur noch in wenigen Impfstoffen wieder.

Mit einer Impfung erreicht man 30% des Quecksilbergrenzwertes für Erwachsene. Bei Kindern oder Säuglingen, die ein viel geringeres Körpergewicht aufweisen, ist dieser Grenzwert damit schnell überschritten.

Thiomersal wird z.B. auch bei Augen-, Ohren- und Nasentropfen zur Konservierung eingesetzt.

Aluminium in Impfungen

Aluminium ist in vielen Impfstoffen enthalten. Allein in Deutschland sind viele Impfstoffe im Umlauf, die Aluminium enthalten und gleichzeitig zur Grundimmunisierung von Säuglingen und Kleinkindern zugelassen sind. Ob Tetanus, Pneumokokken, Meningokokken C, Hepatitis A und B, FSME oder etliche Dreifach-, Vierfach- und Fünffachimpfungen – alle diese Impfstoffe enthalten in den meisten Fällen Aluminium.

Impfungen können Krankheiten verstärken

Inzwischen gibt es auch gentechnisch hergestellte Impfstoffe, z.b. der He-patitis-B-Impfstoff. Nobelpreisträger Zinkernagel hat bei Versuchen mit kleinen, weißen Mäusen „überraschend" festgestellt, dass sich bei gentech-nisch hergestellten Impfstoffen das Gleichgewicht zwischen Immunabwehr und Virus so verschiebt, dass die Krankheit verstärkt wird, anstatt abge-schwächt zu werden oder gar nicht aufzutreten. Studien vom Sommer 2000 bestätigen seine Versuche: Hepatitis B tritt vermehrt bei den gegen Hepati-tis B Geimpften auf.

Weltkongress für Autoimmunerkrankungen ist für alumini-umfreie Impfstoffe

Im Mai 2012 traf sich die Fachwelt im spanischen Granada zum Weltkon-gress für Autoimmunerkrankungen. Es war die größte Konferenz zu diesem Thema, die es je gegeben hat. Erstmals war ein wichtiger Teil der Konfe-renz der Wirkungsweise aluminiumhaltiger Hilfsstoffe gewidmet. Experten diskutierten die neuesten wissenschaftlichen Studien und nannten ver-schiedene Auswirkungen von Aluminium. Eine Empfehlung der Experten an die Herstellerfirmen lautete, dass sie künftig in die Entwicklung aluminium-freier Impfstoffe investieren sollten.

Impfungen bei Kindern

Schon seit Jahren wird nach Impfungen bei vielen Kindern eine Verände-rung festgestellt. Bis dato völlig gesunde Kinder entwickelten plötzlich eine Infektanfälligkeit, Allergien (siehe Kapitel „Allergien"), Nahrungsmittelun-verträglichkeit, raschere Ermüdung und Verhaltensstörungen.

Bei Kleinkindern entdeckten die Forscher eine bedeutsame Wechselwirkung zwischen der Anzahl der verabreichten Impfstoffe mit Aluminium-Hilfsstoffen und der Erkrankungsrate an Autismus bzw. autistischen Stö-rungen.

Aber selbst wenn sich kein Quecksilber im Impfstoff befindet, kann Ihr Kind einen Impfschaden davontragen. Der Inhaltsstoff Aluminium ist zwar relativ ungiftig, die Synergie mit Quecksilber macht das Aluminium jedoch sehr giftig. Eine Vorbelastung des Kindes durch Quecksilber, aus Amalgamfül-lungen der Mutter, kann z.B. zu Autismus führen (siehe Kapitel „ADHS und Autismus").

61

Der Impfwahnsinn mit den Kindern

In Deutschland werden bis zum 12. Lebensmonat ca. 32 Impfungen empfohlen. Eine erschreckende Tatsache ist der Durchschnitt von 4 Kindern von 1.000, die am plötzlichen Kindstod sterben. Bis zum Alter von 17 Jahren sollen es dann ca. 45 Impfungen sein, und dazu noch 3 HPV-Impfungen bei Mädchen, die nun ab 9 Jahren geimpft werden dürfen. Die HPV-Impfung (Humane Papillomaviren) wird seit Februar 2014 für alle in Österreich lebenden Kinder ab dem vollendeten neunten Lebensjahr empfohlen, auch für die Jungen.

Gebärmutterhalsimpfung – Die HPV-Impfung

HPV steht für Humane Papillomaviren, was eine größere Gruppe von Viren umfasst. Die für die Erkrankung relevanten Viren werden durch direkten Schleimhautkontakt übertragen, wie durch sexuelle Kontakte oder während der Geburt von der Mutter auf das Kind.

Die Impfung soll in dem Zeitraum ab 9 Jahren bis zum Zeitpunkt vor dem ersten Geschlechtsverkehr erfolgen. Viele Mädchen erleiden nach dieser Impfung erhebliche Gesundheitsprobleme wie Krämpfe, Fieber und sogar Lähmungen. Andere leiden unter Übelkeit, Muskelschwund, Ohnmacht und Sehstörungen. Weitere nach der Impfung eingetretene Leiden sind unter anderem: Multiple Sklerose, Encephalitis (Gehirnentzündung), Erblinden, Perikarditis (Herzbeutelentzündung), Koma – und im schlimmsten Fall der Tod.

Gebärmutterhalskrebs – so Dr. Blaylock – entsteht aufgrund einer Kombination sehr vieler verschiedener Risikofaktoren, wozu ganz besonders das Rauchen und eine ungesunde Ernährung zählen. Aber auch die Einnahme der Antibabypille spielt eine Rolle. Das Risiko normalisiert sich aber wieder nach Absetzen der Pille. *(International Collaboration of Epidemiological Studies of Cervical Cancer, The Lancet, 2007)*.

Schutz durch Grippe-Impfung nicht der Rede wert

Laut einer Studie, die im Jahre 2011 im Fachmagazin *The Lancet* veröffentlicht wurde, können bestenfalls nur 1,5 von 100 Erwachsenen, die eine Impfung gegen die Grippe erhalten, es tatsächlich vermeiden, an der Grippe zu erkranken. Da ohnehin nur 2,7 von 100 Erwachsenen – unabhängig davon, ob sie eine Impfung erhielten oder nicht – überhaupt die Grippe bekommen, ist der Nutzen einer Grippe-Impfung nicht wirklich zu erkennen.

Impfung gegen Schweinegrippe und die Folgen

Nach den Massenimpfungen von 2009 in Schweden und Finnland gegen die Virus-Pandemie leiden heute hunderte Kinder an der „Schlafkrankheit". Narkolepsie löst Müdigkeitsanfälle aus, egal, wie viel man geschlafen hat.

Dass der Impfstoff schwere Nervenschäden wie Narkolepsie, Halluzinationen und andere Leiden verursachen kann, sieht die finnische Gesundheitsbehörde inzwischen als erwiesen an.

Wie können Sie die Impfungen ausleiten?

Mit den Schüßler-Salzen, Chlorella, Bärlauch und Koriander können Sie die Gifte aus dem Körper ausleiten (siehe Kapitel „Entgiftung und Ausleitung").

Blut-Hirn-Schranke

Wie der Körper sich selbst schützt

Unser Körper besitzt drei Schranken, die z.B. Schwermetalle überwinden müssen, um in die Organe zu gelangen, wo sie letztendlich Schaden anrichten können.

Erste Schranke: der Darm

Die Schwermetalle und Gifte werden über die Nahrung über den Magen-Darm-Trakt aufgenommen (resorbiert) und mit dem Kot wieder ausgeschieden. Wenn Sie viel Wasser oder Tee trinken, wird die Ausscheidung beschleunigt.

Zweite Schranke: die Lunge

Die Lunge lässt nur ganz kleine Teilchen ins Blut übertreten. Kleinste Staubpartikel sind jedoch für einen hohen Anteil der Luftbelastung mit Schwermetallen verantwortlich. Daher gelangen trotz Filterwirkung der Lunge etwa 50% der in der Atemluft vorhandenen Schwermetalle in das Blut, d.h. 50% werden aufgenommen.

Dritte Schranke: die Blut-Hirn-Schranke

Auf die Existenz der Blut-Hirn-Schranke sind Mediziner erst gestoßen, als sie feststellten, dass einige Medikamente das Gehirn nicht erreichen, z.B. bestimmte Antibiotika, die zur Bekämpfung einer Hirnhautentzündung eingesetzt wurden, aber keine Wirkung zeigten. Durch diese Schutzfunktion des Gehirns wirken einige Medikamente für neurologische Erkrankungen nicht, da sehr viele Wirkstoffe die Blut-Hirn-Schranke nicht passieren können.

Die Blut-Hirn-Schranke ist eine Besonderheit

Die Blut-Hirn-Schranke ist eine Besonderheit des zentralen Nervensystems. Quecksilber kann, wie die vielen anderen Schwermetalle auch, die Blut-Hirn-Schranke durchdringen und die Nervenzellen schädigen. Diese Barriere zwischen Blut und Gehirnsubstanz soll eigentlich den Weg in die Nervenzellen für toxische Stoffe blockieren. Einen Teil der im Blut zirkulierenden Schwermetalle vermag der Körper auszuscheiden. Die Nieren als zentrales Organ zur Eliminierung von nicht benötigten Stoffen sind den Schwermetallen gegenüber jedoch hilflos.

Durch entzündliche Prozesse, Bakterientoxine, Tumore, Sauerstoffmangel oder Hirninfarkte kann die Durchlässigkeit der Blut-Hirn-Schranke sich erhöhen. Sind Schwermetalle erst einmal im Gehirn angekommen, gehen sie nicht von selbst wieder hinaus; sie müssen gezielt ausgeleitet werden. Hält eine chronische Schädigung der Blut-Hirn-Schranke an, so kommt es in der Umgebung der kleinen Blutgefäße im Gehirn zur Zerstörung von Nervengewebe. Frühsymptome einer durchblutungsbedingten Hirnschädigung können Vergesslichkeit, Konzentrations- und Merkfähigkeitsstörungen sein.

Aufgaben der Blut-Hirn-Schranke

Das Gehirn hat beim Menschen einen Anteil von ca. 3% der Körpermasse. Die hohe Stoffwechselaktivität führt aber dazu, dass hier etwa 20% des Sauerstoff- und Glukosebedarfs verbraucht werden. Im Gegensatz zu anderen Organen im Körper verfügt das Gehirn über äußerst geringe Nährstoff- oder Sauerstoff-Reserven. Auch sind die Nervenzellen nicht in der Lage, den Energiebedarf ohne Sauerstoff zu decken. So führt eine Unterbrechung der Blutzufuhr zum Gehirn nach zehn Sekunden zur Bewusstlosigkeit, und bereits wenige Minuten später sterben die Nervenzellen ab. Je nach Aktivität eines Hirnareals können dessen Energiebedarf und -reserven sehr unterschiedlich sein. Um die Versorgung dem jeweiligen Bedarf anpassen zu können, regeln diese Areale ihre Blutversorgung selbsttätig.

Was kann die Blut-Hirn-Schranke schädigen?

Quecksilber (siehe Kapitel „Amalgam")

Alkohol

Der chronische Alkoholkonsum schädigt die Blut-Hirn-Schranke, worin ein wesentlicher Einflussfaktor für die Entstehung einiger Erkrankungen des Nervensystems gesehen wird. Darüber hinaus führt der durch den Alkohol hervorgerufene oxidative Stress zu einer weiteren Schädigung der Blut-Hirn-Schranke.

Nikotin

Nikotin gilt als eine der stärksten süchtig machenden Substanzen, noch größere Gefahren für die Gesundheit gehen aber von den Stoffen aus, die beim Zigarettenkonsum mit inhaliert werden, also feinster Staub und ein Chemikalien-Mix aus tausenden giftigen Stoffen, welche beim Verbrennen bzw. Verschwelen des Tabaks und durch Zusatzstoffe (!) entstehen. Chronischer Nikotinmissbrauch erhöht nicht nur das Risiko eines Bronchialkarzinoms, sondern auch das Risiko einer Erkrankung des Herz- und Gefäßsystems. Bei Herzerkrankungen besteht wiederum ein direkter Zusammenhang mit einem erhöhten Risiko einer Demenz. In mehreren Studien wurde festgestellt, dass Raucher ein signifikant höheres Risiko für eine Demenz durch Alzheimer-Erkrankung haben als Nichtraucher.

Elektromagnetische Wellen (Mobilfunk)

Die negativen gesundheitlichen Wirkungen elektromagnetischer Strahlung im Mega- bis Gigahertz-Bereich bei hoher Energiedichte sind belegt. Bei hoher Energiedichte elektromagnetischer Strahlung wird in betroffenem Körpergewebe eine signifikante Erwärmung beobachtet. Im Schädel kann diese Erwärmung die Blut-Hirn-Schranke beeinflussen und durchlässig machen.

Blut-Hirn-Schranke bei Embryos, Säuglingen und Kleinkindern

Es ist zu beachten, dass der Embryo, Säugling und das Kleinkind über noch kein intaktes Immunsystem und keine intakte Blut-Hirn-Schranke verfügen. Sie nehmen gelöste Schwermetalle 5-mal schneller auf als Erwachsene.

Blut-Liquor-Schranke

Eine weitere Barriere ist die Blut-Liquor-Schranke. Als Liquor bezeichnet man die Gehirn-Rückenmark-Flüssigkeit, die das Gehirn und Rückenmark wie ein Flüssigkeitskissen umgibt und das Nervensystem gegen Stoß und Druck von außen schützt. Der Liquor wird ständig erneuert und resorbiert. Die Blut-Liquor-Schranke bewirkt, dass nicht alles, was sich in der Blutbahn befindet, auch in den Liquor gelangt. Dadurch besteht zunächst ein gewisser Schutz des Nervensystems, z.B. gegenüber Umweltgiften. Durch Entzündungsvorgänge, Durchblutungsstörungen, Hirninfarkte und Tumoren kann es jedoch auch hier zu einer erhöhten Durchlässigkeit von den Blutgefäßen in Richtung Liquor kommen.

Stress – der große Mineralienräuber

Stress bezeichnet zum einen durch spezifische äußere Reize (Stressoren) hervorgerufene psychische und physische Reaktionen, die zur Bewältigung besonderer Anforderungen befähigen, und zum anderen die dadurch entstehende körperliche und geistige Belastung.

Unter Stress versteht man die Beanspruchung durch äußere Belastungen. Diese können z.b. physikalischer Natur sein (Kälte, Hitze, Lärm, starke Sonneneinstrahlung) oder toxische Substanzen (Gifte, Rauch). Auch psychische Belastungen (Angst, Ärger, Wut, Streit) sowie bestimmte eigene Einstellungen und Erwartungshaltungen können auf emotionaler Ebene Stressoren sein.

Jeder Mensch reagiert unterschiedlich auf Stress. Was für den einen Stress bedeutet, muss für den anderen noch lange kein Stress sein.

Welche Stresshormone gibt es?
- Cortisol
- Noradrenalin
- Adrenalin
- Dopamin („Glückshormon")

Die beteiligten Hormone werden vor allem von Drüsen in unserem Gehirn und in der Nebennierenrinde produziert.

Was passiert bei Stress im Körper?
Sehen wir etwas, das wir für bedrohlich halten, lässt das Gehirn blitzschnell ein ganzes Geflecht von hormonausschüttenden Drüsen aktiv werden. Diese Drüsen wirken wie ein Wasserfall von oben nach unten. Bei einer Stressreaktion werden alle Sinnesorgane auf die Wahrnehmung von Gefahrensituationen eingestellt. Der Körper schüttet vermehrt Stresshormone aus. Dadurch erfolgt in Sekunden eine „Mobilisierung" des Körpers. Das Herz pumpt schneller, der Blutdruck und Puls steigt, die Atmung wird schneller und flacher. Zucker gelangt in großen Mengen in die Blutbahn, die Muskeln spannen sich an, Hände und Füße werden kühler, und das Nervensystem gerät in Unruhe. Man wird nervös und ist angespannt.

Im Falle von Technostress (Überforderungen durch technische Entwicklung) erschwert die physische Reaktion des Körpers die Bewältigung der Problemsituation. Der Körper reagiert mit immer heftigeren Reaktionen, und man gerät in eine immer stärkere Stresssituation.

Cortisol ist ein körpereigenes Hormon, das an vielen Stoffwechselvorgängen beteiligt ist und bei Stress vermehrt freigesetzt wird. Das Noradrenalin steigt an. Dieses hat schlimme Folgen, da dann die Regelkreise nicht mehr richtig funktionieren können. Zu viel Noradrenalin lässt das Cortisol ansteigen. Das Hormon Serotonin sinkt ab, da zu viel Tryptophan (Aminosäure) verbraucht wird, und das Immunsystem kommt ins Ungleichgewicht. Das zu hohe Cortisol verbraucht zu viele Aminosäuren (Eiweiß). Das Abfallprodukt des Eiweißverbrauchs, Ammoniak, belastet Leber und Nieren. Die Atmungskette in den Mitochondrien (Kraftwerke der Zellen) stagniert! Eine sogenannte „Mitochondriopathie" entsteht – die Mitochondrien gehen kaputt. Es kann kein ATP (Adenosintriphosphat) mehr gebildet werden, was der Treibstoff des Körpers bzw. der Energieträger der Zellen ist.

Aus dieser Reaktion heraus entstehen hochaktive freie Radikale. Die Blut-Hirn-Schranke öffnet sich, und Schwermetalle und andere Gifte wandern ins Gehirn. Das zerstört das Cholesterin in den Zellen. Calcium tritt aus den zerstörten Zellen aus. Cholesterin steigt an.

Stress und das Gehirn
Um den Einfluss von Stress auf das Gehirn zu verstehen, sind vor allem die folgenden drei Drüsen wichtig:

Hypothalamus
Der Hypothalamus ist das wichtigste Steuerzentrum im Gehirn (Zwischenhirn). Er ist ein Verbindungsstück zwischen dem Körper und den übrigen Regionen des Gehirns. Er ist bei der Steuerung vieler körperlicher und psychischer Vorgänge von lebensnotwendiger Bedeutung. In seiner unmittelbaren Nachbarschaft befindet sich das limbische System, das die Emotionen steuert. So ergeben sich wechselseitige Einflüsse. Zellen im Hypothalamus empfangen Botschaften von den Gehirnzellen. Durch diese Botschaften wird der Hypothalamus veranlasst, Hormone in die Hypophyse auszuschütten. Die Hypothalamushormone wiederum bewirken eine verstärkte oder verminderte Ausscheidung von Hormonen der Hypophyse. Die Steuerung dieses Mechanismus verläuft entweder über das vegetative Nervensystem

oder über Hormone, die über den Blutkreislauf transportiert und verteilt werden. Deshalb ist der Hypothalamus ein Bindeglied zwischen dem Nervensystem und dem Hormonsystem. Der Hypothalamus beeinflusst die Organe, indem er verschiedene Hormone bildet.

Der Hypothalamus kontrolliert die folgenden Körperfunktionen:
* Kontrolle des Wasserhaushaltes
* Kontrolle der Körpertemperatur
* Überprüfung der Kreislauffunktionen, des Magen-Darm-Traktes und der Blasenfunktion
* Steuerung der Nahrungs- und Flüssigkeitsaufnahme sowie des Sättigungszentrums
* Steuerung des Sexualverhaltens
* Entwicklung von Emotionen wie Wut, Angst und Aggression

Am Hypothalamus hängt wie ein Tropfen die Hypophyse, die man auch als Hirnanhangsdrüse bezeichnet.

Hypophyse (Hirnanhangsdrüse)
Sie ist nur etwa so groß wie ein Kirschkern und besteht aus zwei Teilen, dem Hypophysenvorderlappen (hier wird z.B. das TSH (Hormon) für die Schilddrüse produziert) und dem Hypophysenhinterlappen. Der Hypophysenhinterlappen bildet selbst keine Hormone. Er ist ausschließlich Lager- und Abgabeorgan für die Hormone, die im Hypothalamus gebildet werden. So ist der Hypophysenhinterlappen eindeutig ein Anhängsel des Nervensystems und keine endokrin tätige Drüse. Der Grund, warum der Hypothalamus nicht selbst die Hormone in den Blutkreislauf abgibt, anstatt sie im Hypophysenhinterlappen zwischenzulagern, liegt in der Blut-Hirn-Schranke. Die Hypophyse ist der einzige Bereich des zentralen Nervensystems, bei dem die Blut-Hirn-Schranke nicht wirksam ist.

Nebennierenrinde
Die Nebennieren befinden sich beim Menschen oberhalb beider Nieren, Die Nebennierenrinde produziert Hormone und ist am Wasser-, Mineralstoff- und Zuckerhaushalt beteiligt. Das Nebennierenmark ist dem sympathischen Nervensystem zuzurechnen und bildet Adrenalin und Noradrenalin.
In der Wissenschaft spricht man auch von der Hypothalamus-Hypophysen-Nebennierenrinden-Achse.

Stress und das Bindegewebe

Man hat herausgefunden, dass das Bindegewebe auf Stress reagiert. Im Experiment spannten die Forscher Faszien (kollagenes Bindegewebsnetzwerk) in einer Flüssigkeit auf und fügten Stress-Botenstoffe hinzu. Daraufhin zog sich das Gewebe zusammen, obwohl keine Muskeln vorhanden waren. Daher kann psychischer Stress das Bindegewebe verhärten. Auch kann es durch Stress zu erhöhter Entzündungsbereitschaft kommen.

Eustress und Disstress

Stress kann in positiven (Eustress) und negativen Stress (Disstress) eingeteilt werden. Die Stressreaktion des Körpers ist an sich nicht gesundheitsschädigend, und der phasenhafte Verlauf wird manchmal eher als angenehm und leistungssteigernd erlebt (Eustress). Im Übermaß bzw. bei ständiger Überforderung, Unterforderung oder permanentem Zeitdruck kann er allerdings gesundheitsschädigende Auswirkungen hervorrufen (Disstress).

Akuter und chronischer Stress

Akuter und chronischer Stress beeinträchtigen sowohl die Gesundheit der Mitochondrien in unseren Zellen als auch das allgemeine Wohlbefinden. Akuter Stress geht schnell vorüber. Er kann positiv oder negativ sein. Chronischer Stress hält länger an. Er tritt z.B. auf, wenn unsere Zellen ständig Gifte wie Schwermetalle entsorgen müssen.

Wenn Sie unter chronischem Stress stehen, wird viel von dem Stresshormon Cortisol produziert und damit die schädliche Wirkung der freien Radikale auf die Nervenzellen des Hippocampus verstärkt. Dies zieht die Mitochondrien in Mitleidenschaft, wodurch noch mehr freie Radikale entstehen. Durch diesen Prozess der Apoptose (Zelltod) sterben die Nervenzellen ab.

Welche Stressarten gibt es?

- Körperlicher Stress (Schlafmangel, Lärm, Nachtschicht)
- Toxischer Stress (Amalgam, Alkohol, Nikotin, Medikamente)
- Stress durch Infektionen (Viren, Bakterien, Pilze)
- Ernährungs-Stress (Übergewicht, Mangel an Mineralstoffen)
- Oxidativer Stress (durch übermäßige Bildung freier Radikaler, z.B. Handystrahlung)
- Verletzungs-Stress (Unfälle, Operationen)
- Emotionaler und seelischer Stress (Ängste, Wut, Verlust, Trennung)

Welche Stessfaktoren gibt es?

Tod eines Familienangehörigen, Ehescheidung, Streit, Lärm, Geldmangel, Schulden, Termindruck, Mobbing (Schule und Arbeit), Schichtarbeit, ständige Konzentration auf die Arbeit (zum Beispiel bei Fließbandarbeit), Angst, Schlafentzug, Krankheiten und Schmerzen, Überforderung durch technische Entwicklungen (Technostress) wie Handy und Computer.

Welche Auswirkungen kann Stress auf den Körper haben?

- Schlafstörungen
- Durchblutungsstörungen im Gehirn
- Vergesslichkeit
- Bluthochdruck
- schnellerer Herzschlag
- Antriebslosigkeit
- Kopfschmerzen, Migräne
- Nacken- und Knieschmerzen
- Rückenschmerzen
- erhöhte Muskelspannung
- Angststörungen
- Gedankenkreisel
- Impotenz
- vermehrtes Schwitzen

Welche Krankheiten können durch Stress entstehen?

- Stoffwechselstörungen
- Störungen des Immunsystems und Virusinfektionen (z.B. Herpes, Epstein-Barr)
- Herzinfarkt und Schlaganfall
- Magengeschwüre
- Parkinson
- Alzheimer
- Asthma
- Neurodermitis
- Depression und Burnout
- Krebs (z.B. Brustkrebs)
- Diabetes

Das menschliche Gehirn kann mit den diversen Stressoren überfordert sein. Bei dauerhaftem Stress wird der Hippocampus geschädigt, und es kommt zum Absterben wichtiger Zellen, was vor allem das Kurzzeitgedächtnis schädigt.

Trauma ist Stress für den Körper

Ein Trauma ist eine seelische oder körperliche Verletzung. Niemand zweifelt heute mehr daran, dass Kriege auf Menschen traumatisierend wirken können. Die Erfahrungen von Gewalt, Todesangst, Trauer, Verlust und Schmerz sitzen so tief, dass sie sich in die Menschen eingebrannt haben und in ihrem Denken, Fühlen und in ihrem Körper fest verankert sind.

Intensiver Stress in der frühen Kindheit kann die Arbeitsweise von Genen, die an der Stressreaktion beteiligt sind, so beeinflussen, dass Stresshormone schneller und intensiver ausgeschüttet werden. Dies wiesen Neurowissenschaftler aus dem Max-Planck-Institut für Psychiatrie in München an Tieren nach. Dieser Effekt bleibt lebenslang bestehen. Ähnliche Ergebnisse scheint es unter bestimmten genetischen Bedingungen auch bei Menschen zu geben, die ein Trauma erlebt haben, etwa durch eine Naturkatastrophe, durch Missbrauch oder durch Gewalt. Solche Menschen, so glauben die Wissenschaftler, sind dann ihr Leben lang besonders anfällig für Stress und Krankheiten.

Traumen werden über Generationen weitergegeben

Bei der Traumaweitergabe macht es keinen Unterschied, ob das Trauma der ersten Generation im Krieg oder in der Familie oder durch den Terror in sozialen Beziehungen und im beruflichen Umfeld oder durch sexuelle Gewalt oder andere Ereignisse entstanden ist.

Es werden bei der Geburt eines Kindes nicht nur die Gifte weitergegeben, sondern leider auch die erlebten Traumen. In der Psychologie ist dieses Phänomen schon lange bekannt. Traumatische Erlebnisse lösen Verhaltensauffälligkeiten aus, die von Generation zu Generation weitergegeben werden.

Die Kinder und Enkelkinder jener Holländerinnen, die im Hungerwinter 1944/45 schwanger waren, erkrankten überdurchschnittlich häufig an Schizophrenie.

Dauerstress –
die Seuche des 21. Jahrhunderts

Die WHO erklärte Stress zu einer der größten Gesundheitsgefahren des 21. Jahrhunderts. Sie rechnet damit, dass im Jahr 2020 jede zweite Krankmeldung auf Stress zurückzuführen sein wird. Stress ist inzwischen zur Volkskrankheit geworden.

Die Auswirkungen von Dauerstress
Stress stört das Gleichgewicht des vegetativen Nervensystems. Das vegetative Nervensystem steuert all jene Funktionen im Körper, die nicht willentlich beeinflussbar sind, also automatisch ablaufen. Dies sind zum Beispiel: Herztätigkeit, Kreislauf, Blutdruck, Muskelspannung und Temperaturregulation, außerdem die Verdauung und die Aktivität anderer innerer Organe, Gleichgewichtssinn, Stressfunktionen, Schlaf-Wach-Rhythmus und andere zeitabhängige Rhythmen. Das vegetative Nervensystem wird immer wieder stimuliert, und das fein abgestimmte Gleichgewicht zwischen Sympathikus und Parasympathikus (Erregung und Entspannung) gerät aus dem Gleichgewicht.

Stress stört den Stoffwechsel
Unter Stress können Stoffwechselprozesse nicht optimal ablaufen, da die Durchblutung und Funktion der inneren Organe eingeschränkt ist. Leber, Magen, Darm, Bauchspeicheldrüse und Nieren können also nicht optimal arbeiten, und es entstehen vermehrt saure Stoffwechselabfallprodukte, sogenannte Schlacken, die nicht vollständig ausgeschieden werden können und im Bindegewebe eingelagert werden. Dadurch kommt es auf Dauer auch zu einer Übersäuerung und Verschlackung des Organismus.
Übersäuerung führt zum Beispiel zu Müdigkeit und Antriebslosigkeit, zu Kopfschmerzen, zu Schmerzen in Nerven und Gelenken und zu Verspannungen der Muskeln und fördert außerdem chronisch entzündliche Prozesse.

Stress reduziert die Funktion des Immunsystems
Während einer Stressreaktion wird das Immunsystem auf Sparflamme geschaltet. Bleibt nun der Stress, zum Beispiel durch die dauerhafte Einwirkung von Elektrosmog, längere Zeit bestehen, hat das somit fatale Folgen für die Immunabwehr. Chronischer Stress bedingt ein Absinken der Anzahl

weißer Blutkörperchen, und bestimmte Botenstoffe werden nicht mehr produziert. Man steckt sich also leichter an, wird häufiger krank, Infekte heilen nur langsam oder gar nicht aus und werden chronisch.

Stress belastet die Psyche

Dass Stress nervös und gereizt macht, ist hinlänglich bekannt. Neueste Forschungen haben jetzt aber auch einen Zusammenhang zwischen Stress und Depressionen belegt. Aus der baubiologischen Praxis weiß man seit langem, dass Elektrosmog, vor allem eine starke Belastung mit Hochfrequenz (Handy, Radar, Schnurlostelefon, W-LAN), Depressionen auslösen kann. Inzwischen ist auch bekannt, dass Dauerstress, wie er zum Beispiel von Elektrosmog hervorgerufen wird, die Produktion von Hormonen beeinflusst. Im Fall von Depressionen spielen hier vor allem das Serotonin und Dopamin eine Rolle. Sie werden nicht mehr in ausreichender Menge produziert, und es kommt zu Depressionen.

Stress und freie Radikale

Inzwischen gibt es einige Studien, die belegen, dass gepulste Funkstrahlung in Zellen oxidativen Stress erzeugt – das heißt sogenannte freie Radikale. Es wird inzwischen sogar vermutet, dass dies einer der Hauptwirkmechanismen der schädlichen Wirkung von Funkstrahlung auf den Körper sein könnte.

Wie können Sie Stress abbauen?

- Entgiften von Schwermetallen
- gesunde Ernährung
- ausreichender Schlaf
- Bewegung
- Entspannung, z.B. Yoga und Meditation
- Schüßler-Salze

Welches Schüßler-Salz hilft gegen Stress?

> Nr. 7 Magnesium phosphoricum – oder die heiße Sieben: Geben Sie zehn Tabletten von Nr. 7 in eine Tasse, und übergießen Sie sie mit 0,2 Liter abgekochtem, heißem Wasser. Wenn sich die Tabletten nach wenigen Minuten aufgelöst haben, trinken Sie die „Heiße 7" in kleinen Schlucken.

Elektrosmog – eine unsichtbare Gefahr

Wir leben in einem Meer von Schwingungen. Einige davon braucht unser Körper, um gesund zu bleiben, wie z.b. das Sonnenlicht, andere schaden ihm, wie z.b. radioaktive Strahlung. Was die verschiedenen Schwingungen dabei voneinander unterscheidet, ist ihre Frequenz bzw. Wellenlänge.

Die Entwicklung der Funktechnik

Es begann mit schnurlosen Telefonen und setzte sich fort über die drahtlose Verbindung verschiedener Geräte wie Bildschirm, Maus, Drucker und PC mit Bluetooth oder die Vernetzung verschiedener PCs über WLAN-Netzwerke – zuerst in Firmen und öffentlichen Institutionen, inzwischen auch in fast jedem Privathaushalt. Alle PCs, Notebooks und DSL-Router sind inzwischen serienmäßig mit Funktechnik ausgestattet. Jedes dieser Geräte ist mit einem Sender ausgestattet, der je nach Anwendung mehr oder weniger, aber fast immer 24 Stunden am Stück strahlt. Somit haben wir uns den Mobilfunkmast ins Haus geholt.

Was ist Elektrosmog?

Es gibt hochfrequente und niederfrequente Strahlenfelder. In der Hochfrequenz sprechen wir von elektromagnetischen Wellen. Umgangssprachlich findet man aber auch Begriffe wie Funkstrahlung oder Mikrowellenstrahlung. Alle Felder und Wellen nehmen mit zunehmendem Abstand überproportional stark ab. Im Hochfrequenzbereich treten elektrische oder magnetische Felder stets gemeinsam auf und sind untrennbar miteinander verbunden. Im Gegensatz zu niederfrequenten Feldern können sich hochfrequente elektromagnetische Wellen viel weiter ausbreiten. Sie lösen sich gleichsam von ihrem Ursprungspunkt (Antenne) ab und breiten sich als Energiestrahl im Raum aus. Nur so ist es beispielsweise möglich, dass wir einen Radiosender hören, dessen Funkmast kilometerweit entfernt ist, und dass man heute beinahe überall mobil telefonieren kann.

Wir bewegen uns ständig in einem Umfeld elektromagnetischer Wellen, und die Elektrosmog-Belastung nimmt mit jedem weiteren aufgestellten Sendemast unweigerlich zu.

Im Bereich der Niederfrequenz gibt es elektrische und magnetische Wechselfelder. Niederfrequente elektrische Wechselfelder finden sich z.B. bei

Netzanschluss in Leitungen, Installationen und Geräten, auch wenn kein Strom fließt. Niederfrequente magnetische Wechselfelder finden sich z.B. bei eingeschalteten Geräten, Bahn- und Hochspannungsleitungen, Radioweckern, Heizdecken, Bildschirmen und Pflegebetten.

Welche Geräte strahlen in der Hochfrequenz?

- Handys, IPhone und Smartphones
- DECT-Telefone
- DECT-Babyphone
- Mikrowellenherde
- iPads, Tablet-PCs
- WLAN (Router, Transmitter, Repeater, PC, Notebook)
- Tetra, UMTS und LTE
- Navigationsgeräte
- Rauchwarnmelder
- Spielekonsolen

Elektrosmog geht durch Wände, Fenster, Türen, Dach und Boden – und auch durch Körper.

Zellschäden in Experimenten

Versuche mit menschlichen Zellen zeigen:

- Veränderungen des Erbguts
- erhöhtes Krebsrisiko
- Blockaden der Reparaturmechanismen in Zellen
- vermehrte Bildung freier Radikale
- Störungen des Immunsystems
- Öffnung der Blut-Hirn-Schranke
- Veränderungen der Hirnströme
- erhöhte Ausschüttung von Stresshormonen
- Beeinflussung der männlichen und weiblichen Fruchtbarkeit
- vegetative Störungen (Kopfschmerzen, Konzentrationsmangel, Müdigkeit, Depressionen, steife Gelenke, Muskelschmerzen, Herz- und Kreislaufstörungen, Schlafstörungen)
- Allergien
- Immunschwäche
- Burnout
- Demenz
- chronische Erkrankungen

Für all diese Erkrankungen und Beschwerden gibt es natürlich meistens mehrere Ursachen, die diese fördern. Aber Funkstrahlung ist eben ein wichtiger Baustein im Geflecht anderer Belastungen, wie zum Beispiel Umweltgifte, Stress, zu wenig Schlaf und so weiter.

Die Tragik bei Strahlungsschäden durch Handys besteht darin, dass Krankheiten wie Alzheimer oder Parkinson erst bemerkt werden, wenn bereits 80% der Gehirnzellen abgestorben sind!
(Quelle: gesundheitlicheaufklaerung.de)

Krebs durch Handys

Die WHO (Weltgesundheitsorganisation) hat am 1. Juni 2011 bekannt gegeben, dass die Internationale Agentur für Krebsforschung (IARC) hochfrequente elektromagnetische Strahlung in die Kategorie 2B auf der Liste der Krebsstoffe eingestuft hat. Zu diesem Ergebnis kamen 31 Experten aus 14 Ländern. In dieser Kategorie 2B sind 266 Chemikalien sowie Tätigkeiten aufgeführt – etwa die Arbeit als Feuerwehrmann oder in einer chemischen Reinigung oder Auspuffgase eines Benzinmotors, Kaffee als Risikofaktor für Blasenkrebs und das Pflanzenschutzmittel DDT. Damit steht Mobilfunk auf der gleichen Stufe wie Schwermetalle, Pestizide und Autoabgase.
(Quelle: Süddeutsche Zeitung, 1. Juni 2011)

Ohrspeicheldrüsenkrebs nimmt zu

Anfang 2011 wurde in der Fachzeitschrift *Epidemiology* eine Studie von Prof. Czerninski aus Israel veröffentlicht, die belegte, dass sich die Häufigkeit von Krebs in der Ohrspeicheldrüse, die der Mobilfunkstrahlung nachweislich mit am stärksten ausgesetzt ist, seit 1970 vervierfacht hat. Der stärkste Anstieg fällt in die Zeit nach 2001 – in die Zeit also, in der der Gebrauch von Handys noch mal deutlich zugenommen hat.

Gehirntumor durch Handystrahlung

Der Spezialist für Gehirntumore, Dr. Lennart Hardell, Dr. med., Dr. phil. und Professor am Universitätsspital von Orebro, Schweden, äußerte sich wie folgt: *„Die Risiken bei länger andauerndem Gebrauch von Mobil- und Schnurlostelefonen sind evident, wenn man auf die Menschen sieht, die solche Geräte über zehn Jahre und länger benutzt haben und dies meist auf derselben Kopfseite."*

Erwähnenswert ist auch die Studie Hardell, Carlberg: Mobile phones, cordless phones and the risk for brain tumours, 2009. In dieser Studie wird erstmals berichtet, dass sich bei Mobiltelefonbenutzern, die Teenager oder jünger waren, als sie das erste Mal mobil telefonierten, ein um 420% erhöhtes Hirntumorrisiko ergab.

In einer Vielzahl von Studien wurde festgestellt, dass die Erbsubstanz (DNA) beschädigt wird und damit u.a. Krebs gefördert und auslöst werden kann.

Weitere Auswirkungen durch Handynutzung?

Suchtgefahr bei Jugendlichen
Unbedingt erwähnt werden muss die „Handy-Suchtgefahr", vor allem für Jugendliche. Das Handy ist für viele zur Sucht mit schweren sozialen Folgen geworden.

Verändertes Blutbild
Bereits nach 20 Sekunden Handytelefonat verändert sich das Blutbild negativ.

Das Gehirn kocht
Bemerkenswert ist, dass am Max-Planck-Institut in Golm festgestellt wurde, dass die Strahlung von Handys die Synapsen im Gehirn auf bis zu 100°C aufheizt. Wenn Sie Schwermetalle im Gehirn haben, wird Ihr Ohr beim Telefonieren mit dem Handy heiß.

„Handys machen dumm."
Folgen von Handytelefonaten sind Gedächtnisstörungen, Konzentrationsmangel, Kopfschmerzen, Ohrensausen und so weiter.

Schwerwiegende Auswirkungen bei Kindern
Die Mikrowellenstrahlung von Handys dringt bei Kindern noch viel tiefer in das Gehirn ein als bei Erwachsenen.

Höchste Risikostufe für Versicherung
Im Juni 2013 verkündete SwissRe, einer der weltweit größten Versicherungskonzerne, man habe den Mobilfunk nun in die höchste Risikostufe

eingefügt. Es wurde bei der Bestrahlung menschlicher Blutzellen mit elektromagnetischen Feldern eine Schädigung der Erbsubstanz klar nachgewiesen, und es gab Hinweise auf ein erhöhtes Krebsrisiko.

Viele körperliche und seelische Symptome

Der Baubiologe Maes berichtet: *„Die Klagen werden lauter, dass körperliche und seelische Symptome wie z.b. Kopfschmerzen, Schwindel, ständige Müdigkeit, Ohrenrauschen, Hormon-, Nerven-, Herz- und Schlafprobleme, Konzentrationsstörungen, Aufmerksamkeitsdefizit/Hyperaktivitätsstörung (ADHS), Gereiztheit, Allergien, Ängste, Sehstörungen oder allgemeines Unwohlsein auftraten, gleich nachdem man in der Nähe neue Mobilfunksender installiert hatte oder DECT-Haustelefone Einzug hielten.“*
(Quelle: www.maes.de)

Schülerinnen untersuchen das Suchtpotenzial von Handys

Wie abhängig sind wir vom Handy?
Dieser Frage gingen zwei Jungforscherinnen aus Speyer mit Tests und Befragungen nach. Ihr Ergebnis: Mehr als die Hälfte der Probanden zeigte Ansätze einer Handysucht. Für ihre Analyse wurden die beiden Schülerinnen beim Landeswettbewerb „Schüler experimentieren" in Rheinland-Pfalz mit dem „Sonderpreis Mobilfunk" ausgezeichnet.

ADHS-Risiko für Ungeborene

Telefonieren Schwangere viel mit dem Handy, könnte das die Entwicklung ihres Kindes beeinflussen. Später könnten Verhaltensstörungen auftreten, fanden Forscher der Yale School of Medicine in Untersuchungen an Mäusen heraus. (Quelle: netdoktor.de)

ADHS und Probleme in der Schule

Häufig liegt die Ursache für ADHS und schulische Probleme der Kinder im zunehmenden Elektrosmog durch Handys, Mobilfunksender, WLAN und DECT-Telefone. In Klassenzimmern, Bussen und oft am Arbeitsplatz summiert sich die Belastung zum gesundheitlichen Risiko.
(Quelle: elektrosmog-hilfe.com)

Geburtenkontrolle mit Mikrowellen

„Früher haben wir mit diesen Mikrowellen Geburtenkontrolle gemacht. Heute telefonieren wir damit." (Prof. Dr. Huai Chiang, führende Elektrosmog-Expertin Chinas und Beraterin der WHO auf der Mobilfunk-Konferenz in Salzburg, 7.-8. Juni 2000) (Quelle: maes.de/ZITATEHANDY.PDF)

Impotenz durch Handy

Eine Forschergruppe um Igor Yakymenko am Kiewer Institut für experimentelle Pathologie, Onkologie und Radiobiologie hat 80 Studien zu oxidativem Stress durch Mikrowellenstrahlung unter die Lupe genommen. Die Wissenschaftler sehen es als bewiesen an, dass Mobilfunkstrahlung zu schädigenden Oxidationsprozessen in Zellen durch die Überproduktion von freien Radikalen führt.

Oxidativer Stress durch Mobilfunkstrahlung

In der Fachzeitschrift *Oxidants and Antioxidants in Medical Science* vom 29. März 2014 wird in dem Editorial „Mikrowellenstrahlung niedriger Intensität: ein neues Oxidationsmittel für lebende Zellen" beschrieben, dass von 80 Studien 92,5% (=76 Studien) eine Schädigung durch oxidativen Stress infolge von Mobilfunkstrahlung nachweisen. Diese Strahlung könne zu einer oxidativen Schädigung der DNA führen und ein breites Spektrum von Gesundheitsproblemen und Krankheiten verursachen, einschließlich Krebs.

Handystrahlung stört unseren Tiefschlaf

Eine Studie aus dem Jahre 2008, die direkt von den Handyherstellern in Auftrag gegeben wurde, zeigt, dass sich die Strahlung eines Handys negativ auf unseren Schlaf auswirkt. Vor allem der erholsame Tiefschlaf wird dadurch gestört, lautet das Ergebnis. Die Studie wurde von Wissenschaftlern des Karolinska Institute und der Uppsala University aus Schweden in Kooperation mit der Wayne State University in Detroit durchgeführt. 35 Männer und 36 Frauen wurden in einem Schlaflabor untersucht, um die Qualität ihres Schlafes zu ermitteln. Einen Teil der Gruppe setzte man während des Schlafes einer Strahlung von 884 MHz aus – die Frequenz, mit der ein Handy arbeitet.

Man stellte fest, dass die bestrahlten Testpersonen mehr Zeit benötigten, um in die Tiefschlafphase zu fallen. Zudem war diese Phase, die zur Erholung des Körpers dient, wesentlich kürzer.

Elektromagnetische Strahlung und Bienensterben

Der in Europa beobachtete Rückgang der Bienenpopulation um 80% ist alarmierend. Eine wichtige Ursache liegt sicher in der elektromagnetischen Strahlung. Verschiedene wissenschaftliche Untersuchungen kommen zu dem Ergebnis: Bienen benutzen das Erdmagnetfeld sowie von ihnen selbst erzeugte elektromagnetische Felder zur Navigation und zur Kommunikation. Sie werden durch „unnatürliche" Bestrahlung (z.b. Mobilfunkstrahlung) derart abgelenkt, dass sie oft nicht mehr den Weg zurück zu ihrem Stamm finden. Das Verheerendste am Bienensterben ist, dass Bienen nicht nur für die Honigproduktion verantwortlich sind, sondern auch für das Bestäuben von Gemüse- und Obstsorten.

„Wenn die Biene einmal von der Erde verschwindet, hat der Mensch nur noch vier Jahre zu leben." (Albert Einstein, 1879-1955)

Tipps für den Umgang mit dem Handy

Die elektromagnetischen Felder, die beim Telefonieren mit Handys in Körpernähe auftreten, sind im Allgemeinen sehr viel stärker als die Felder, denen man beispielsweise durch benachbarte Mobilfunkbasisstationen ausgesetzt ist. Die Empfehlungen des BfS (Bundesamt für Strahlenschutz) beziehen sich daher auf die Benutzung von Handys. Sie zielen darauf ab, die Stärke (Intensität) der hochfrequenten Felder zu verringern und die Dauer der Strahlenbelastung zu verkürzen:

- Nutzen Sie das Festnetztelefon, wenn Sie die Wahl zwischen Festnetz und Handy haben.
- Halten Sie sich bei Telefonaten mit dem Handy möglichst kurz.
- Telefonieren Sie möglichst nicht bei schlechtem Empfang, wie zum Beispiel im Auto ohne Außenantenne, denn je schlechter die Verbindung zur nächsten Basisstation ist, desto höher muss die Leistung sein, mit der das Handy sendet – und damit die Stärke (Intensität) des hochfrequenten Feldes. Die Autokarosserie zum Beispiel verschlechtert die Verbindung, und das Handy sendet deshalb mit einer höheren Leistung.
- Verwenden Sie Handys, bei denen Ihr Kopf möglichst geringen Feldern ausgesetzt ist. Je geringer der SAR-Wert (Spezifische Absorptionsrate) Ihres Handys ist, desto geringer strahlt das Feld.
- Nutzen Sie Head-Sets. Die Intensität der Felder nimmt mit der Entfernung von der Antenne schnell ab. Durch die Verwendung von

Head-Sets wird der Abstand zwischen Kopf und Antenne stark vergrößert.
- Nutzen Sie SMS, da Sie dann das Handy nicht am Kopf halten.
- Handys nicht ständig nah am Körper tragen!

Ganz besonders wichtig ist die Minimierung der Strahlenbelastung für Kinder, da diese sich noch in der Entwicklung befinden und deshalb gesundheitlich empfindlicher reagieren könnten. Kinder sollten aus gesundheitlichen Gründen eigentlich überhaupt keine Handys benutzen, was aber in der heutigen Zeit schon fast unmöglich geworden ist. Das Heimtückische am Telefonieren mit Handys ist, dass die Beschwerden schleichend auftreten, später aber meist unumkehrbar sind! Die Latenzzeit zwischen Handygebrauch und Hirntumor beträgt ca. zehn bis dreißig Jahre.

In der aktuellen JIM (Jugend, Information, (Multi-)Media)-Studie 2013, deren Herausgeber der Medienpädagogische Forschungsverbund Südwest ist, wird die Handynutzung der Jugendlichen genauer beleuchtet. Im Durchschnitt bei den 12 bis 19-Jährigen liegt die Mobiltelefon-Verbreitung bei 96 Prozent. Bei den 12- bis 13-Jährigen liegt die Ausstattungsrate bei 92 Prozent, ab 14 Jahren besitzt nahezu jeder ein eigenes Handy (14-15 Jahre: 97%, 16-17: Jahre: 98%, 18-19 Jahre: 98%). Zudem hat sich in den letzten Jahren die Besitzrate von Smartphones extrem gesteigert.

Bitte keine Mikrowellen
Innerhalb von Sekunden oder Minuten lassen sich damit Gerichte garen. Laut Forschungen aus den 1980er-Jahren kann mikrowellenbestrahlte Nahrung bei Versuchstieren zu krankhaften Veränderungen des Blutbilds führen. Durch die Bestrahlung verändern sich die Proteine, Fette und Vitamine oxidieren, und der Vitalstoffgehalt sinkt.

Spanische Forscher fanden heraus, dass die wertvollen sekundären Pflanzenstoffe in Mikrowellengemüse zerstört sind. Besonders die Antioxidantien, die vor Krebs schützen, überleben das Garen in der Mikrowelle nicht.

Keine Milch in Mikrowellen aufwärmen
In einer Studie der Stanford University California fand man heraus, dass das Aufwärmen von Nahrung in Mikrowellen einen nachweisbaren Rückgang aller getesteten Abwehrfaktoren zur Folge hatte. Die Forscher lehnen daher den Einsatz von Mikrowellen selbst bei niedrigen Temperaturen ab. Andere

Forschungen haben bewiesen, dass das Aufwärmen von Milch für Babys im Mikrowellenofen molekulare Veränderungen in den Aminosäuren des Milcheiweißes verursacht. Das verringert den Nährwert der Milch. (Quelle: *Lancet* (medizinische Fachzeitschrift), 1989).

Welche Folgen kommen durch den Elektrosmog auf uns zu?

Was die Kinder und Jugendlichen und ihre Handys betrifft, steuern wir auf eine Katastrophe zu. Und das ist noch untertrieben. Handys und Mobilfunk sind als gravierender Risikofaktor bei all jenen Gesundheitsschäden anzusehen, welche man bei elektromagnetischer Strahlung kennt. Man wird die Auswirkung aber erst in Jahren oder Jahrzehnten erkennen. Dann ist es für die Gesundheit vermutlich zu spät.

Welches Schüßler-Salz ist hilfreich bei Elektrosmog?

➢ Nr. 7 Magnesium phosphoricum

Magnesium ist ein Anti-Stress- und Schlafmittel. Durch den Elektrosmog (Handystrahlen und Funkmasten) leidet unser Körper unter Stress.

Chemtrails – himmlische Streifen

Chemtrails sind Kondensstreifen, die neben kondensierten Flugzeugabgasen noch weitere Chemikalien enthalten, die den Abgasen zugesetzt oder zusätzlich versprüht werden. Chemtrails unterscheiden sich von normalen Kondensstreifen durch ihre Langlebigkeit und großflächige Ausbreitung. Hauptsächlich werden Metallverbindungen in Form von Nanopartikeln versprüht (siehe Kapitel „Nanopartikel"). Durch das Versprühen entstehen künstliche Wolken. Der Himmel kann dann bis zum nächsten Regen ungewöhnlich trübe sein. Stellenweise kann es sogar zu einem komplett weißen Himmel kommen.

Wie kann man Chemtrails von Kondensstreifen unterscheiden?

Kondensstreifen

sind Wolken aus Eiskristallen, die oberhalb von etwa 8.000 Metern zu sehen sind. Sie entstehen bei Flugzeugen, wenn sich der verbrannte Treibstoff mit der kalten Luft vermischt. Sie lösen sich nach kurzer Zeit wieder auf, und man sie nicht mehr am Himmel. Sie lösen sich in der Regel nach ungefähr zwei Minuten auf, da die Eiskristalle sich erwärmen und das Wasser dann nicht mehr zu sehen ist.

Kondensstreifen…
- sind mehrere Flugzeuglängen lang,
- lösen sich schnell auf,
- sehen aus wie normaler Wasserdampf,
- sind weißlich bis bläulich und
- werfen keine Schatten.

Chemtrails

bilden sich am Himmel nicht zurück, sondern breiten sich aus und werden oft in schachbrettartigen oder rautenartigen Mustern (Längs- und Querstreifen) über den Himmel verteilt. An vielen Tagen kann man nahezu überall in Deutschland und auch in anderen Ländern beobachten, wie der Himmel vollkommen von solchen „künstlichen Wolken" zugezogen ist und oftmals auch unnatürliche Streifenmuster aufweist.

Chemtrails...
- lösen sich nicht auf, sondern breiten sich immer weiter aus.
- sind grauweiß, milchig bis grau.
- können bei Sonnenschein Schatten werfen.
- bleiben bis zu mehreren Stunden sichtbar.

Die giftigen Substanzen sinken zu Boden und sind nachweisbar.

Warum werden Chemtrails am Himmel versprüht?

Chemtrails sind absichtlich von Flugzeugen durch spezielle Sprühvorrichtungen versprühte hochgiftige Kleinstpartikel in der Luft. Angeblich soll der Treibhauseffekt durch Reflexion von Sonnenlicht abgeschwächt und so die globale Erwärmung reduziert werden. Dies wird Geoengineering genannt. Erst seit kurzer Zeit wird zugegeben, dass Chemikalien versprüht werden. Vorher wurde es als Humbug abgestempelt und behauptet, dass es die Chemtrails überhaupt nicht gäbe.

Geoengineering – ein giftiger Eingriff in die Natur

Der Begriff Geoengineering bezeichnet vorsätzliche und großräumige Eingriffe mit technologischen Mitteln in geochemische oder biogeochemische Kreisläufe der Erde. Als Gründe für derartige Eingriffe werden hauptsächlich das Stoppen der Klimaerwärmung, der Abbau der CO_2-Konzentration in der Atmosphäre oder die Verhinderung einer Versauerung (Abnahme des pH-Wertes) der Meere genannt.

Gesagt wird, dass besondere Gefahren entstehen, sollten Geoengineering-Maßnahmen zur Kühlung der Erde abrupt unterbrochen werden. In diesem Fall kann es zu extrem hohen Änderungen der globalen Durchschnittstemperatur um 2 bis 4°C kommen.

Durch das Geoengineering können Gefahren entstehen.
- Jede Konzentration von Feinstaub hat eine schädigende Wirkung für den Menschen (WHO).
- große Hurrikans
- schleichende Kontamination von Luft, Wasser und Boden mit toxischen Stoffen, vielerorts werden bereits auffallend hohe Aluminiumkonzentrationen vorgefunden
- Förderung von Wetterextremen wie massive Temperaturschwankungen, Dürren und Überschwemmungen
- Bäume und Pflanzen sterben und Veränderung der Waldböden
- Vitamin-D-Mangel (siehe Kapitel „Vitamin D")

Der Film „Why in the world are they spraying"? („Warum in aller Welt sind sie am Sprühen?") vermutet unter anderem eine gezielte Vergiftung und Versauerung des Bodens mit Aluminiumverbindungen, um herkömmliches Saatgut unbrauchbar zu machen.

Welche Gifte sind in den Chemtrails enthalten?

Hauptsächlich scheinen die Substanzen, die am Himmel versprüht werden und sich dann auf der Erde, in den Flüssen und Seen ablagern und von Mensch und Tier eingeatmet werden, ein Gemisch aus **Aluminium, Barium** und **Strontium** zu sein, aber auch Cadmium, Nickel, Arsen und Chrom werden vermutet.

Von den giftigen Bestandteilen der Chemtrails verursacht das Aluminium die größten gesundheitlichen Schäden durch das stetige Einatmen von ultrafeinem Aluminium-Feinstaub, der für den Menschen höchst toxisch ist. Aluminium befällt das Gehirn, schwächt das Gedächtnis und die Konzentrationsfähigkeit, soll zu Alzheimer führen und verursacht schwere Schäden der Atemwege. Es wirkt krebserregend und fördert z.B. Krankheiten wie Osteoporose und Autismus und so weiter.
Barium lagert sich in den Lungen ab, aber auch in den Knochen und Muskeln. Barium verhält sich im Körper so ähnlich wie Calcium. Es wird in den Knochen aufgenommen und verdrängt dann das Calcium. Das kann zu Erbrechen, Durchfall, Krämpfen und Herz-Rhythmus-Störungen führen.
Strontium hat große Ähnlichkeit mit Calcium. Das aufgenommene Strontium wird vor allem in den Knochen gespeichert.

Überall auf der Welt wurde bei Wasseranalysen Aluminium, Barium und Strontium nachgewiesen. Die Metalle sind ein wesentlicher Bestandteil unserer Luft und unseres Wassers geworden. Früher sagte man, bei Regen solle man rausgehen – heute ist es besser, wenn Sie den Regen meiden.

Viele behaupten, dass das Sprühen dieses Gift-Cocktails von der Nato erlaubt und verursacht wird. Das Versprühen der Chemtrails ist in den betroffenen Nato-Staaten zum Staatsgeheimnis geworden. Hier wird vor unseren Augen wohl eines der schlimmsten Verbrechen aller Zeiten am Planeten Erde, am gesamten natürlichen Ökosystem und den existierenden Lebewesen begangen.

Weitere Infos und Fotos unter www.sauberer-himmel.de.

Verstrahlte Welt

Die Nutzung der Atomenergie ist eine Gefahr für Mensch, Tiere, Pflanzen und unsere Erde. Umweltbelastend, krank machend und sogar tödlich sind die Folgen des Uranabbaus, der Urananreicherung und der Herstellung der Brennelemente. Im so genannten Normalbetrieb gibt das Atomkraftwerk krebserzeugende Radioaktivität an die Umwelt ab. Ein jederzeit möglicher schwerer Unfall oder Terroranschlag kann das Leben und die Gesundheit von hunderttausenden Menschen in Gefahr bringen und große Gebiete dauerhaft unbewohnbar machen.

Die Strahlen machen krank. Sie verursachen Krebs sowie chronische Erkrankungen wie Diabetes, Bluterkrankungen, Schilddrüsenerkrankungen und so weiter. Aufgrund der Schädigungen des Erbguts kommt es vermehrt zu Missbildungen bei Neugeborenen.

Atomunfall in Tschernobyl, Ukraine 1986

Am 26. April 1986 war es im Kernkraftwerk Tschernobyl aufgrund von Bedienungsfehlern und Sicherheitsmängeln zu einem schweren Unfall gekommen, der bewirkte, dass sich eine radioaktive Wolke über weite Teile Europas (Skandinavien, Großbritannien, Deutschland, Österreich und in die Balkanländer) ausbreitete. Es wurden 3.900.000 km², dies sind 40% der Gesamtfläche Europas, mit Cäsium-137 kontaminiert.

Nach Schätzungen der Weltgesundheitsorganisation (WHO) wurden in den ersten Tagen nach dem Unglück zwei Millionen Kinder mit radioaktivem Jod verstrahlt. Experten gehen davon aus, dass ein Drittel der Kinder, die zum Zeitpunkt der Kernschmelze bis zu vier Jahre alt waren, im Laufe ihres Lebens Schilddrüsenkrebs erleiden wird.

Bereits kurze Zeit nach der Reaktorkatastrophe wurde in der Ukraine und in Weißrussland eine starke Zunahme von Fehl- und Totgeburten sowie Missbildungen an Säuglingen festgestellt. Das ukrainische Gesundheitsministerium registrierte von 1986 bis 1990 neben einer erhöhten Anzahl von Fehl-, Früh- und Totgeburten dreimal mehr Fehlbildungen und Entwicklungsanomalien bei den Neugeborenen.

Weißrussland ist am stärksten durch die Folgen der Reaktorexplosion betroffen, denn dort gingen 70% des radioaktiven Fallouts nieder. Noch heute ist ein Drittel der Fläche Weißrusslands radioaktiv verseucht. Bis heute sind viele Kinder und Erwachsene in Weißrussland von den gesundheitlichen, sozialen, wirtschaftlichen und kulturellen Folgen der Tschernobyl-Katastrophe betroffen.

In Bayern wurde beispielsweise in jenen drei Landkreisen, über denen 1986 am meisten Cäsium-137 abregnete (Augsburg, Berchtesgaden und Garmisch-Partenkirchen), im Folgejahr eine Verdoppelung der Totgeburten registriert. Signifikant stieg neun Monate nach Tschernobyl auch die Zahl behinderter Kinder. (Quelle: Nuklearmedizin.de)

„Das Erbe von Tschernobyl", sagte im Jahr 2001 der damalige UN-Generalsekretär Kofi Annan, *„wird uns und unsere Nachkommen für Generationen beschäftigen."*

Atomunfall Fukushima, Japan 2011
In gleich drei Reaktoren des Atomkraftwerks Fukushima kam es nach dem schweren Seebeben (Stärke 9) und dem anschließenden Tsunami (durch Seebeben ausgelöste Flutwelle) vom 11. März 2011 zur Kernschmelze. Radioaktive Stoffe wurden in großen Mengen frei, weite Gebiete mussten evakuiert werden.

Zur Kühlung der Kernbrennstäbe werden diese weiterhin mit Wasser umspült. Inzwischen befinden sich mehr als 300.000 Tonnen kontaminiertes Kühlwasser (Stand: März 2014) in Auffangbecken und Tanks vor Ort.

Der radioaktive Zerfall kann Jahrzehnte, Jahrhunderte und Jahrtausende in Anspruch nehmen.

Aus der Praxis:
Ich berate eine 28-jährige Kundin, die in Weißrussland aufgewachsen ist. Sie ist an einem Gehirntumor erkrankt. Durch ihre Geburt zum Zeitpunkt des Atomunglücks kann die Ursache für ihren Tumor die radioaktive Verseuchung sein.

Glyphosat – das Pflanzengift

Glyphosat ist einer der weltweit am meisten eingesetzten Wirkstoffe in Pflanzenschutzmitteln, die zur Verhinderung von unerwünschtem Pflanzenwuchs oder zur Abtötung von Pflanzen oder Pflanzenteilen verwendet werden. Diese Mittel werden als Herbizide oder umgangssprachlich als „Unkrautbekämpfungsmittel" bezeichnet. Das erste Glyphosat-Herbizid wurde 1974 unter dem Handelsnamen „Roundup" auf dem Markt eingeführt. Mittlerweile wird der Wirkstoff in hunderten von Pflanzenschutzmitteln unter verschiedenen Handelsnamen weltweit vertrieben. Roundup ist eines der meistverkauften Herbizide überhaupt. Es steht im Verdacht, Embryonen zu schädigen und Krebs auszulösen.

Wozu wird Glyphosat eingesetzt?

Glyphosat wird in der Landwirtschaft und im Gartenbau zur Bekämpfung von Wildkräutern (Unkraut) vor der Aussaat verwendet. Beim Anbau von gentechnisch veränderten Pflanzen mit einer Glyphosatresistenz wird der Wirkstoff außerhalb der Europäischen Union auch nach der Aussaat angewandt, um konkurrierende Wildkräuter zu bekämpfen. Das zweite Einsatzgebiet von Glyphosat ist die Vorerntebehandlung von Getreide auf dem Feld, auch Sikkation genannt. Glyphosat beschleunigt den Reifeprozess des Getreides, dieses reift gleichmäßiger und kann früher geerntet werden.

Nicht nur in der Landwirtschaft wird Glyphosat eingesetzt, auch der Hobbygärtner im eigenen Garten verwendet oft dieses giftige Herbizid.

Wie wirkt Glyphosat?

Glyphosat greift in die Produktion bestimmter Aminosäuren (z.B. Tryptophan, Tyrosin) ein, die für das Wachstum von Pflanzen, Pilzen und Bakterien essentiell sind. Tryptophan gehört zu den essentiellen Aminosäuren, kann also vom menschlichen Körper nicht gebildet und muss mit der Nahrung zugeführt werden. Es ist die Vorstufe des Neurotransmitters Serotonin und von Melatonin. Tryptophan-Mangel wurde bei folgenden Erkrankungen des Nervensystems festgestellt: Alkoholismus, Angstzustände, Depressionen, Gedächtnisstörungen, Schlafstörungen, Demenz.

Glyphosat soll für den weltweiten Anstieg von Darm-Erkrankungen verantwortlich sein.

Glyphosat reichert sich in der Nahrungskette an

Dass Glyphosat sich trotz der gegenteiligen Versprechen von Produzenten in der Nahrungskette anreichert und nicht so rasch abbaut, zeigt eine Studie von 2013. Von März bis Mai ließen der Bund für Umwelt und Naturschutz Deutschland (BUND) und sein europäischer Dachverband Friends of the Earth (FOE) Urin-Proben von insgesamt 182 Stadtbewohnern aus 18 Ländern auf Glyphosat analysieren. Sieben von zehn untersuchten Großstädtern in Deutschland hatten das Unkrautvernichtungsmittel im Urin.

„Unsere Analysen bestätigen den Verdacht, dass die Bevölkerung in Europa zu weiten Teilen mit Glyphosat belastet ist. Woher die Rückstände im Einzelnen kommen, muss endlich genau untersucht werden. Entsprechend seiner Auskunft hatte keiner der von uns untersuchten Stadtbewohner – zum Beispiel in seinem Garten – selbst Glyphosat eingesetzt. Folglich stammen die Belastungen aus Quellen, die der Einzelne nicht zu verantworten hat", erklärt Heike Moldenhauer, Gentechnikexpertin beim BUND.

Glyphosat in Mehl, Haferflocken und Backwaren

ÖKO-TEST hat Mehl, Haferflocken und Backwaren auf Glyphosat untersuchen lassen und wurde in 14 von 20 Proben fündig. Vor allem waren acht der zehn untersuchten Brötchen belastet, was beweist, dass Glyphosat die Backtemperaturen übersteht. *„Unsere Testergebnisse zeigen, dass Glyphosat über Lebensmittel in die Körper der Menschen gelangt. Glyphosat gehört nicht ins Essen, Pestizide gehören nicht in den menschlichen Körper. Erschreckend ist das Versagen der Behörden, die ausgerechnet bei Glyphosat, dem am häufigsten eingesetzten Pestizid der Welt, kaum Untersuchungen auf derartige Belastungen durchgeführt haben",* kritisiert Jürgen Stellpflug, Chefredakteur von ÖKO-TEST. (13. Juni 2013)

Glyphosat in Mais und Sojabohnen

Wie verschiedene Studien zeigen, gelangt Roundup auch in den Boden und das Grundwasser. Über 88 Prozent des in den USA angebauten Maises ist heute genmanipuliert und wird mit Glyphosat besprüht.

Fast 100 Prozent der Sojabohnen, die in den USA wachsen, sind gentechnisch verändert und mit Glyphosat behandelt, das meiste mit Roundup von *Monsanto,* dem weltweit meistverkauften Unkrautkiller. Gen-Soja und Gen-Mais werden hauptsächlich als „Kraftfutter" für Tiere verwendet und gelangen dadurch in die menschliche Nahrungskette. Fast alles Fleisch von Rindern, Schweinen oder Geflügel in den USA stammt von Tieren, die mit Gen-Getreide gefüttert wurden, und enthält deshalb Glyphosat.

Roundup von Monsanto greift Darm und Nieren an

Weltweit steigt die Anzahl von Darm-Erkrankungen wie Zöliakie (Verdauungskrankheit, die den Dünndarm schädigt und die Aufnahme von Nährstoffen aus der Nahrung stört), Gluten-Intoleranz und Reizdarmsyndrom. Das erhöhte Aufkommen der Krankheiten steht im Zusammenhang mit dem verstärkten Einsatz von Glyphosat, wie es im Monsanto-Unkrautgift Roundup vorkommt. Menschen, die unter Zöliakie zu leiden haben, vertragen kein Gluten, ein Protein, dass in Weizen, Roggen und Gerste vorkommt. Gluten-Unverträglichkeit ist ein wachsendes Problem weltweit. Symptome können Übelkeit, Durchfall, Hautausschläge und Depression sein.

„Der Auslöser für diese Epidemie ist Glyphosat, der Wirkstoff in dem Herbizid Roundup", so die Wissenschaftler der Studie „Glyphosate, pathways to modern diseases II: Celiac sprue and gluten intolerance". (Quelle: www.Deutsche-Wirtschafts-Nachrichten.de vom 3.5.2014)

Weiterhin steht Roundup unter Verdacht, für eine weltweite Serie tödlicher Nierenerkrankungen verantwortlich zu sein. Anscheinend ist eine hohe Belastung des Trinkwassers mit Schwermetallen die Ursache für die tödliche Krankheit. Zu diesem Schluss kam eine Studie, die von *International Journals of Environmental Research and Public Health* veröffentlicht wurde. (Quelle: www.Deutsche-Wirtschafts-Nachrichten.de vom 3.3.2014)

Seit Sommer 2013 wurde in Österreich ein sofortiges Verbot von Glyphosat zur Behandlung von landwirtschaftlichen Kulturen zur Reifebeschleunigung vor der Ernte beschlossen. In der Schweiz ist Glyphosat nicht zugelassen.

Wussten Sie, dass...

...bereits die 400fache Verdünnung einer in der Landwirtschaft üblichen Glyphosat-Spritzbrühe in der Lage ist, Embryonalzellen abzutöten? Die Folge sind Totgeburten und Missbildungen. (Quelle: Seralini, 2009)

...durch den zum Teil hemmungs- und bedenkenlosen Einsatz von Glyphosat auch in Deutschland und durch den Einsatz von gentechnisch verändertem Futter nahezu alle Futter- und Lebensmittel bereits eine deutliche Grundbelastung mit Glyphosat aufweisen?

...fast jeder Deutsche hat einer Studie zufolge Rückstände des Unkrautvernichters Glyphosat im Urin. Das geht aus einer Erhebung der Bürgerinitiative Landwende hervor. Basis sind Urin-Proben von rund 2.000 Testpersonen. Insgesamt ließ sich bei 99,6 Prozent davon Glyphosat nachweisen. Der Studie zufolge waren die Rückstände im Urin bei 75 Prozent der Probanden mit mindestens 0,5 Mikrogramm pro Liter fünfmal so hoch wie der Grenzwert für Trinkwasser.

Die EU-Kommission hatte eigentlich eine Neuzulassung für mehrere Jahre vorgeschlagen, konnte damit aber im Kreis der EU-Staaten nicht die nötige Mehrheit erreichen. Die geltende Zulassung des Pestizids läuft am 30. Juni 2016 aus.

Aus der Praxis

Ich habe einige Kundinnen, die in der Landwirtschaft arbeiten und mit Glyphosat sprühen, u.a. eine Hobbygärtnerin, die Hautausschläge bekommt. Bei allen sehe ich wieder Zeichen chemischer Gifte im Gesicht, die sie eingeatmet haben. Die Antlitzanalyse mit den entsprechenden Zeichen ermöglicht mir dann, gezielt nach der Herkunft der Gifte zu suchen.

Filmtipp: Das stille Gift, ZDF-Dokumentation 2013

Welches Schüßler-Salz hilft gegen Glyphosat?

➢ Nr. 8 Natrium chloratum für alle biologischen Gifte hilft gegen Glyphosat.

Weitere hilfreiche Schüßler-Salze, Chlorella, Bärlauch und Koriander zum Entgiften (siehe Kapitel „Entgiftung und Ausleitung").

Botulinumtoxin „Botox"
– eines der gefährlichsten Nervengifte

Ein bekanntes Gift ist Botulinumtoxin, welches unter anderem in verdorbenen Fleisch- und Fischkonserven und in stark gereiftem Käse vorkommen kann. Berühmt wurde es als Mittel zur Faltenglättung. Es ist ein Bakteriengift, das die Signalübertragung von den Nerven zu den Muskeln hemmt. Die Injektion führt zur Erschlaffung der Gesichtsmuskeln, die Haut sieht glatter aus. Nach spätestens einem halben Jahr hat der Körper die gelähmten Nervenenden jedoch nachgebildet.

Bereits ein Zehnmillionstel Gramm würde ausreichen, um einen erwachsenen Menschen umzubringen – mit nur 60 Gramm ließe sich rein rechnerisch die gesamte Menschheit auslöschen. Produziert wird dieses Nervengift von einem unscheinbaren Fäulnisbakterium: Clostridium botulinum. Sein Name, der sich von dem lateinischen Wort für Wurst – Botulus – ableitet, lässt erahnen, wo sich der Keim besonders wohl fühlt: in Würsten, aber auch in Konserven, also überall dort, wo eiweißreiche Lebensmittel unter Luftabschluss verfaulen können. Genau diese Bedingungen braucht das Bakterium, um sich zu vermehren und dabei sein tödliches Toxin zu produzieren. Die meisten Botox-Vergiftungen gehen daher auf den Verzehr verdorbener Lebensmittel zurück.

Welche Nebenwirkungen können durch Botox entstehen?
Sehr häufige Nebenwirkungen bei der Behandlung vom Lidkrampf, dem halbseitigen Gesichtskrampf, aber auch bei Faltenglättungen im Bereich der Augen, ist eine Lähmung des Oberlides, das folglich tiefer über das Auge herabhängt. Bei der Behandlung vom Schiefhals kommt es sehr oft zu Schluckstörungen und Mundtrockenheit.

Vom Injektionsort unabhängige Nebenwirkungen sind vorübergehende Muskelschwächen, Fieber, Erbrechen, Durchfall, Schwitzen, Rötungen und Schmerzen an der Einstichstelle, Juckreiz und sehr selten auch schwerwiegende Komplikationen wie Herzrhythmusstörungen oder Überempfindlichkeitsreaktionen.

Filmtipp: „Das Gift im Kuhstall – sterbende Tiere, kranke Menschen"

Aus der Praxis

Je öfter man Botox gegen Falten im Gesicht spritzt, desto weniger Mimik ist zu erkennen. Früher schöne Persönlichkeiten schauen heute teilweise wie Monster aus einem Science-Fiction-Film aus. Botox ist ein biologisches Nervengift.

Welches Schüßler-Salz hilft gegen Botox?

> ➢ Nr. 8 Natrium chloratum gegen biologische Gifte, als Antlitzzeichen zu erkennen an Platzbacken. Und genau das ist sehr oft bei den Botox-Gespritzten zu sehen, die sogenannten Platzbacken.

Weitere diverse Schüßler-Salze, Chlorella, Bärlauch und Koriander zum Entgiften (siehe Kapitel „Entgiftung und Ausleitung").

Nanopartikel –
Gefahren für Folgegenerationen

Was bedeutet „Nano"?

Der Begriff „nano" kommt aus dem Griechischen und bedeutet Zwerg. Ein Nanometer (nm) ist ein Milliardstel eines Meters oder ein Millionstel Millimeter. Ein rotes Blutkörperchen ist 7.000 Nanometer und ein menschliches Haar 80.000 Nanometer breit (also 800-mal größer als ein Nanopartikel). Zum Vergleich: Ein Nanopartikel verhält sich in der Größe zu einem Fußball wie der Fußball zur Erde.

Aus welchen Materialen sind Nanopartikel?

Sie können aus Metallen wie Titandioxid, Platin sowie aus Kohlenstoff und anderen Materialien bestehen.

Wo kommen die Nanoteilchen vor?

Dazu gehören sowohl in der Umwelt vorkommende Teilchen aus natürlichen Quellen, etwa aus Verbrennungsprozessen, wie bei Waldbränden, als auch feine und ultrafeine Partikel aus dem Feinstaub von Verkehrsabgasen sowie synthetisch hergestellte Teilchen, wie z.B. Titandioxidteilchen als UV-Schutz in Wandfarbe oder Sonnencremes, Zahnpasta, Tonerstaub und Energiesparlampen oder Nahrungszusatzstoffe. Auch in der Medizin spielen synthetisch hergestellte Nanopartikel eine zunehmende Rolle – etwa als Fähren, die Medikamente zielgenau an ihren Einsatzort bringen. Denn: Nanopartikel sind aufgrund ihrer Größe in der Lage, in den menschlichen Organismus einzudringen und die Blut-Hirn-Schranke (siehe Kapitel „Blut-Hirn-Schranke") zu überwinden.

Welche Auswirkungen haben Nanopartikel auf die Gesundheit?

Nanopartikel können über die Nasenschleimhaut, die Bronchialschleimhaut, die Darmschleimhaut, über die Haut oder durch Injektion in den Körper gelangen. Nanopartikel sind zu klein, um von der Lunge abgefangen zu werden. Sie können die Zellen der Atemwege durchwandern und gelangen so in den Blutkreislauf und das Lymphsystem. Über Blut- und Lymphgefäße können sie weiter zu Herz, Milz und weiteren Organe gelangen. Auch der Eintritt von Nanopartikeln ins Gehirn wurde beobachtet. Der Zugang zum Gehirn kann auch über die Nasenschleimhaut erfolgen.

Bei der Verwendung von Nano-Imprägniersprays beispielsweise können Nanopartikel über die Atemluft in die Lunge aufgenommen werden. In der Lunge gelangen Nanopartikel bis in den Bereich der Lungenbläschen (Alveolen), im Unterschied zu größeren Partikeln. Sie werden dort zum Auslöser heftiger Entzündungen des Lungengewebes. Außerdem findet an dieser Stelle ebenfalls der Übertritt der Partikel in die Blutbahn statt. Dabei treten kleinere Partikel einfacher in das Blut über und können anschließend die Blut-Hirn-Schranke durchdringen.

Als Folge der Aufnahme von Nanopartikeln kann es vor allem bei Menschen, die an Arteriosklerose und Herzerkrankungen leiden, zu einer Verschlimmerung der bestehenden Erkrankung und zu Ablagerungen in unterschiedlichen Organen wie Milz, Leber, Knochenmark etc. kommen.

Der Verzehr von Lebensmitteln, die mit Nanopartikeln versetzt sind, ermöglicht die Aufnahme der potentiell schädlichen Substanzen über die Schleimhäute des Magen- und Darmtraktes in die Blutbahn.

Die Lebensmittelindustrie behauptet, dass es in Deutschland und den anderen Ländern der Europäischen Union keine Lebensmittel mit Nanopartikeln gibt. Allerdings werden bereits seit Jahren einige Zusatzstoffe mit Nanoteilchen, wie zum Beispiel Siliziumdioxid (E551) als Rieselhilfe oder Trennmittel eingesetzt.

So können in Kosmetikprodukten enthaltene Nanopartikel über die Hornhaut direkt oder über Haarwurzeln in die Haut aufgenommen werden und dort zur Schädigung der Zellen führen und möglicherweise Hautirritationen und -Allergien auslösen. Im Organismus besteht die Gefahr, dass die Partikel die Mitochondrien und somit den Zellstoffwechsel stören.

Im Jahre 2011 stellte eine Studie des Umweltbundesamtes fest: Pro Druckseite stößt ein Laserdrucker bis zu sieben Milliarden winziger Teilchen aus, die zwischen fünf und 500 Nanometer groß sind. Die Forscher fanden in den Ausdünstungen der Laserdrucker unter anderem Schwermetalle.

Gefahren für Folgegenerationen nachgewiesen

Eine Studie der Universität Koblenz-Landau aus dem Jahr 2012 kommt zu dem Schluss, dass zum Beispiel Nano-Titandioxid Schäden bei der nachfolgenden Generation hervorruft. Erst bei Nachkommen von Wasserflöhen ist höhere Empfindlichkeit festzustellen, obwohl nur Elterntiere den Materialien ausgesetzt waren. So reagieren bei Wasserflöhen Nachkommen von Elterntieren, die Nanoteilchen aus Titandioxid ausgesetzt waren, deutlich empfindlicher als Nachkommen von Elterntieren aus einer Kontrollgruppe. Dies ist der Fall, obgleich die Nachkommen selbst nicht den Nanopartikeln ausgesetzt waren. Bei den Elterntieren wurden mit den üblichen Testverfahren keine Auswirkungen durch die Nanopartikel festgestellt.

Bereits 2008 warnten Forscher vor der Verwendung von Nanopartikeln in Lebensmitteln. In dem Artikel „Risikoforschung: Experten warnen vor Nanopartikeln im Essen" beispielsweise schrieb die Tageszeitung *Die Welt*: *„Versuche mit Titandioxid haben gezeigt, dass 20 Nanometer große Teilchen bei Ratten zu Entzündungen in der Lunge führen, größere Partikel dagegen nicht. Das weiße Titandioxid wird als Aufheller in Arzneimitteln und Zahnpasta genutzt. Der Toxikologe Günter Oberdörster von der Universität Rochester (US-Staat New York) wies schon vor Jahren nach, dass Nanopartikel im Körper Entzündungen hervorrufen können. Werden die Teilchen mit dem Essen aufgenommen, können sie über die Darmwand ins Blut gelangen. Dieses transportiert die Partikel zu den Organen, auch die Blut-Hirn-Schranke wird passiert."*

Die Nanopartikel geraten durch Baden, Duschen oder auch den Toilettengang ungehindert in unser Ökosystem.

Aus der Praxis

Genau wie bei dem Wasserfloh mit den Schäden bei den nachfolgenden Generationen, stelle ich auch sehr oft in meinen Beratungen fest: Obwohl der Nachkömmling kein Amalgam im Mund hat und auch sonst nicht mit irgendwelchen Giften in Berührung gekommen ist, sondern nur die Mutter oder die Oma, sehe ich die Antlitzzeichen für diese Gifte im Gesicht, an den Händen und am Körper. Diese haben dann z.B. Hauterkrankungen, Allergien, Schilddrüsenerkrankungen und so weiter.

Welche Schüßler-Salze helfen gegen Nanopartikel?

➢ Nr. 4 Kalium chloratum für die Lunge

Weitere diverse Schüßler-Salze, Chlorella, Bärlauch und Koriander zum Entgiften (siehe Kapitel „Entgiftung und Ausleitung").

Mikroplastik – die unterschätzte Gefahr

Als Mikroplastik bezeichnet man kleinste Kunststoffteilchen, die kleiner sind als fünf Millimeter (Größe im Mikrometer-, teilweise auch im Nanometerbereich). Mikroplastikpartikel ziehen Umweltgifte an, werden von Meeresorganismen gefressen und sind nicht wieder aus der Umwelt zu entfernen. Der Plastikmüll ist für die Umwelt bereits zu einem echten Problem geworden.

Wo befindet sich Mikroplastik?

Mikroplastik befindet sich überall: in der Luft, im Trinkwasser, im Boden. Dorthin gelangen die Mikroplastikpartikel durch uns. Viele unserer Kosmetikprodukte (in Peelings, als Massageperlen in Duschgelen, Sonnencremes sowie in Zahnpasta) und Kleidungsstücke enthalten Plastikpartikel. Mit dem Abwasser landen diese in den Kläranlagen, im Grundwasser, darüber wieder in den Regen. Ja, richtig gelesen, es regnet Plastik.

Derzeit ist eine Filterung in Klärwerken noch nicht ausreichend möglich, wodurch das Mikroplastik aus den Haushalten ungehindert in Umwelt und Gewässer gelangt.

Wie entsteht Mikroplastik?

Mikroplastik entsteht beim Zerfall größerer Kunststoffteile durch die Einwirkung von Sonne, Wind und Wellen. Das größere Plastik zerfällt in seine Ursprungsform, in Plastikpellets, zurück. Plastikgegenstände aus unserem täglichen Gebrauch finden sich zahlreich an den Küsten und Flussufern sowie in den Meeren der Welt. Ozeane und Seen sind voll von dem schwer verwitternden Material. Das Mikroplastik galt dabei bisher schon insofern als besonders gefährlich, weil es mit dem bloßen Auge in der Regel nicht zu erkennen ist.

Plastik wirkt aufgrund seiner Oberflächeneigenschaften wie ein Magnet auf Umweltgifte. Diese befinden sich im Wasser und reichern sich auf der Oberfläche der Mikroplastikteilchen an. So lassen sich an den Partikeln hundertmal höhere Konzentrationen als im Meerwasser messen. Die Partikel werden dann samt den Schadstoffen von den Meeresorganismen aufgenommen. Mikroplastik wurde in Seehunden, Fischen, Muscheln und kleineren Organismen nachgewiesen, die es mit ihrer Nahrung aufnehmen. Im

Magen-Darm-Trakt können diese Schadstoffe wieder freigesetzt werden und Einfluss auf den Organismus nehmen. Einmal in den Organismus aufgenommen, kann das Mikroplastik oft nicht mehr ausgeschieden werden. Weiterhin kann die Aufnahme zu Darmverschlüssen und Verletzungen an Schleimhäuten führen. Das nicht abgebaute Plastik und Schadstoffe, die sich im Gewebe ansammeln, werden so Teil der Nahrungskette und gelangen hierüber in den menschlichen Körper.

Je kleiner die Plastikpartikel sind, desto größer ist das Risiko der Aufnahme und die Anzahl der Tiere, die das Plastik konsumieren. Ist Mikroplastik erst in den Flüssen und dem Meer, kann es nicht wieder entnommen werden. Der Zustand der Meeresumwelt ist besorgniserregend, und die Auswirkungen sind kaum abzuschätzen.

Das wissenschaftliche Fachjournal *Environmental Science & Technology* berichtete von einer Untersuchung an vielen Stränden auf allen sechs Kontinenten, welche überall Mikroplastikteilchen nachwies; dazu gehören wohl auch Fasern aus Fleece und anderen Kleidungsstücken aus synthetischen Materialien.

Im Oktober 2013 veröffentlichten Wissenschaftler der Universität Bayreuth eine Analyse des Gardasees (Oberitalien). Auch dort wurde in Würmern, Schnecken, Muscheln, Wasserflöhen und Muschelkrebsen „eine überraschend hohe Zahl" kleiner Kunststoffteilchen gefunden.

Mikroplastik in Nahrungsmitteln
Mikroplastik wurde auch schon in Honig, Milch, Leitungs- und Trinkwasser sowie Bier nachgewiesen.

Mikropartikel in Kosmetika
Vermeiden Sie Körperpflegeprodukte, die als Inhaltsstoffe Polyethylen (PE) oder Polypropylen (PP) enthalten. Eine Produktliste von Kosmetika und Reinigungsmitteln, die Mikroplastik erhalten, können Sie unter www.bund.net finden.

Plastikflaschen und Plastiktüten
Eine Plastikflasche benötigt laut Umweltbundesamt 450 Jahre zur Zersetzung; ein Fischfang-Nylonnetz 600 Jahre. 25.000 Netze geraten jährlich unkontrolliert in die Meere.

Rund 70 Prozent des gesamten Mülls in Nord- und Ostsee sowie im Mittelmeer, so schätzen Experten, bestehen aus Plastikprodukten – vor allem Plastikflaschen und Plastiktüten. Bei Nordseevögeln hatten 94 Prozent der untersuchten Tiere Plastik im Magen.

198 Plastiktüten verbraucht ein Durchschnittseuropäer im Jahr – also etwa vier Tüten pro Woche. Die Unterschiede zwischen den Mitgliedstaaten im Verbrauch sind jedoch riesig. Regeln wie in Irland, mit einem gesetzlich festgelegten Tütenpreis, haben dazu geführt, dass die Iren nur noch 18 „plastic bags" im Jahr mitnehmen. In dem von der EU-Kommission als vorbildlich gepriesenen Dänemark und in Finnland sind es gar nur vier Einwegverpackungen pro Jahr und Bürger, während dort der Verbrauch bzw. Gebrauch mehrfach verwendbarer Tüten am höchsten ist. Bulgarien ist mit 421 Tüten der Spitzenreiter im Verbrauch von Einwegplastiktüten, in Italien oder Großbritannien sind es knapp 200, und in Deutschland 76 Tüten. Im Durchschnitt werden in der EU nur 6,6 Prozent aller Plastiktüten recycelt. (Quelle: www.Tagesspiegel.de)

Die Abfallmengen in den Meeren werden derzeit auf über 100 Millionen Tonnen geschätzt. Etwa Dreiviertel davon bestehen aus Kunststoffen. Jährlich kommen derzeit bis zu 6,4 Millionen Tonnen hinzu. Etwa 70 Prozent der Abfälle sinken zu Boden, der Rest wird entweder an Strände gespült, treibt an der Wasseroberfläche oder in tieferen Meeresschichten. Durchschnittlich 13.000 Plastikmüllpartikel treiben mittlerweile auf jedem Quadratkilometer Meeresoberfläche. In der Nordsee sollen sich allein 600.000 Kubikmeter Abfälle befinden. (Quelle: Umweltbundesamt)

Was ist Biomagnifikation?

Biomagnifikation ist die Anreicherung von Schadstoffen aus der Umwelt in Lebewesen über die Nahrung. Die Biomagnifikation betrifft insbesondere Substanzen, die eine lange biologische Halbwertszeit besitzen, d.h. nur langsam von Lebewesen abgebaut werden und sich aufgrund ihrer chemischen Eigenschaften im Fettgewebe oder z.B. in der Knochensubstanz anreichern.

Passend hierzu gibt es die Film-Dokumentation „Trashed – Weggeworfen": Oscar-Preisträger Jeremy Irons macht sich auf, das Ausmaß und die Auswirkungen des globalen Müllproblems zu erforschen, und er reist hierfür um die ganze Welt, zu wunderschönen Orten, die besonders unter den Bergen an Abfall und der Umweltverschmutzung leiden: *„Wenn Du glaubst, Müll ist das Problem eines anderen, denke lieber noch einmal nach."*

„Wir atmen Plastik, trinken Plastik und essen Plastik! Dem können wir uns nicht entziehen, auch wenn wir versuchen, besser zu leben", sagte Prof. Gerd Liebezeit, Meereschemiker und Forscher vom Institut für Chemie und Biologie des Meeres von der Universität Oldenburg.

Welche Schüßler-Salze helfen gegen Mikroplastik?
> ➤ Nr. 4 Kalium chloratum für chemische Gifte.

Weitere diverse Schüßler-Salze, Chlorella, Bärlauch und Koriander zum Entgiften (siehe Kapitel „Entgiftung und Ausleitung").

Tätowierungen – Nebenwirkungen mit Folgen

Eine Tätowierung (engl. *Tattoo*) ist ein Motiv, das mit Tinte oder anderen Farbmitteln in die Haut eingebracht wird. Dazu wird die Farbe in der Regel von einem Tätowierer mit Hilfe einer Tätowiermaschine durch eine oder mehrere Nadeln (je nach gewünschtem Effekt) in die zweite Hautschicht gestochen und dabei ein Bild oder Text gezeichnet.

Eine Sonderform der Tätowierung ist das Permanent-Make-up, bei dem die Konturen von z.B. Augen, Lippen usw. hervorgehoben bzw. nachgezeichnet oder schattiert werden.

Welche Nebenwirkungen kann Tätowieren auslösen?

Beim Tätowieren müssen strenge Hygienevorschriften eingehalten werden. Es kann zu HIV-, Hepatitis- und diversen anderen Infektionen kommen. Es werden Farbpigmente mittels Nadeln in die Haut eingebracht, sodass kleinste Wunden entstehen. Diese sind Eintrittspforten für Keime, die zu infektiösen Reaktionen führen können. Es kann an der Wunde selbst zu Infektionen kommen, aber auch zu Infektionen des Körpers, da krankmachende Keime ins Blut gelangen können. Auch werden die Farbstoffe nicht nur auf die Haut aufgetragen, sondern in die unter der Oberhaut (Epidermis) liegende Lederhaut (Dermis) eingestochen, damit die Farbe bei der regelmäßigen Erneuerung der Haut nicht mit den obersten Hautschichten abgestoßen wird. Von hier aus können die Farbstoffe in den Blutkreislauf gelangen und sich im Körper verteilen. Die verwendeten Farbstoffe können allergische Reaktionen hervorrufen und das Krebsrisiko erhöhen. Die Reaktion wird meist durch Metalle wie z.B. Nickel oder Chrom ausgelöst, die den Farbstoffen beigemischt sind.

In 8 von 13 untersuchten schwarzen Tätowierfarben entdeckte man bedenkliche Mengen an polyzyklischen aromatischen Kohlenwasserstoffen (PAK). Schwarze Tätowiertinte enthält als farbgebende Komponente Ruß („Carbon Black"), der aus Erdöl hergestellt wird und sogenannte polyzyklische aromatische Kohlenwasserstoffe (PAK) enthält. Einige Substanzen dieser Stoffgruppe sind krebserregend.
Bei den Farben von bunt-brillanten Tätowiertinten handelt es sich oft um lichtechte Azo-Verbindungen, wie sie die Autoindustrie in Lacken einsetzt.

102

Diese Farben sind häufig mit aromatischen Aminen (organische Abkömm-
linge des Ammoniaks) kontaminiert. Auch sie können, ähnlich wie auch bei
den PAK, Krebs auslösen.

Als häufigste nicht-infektiöse Reaktion treten Unverträglichkeiten (Allergien) gegen in den Tätowierfarben enthaltene Schwermetalle wie Chrom
oder Nickel auf. Darüber hinaus kann davon ausgegangen werden, dass
signifikante Mengen der Farbstoffe nicht stabil in der Tätowierung verbleiben, sondern in der Haut gespalten werden, in andere Körperregionen mig-
rieren und dort unerwünschte Wirkungen entfalten können. Über die gesundheitlichen Langzeitfolgen dieser Prozesse liegen bislang kaum Erkenntnisse vor.

Untersuchungen werden zum Problem
Immer mehr Ärzte verweigern die Untersuchung mit dem Kernspinto-
mographen, wenn ein Patient Tätowierungen, Piercings oder Permanent-
Make-up auf der Haut trägt, weil es dabei durch das Eisen in den Farben zu
Verbrennungen kommen kann.

Welche Schüßler-Salze helfen bei Tätowierungen?
- ➢ Nr. 1 Calcium fluoratum – das Mittel für die Haut
- ➢ Nr. 3 Ferrum phosphoricum – für Entzündungen, Erste-Hilfe-Mittel
- ➢ Nr. 4 Kalium chloratum – für chemische Gifte
- ➢ Nr. 12 Calcium sulfuricum – für offene Wunden

Weitere diverse Schüßler-Salze, Chlorella, Bärlauch und Koriander zum Entgiften (siehe Kapitel „Entgiftung und Ausleitung").

Nervengift im Flugzeug

Seit Mitte der Sechzigerjahre arbeiten alle gängigen Verkehrsflugzeuge mit der sogenannten Zapfluft. Sie speist die Klimaanlage für die Kabine. Die komprimierte Luft wird im Triebwerk vor der Brennkammer abgezweigt und durch zwei armdicke Leitungen zur Klimaanlage geleitet. Diese befindet sich in der Regel am Übergang zwischen Tragflächen und Rumpf. In der Klimaanlage wird die Temperatur auf das gewünschte Niveau gebracht und die Luft dann zu den Frischluftdüsen im Passagierraum geleitet. Leider lässt sich nicht verhindern, dass manchmal Rückstände vom Triebwerksöl, in dem das Lager läuft, in die Zapfluft geraten können.

Dies führt immer wieder zu Vorfällen, bei denen erhitzte Öldämpfe in die Belüftung gelangen und von den Insassen eingeatmet werden. Schon seit mehreren Jahrzehnten stehen solche Öldämpfe im dringenden Verdacht, auch schwerwiegende Gesundheitsschäden am Nervensystem zu verursachen.

Darin enthalten sind die Nervengifte Organophosphat und Trikresylphosphat (TCP). Da TCP vor allem die Nerven schädigen kann, kann es Lähmungen verursachen, die monatelang oder dauerhaft anhalten können. Von Öldämpfen vergiftete Besatzungsmitglieder schildern unterschiedliche Akutsymptome: Anfänglich wird ein beißender Geruch wahrgenommen, der zu starken Kopfschmerzen, Schwindel, Übelkeit, Durchfall, Gliederschmerzen sowie Erbrechen führen kann. Je nach Dosis und Dauer der Einwirkung treten aber auch Lähmungserscheinungen auf. Bei Fluggästen, Flugbegleitern und Piloten sind Vergiftungsfälle mit TCP bereits bekannt. Organphosphat kann Schäden am zentralen Nervensystem verursachen.

Welche Schüßler-Salze helfen gegen Nervengifte?

> Nr. 4. Kalium chloratum für chemische Gifte

Weitere diverse Schüßler-Salze und Chlorella, Bärlauch und Koriander zum Entgiften (siehe Kapitel „Entgiftung und Ausleitung").

Autoimmunerkrankung – wenn das Immunsystem zum Feind wird

Autoimmunerkrankung ist in der Medizin ein Überbegriff für Krankheiten, deren Ursache eine überschießende Reaktion des Immunsystems gegen körpereigenes Gewebe ist. Irrtümlicherweise erkennt das Immunsystem körpereigenes Gewebe als zu bekämpfenden Fremdkörper. Dadurch kommt es zu schweren Entzündungsreaktionen, die zu Schäden an den betroffenen Organen führen.

Wie entsteht eine Autoimmunerkrankung?
Man geht davon aus, dass Autoimmunkrankheiten durch angeborene „Empfänglichkeit" (genetische Disposition) in Kombination mit äußeren Einflüssen erworben werden.

Gibt es im Körper des Betroffenen solche genetisch bedingte Faktoren und kommen darüber hinaus Gifte wie Amalgam, starker Stress, Infektionen, falsche Ernährung und Mineralstoffmängel hinzu, kann es zum Ausbruch von Autoimmunerkrankungen kommen.

Mischformen mit mehreren Autoimmunerkrankungen sind nicht selten. Es können alle Organe bzw. Organsysteme betroffen sein. Manche Autoimmunerkrankungen betreffen nur ein einziges Organ, etwa bei Typ-1-Diabetes die Insulin produzierenden Zellen der Bauchspeicheldrüse. Andere Erkrankungen hingegen betreffen Gewebe, die überall im Köper vorkommen, z.B. das Bindegewebe.

Die Zahl der Autoimmunerkrankungen steigt weiterhin. Besonders bei Kindern nehmen Neurodermitis, Diabetes, Asthma und Heuschnupfen deutlich zu.

Welche Autoimmunerkrankungen gibt es?

Es sind weit über 60 Autoimmunkrankheiten bekannt.

Einige der bekanntesten Erkrankungen sind:

- Allergien wie Neurodermitis, Asthma, Heuschnupfen usw.
- Darmerkrankungen wie Colitis ulcerosa oder Morbus Crohn (entzündliche Darmerkrankungen)
- Diabetes I
- Herzbeutelentzündung
- Schilddrüsenerkrankungen wie Morbus Basedow, Hyperthyreose, Thyreoiditis
- Multiple Sklerose (MS)
- Psoriasis (Schuppenflechte)
- Vaskulitis (Gefäßentzündung)
- Vitiligo (Weißfleckenkrankheit)
- Kollagenosen wie z.b. Sklerodermie (Bindegewebsverhärtung) (siehe Kapitel „Krankes Bindegewebe im ganzen Körper")

Aber auch die Anzahl der Krankheiten Autismus und ADHS bei Kindern nimmt ständig zu (siehe Kapitel „ADHS und Autismus").

Was können Sie gegen diese Erkrankungen tun?

Entgiften Sie Ihren Körper von Schwermetallen und Umweltgiften mit Schüßler-Salzen und Chlorella, Bärlauch und Koriander (siehe Kapitel „Entgiftung und Ausleitung").

Allergien –
Zunahme bei Kindern und Jugendlichen

Als Allergie bezeichnet man in der Medizin eine Überreaktion des Immun-systems auf normalerweise harmlose Stoffe. Diese Stoffe, auch Allergene genannt, können je nach Typus die unterschiedlichsten Reaktionen hervor-rufen und sogar zum Tode führen. In den letzten Jahrzehnten ist ein deutli-cher Anstieg von Allergien zu verzeichnen. **Allergien nehmen weltweit zu!**

Besonders besorgniserregend ist die Situation bei den Kindern. Allergien gehören hier bereits zu den häufigsten chronischen Erkrankungen. Die Al-lergien haben in den letzten 20 Jahren insbesondere bei Kindern und Ju-gendlichen zugenommen. Jedes vierte Kind in Deutschland leidet bereits an einer Allergie. Allergische Erkrankungen stellen damit das häufigste Ge-sundheitsproblem im Kindes- und Jugendalter dar. Nach Angaben im Atlas „Allergieforschung in Deutschland" der Deutschen Gesellschaft für Allergo-logie und klinische Immunologie treten vor allem Heuschnupfen und Neuro-dermitis am häufigsten bei Kindern auf. Besonders beunruhigend ist zudem die Zunahme von Asthma bronchiale bei Kindern. Darüber hinaus sind Kon-takt- und Lebensmittelallergien bei Kindern und Jugendlichen auf dem Vormarsch.

Das *„White Book on Allergy"* (WAO) geht in seiner Ausgabe aus dem Jahr 2012 davon aus, dass weltweit zwischen 10 und 30 Prozent der Erwachse-nen und bis zu 40 Prozent der Kinder an einem allergischen Schnupfen lei-den.

Welche Symptome gibt es bei Allergien?
Einige Symptome bei allergischen Reaktionen sind Schnupfen, Schleim-hautschwellungen, Bindehautentzündung, Atembeschwerden, Hautaus-schläge und Ekzeme, Erbrechen und Durchfall.

Wodurch entstehen Allergien?
Allergien entstehen, wenn unser Immunsystem, das Abwehr- und Schutz-system des Körpers, auf harmlose Stoffe überschießend reagiert und sie wie gefährliche Stoffe behandelt. Normalerweise schützt uns das Immun-system vor dem Eindringen und der Wirkung gefährlicher Stoffe. Beim Al-

lergiker bildet der Körper fälschlicherweise Abwehrstoffe gegen Substanzen, die eigentlich harmlos sind. Unter anderem hat man beobachtet, dass Einzelkinder im Vergleich zu Geschwisterkindern, aber auch die Erstgeborenen im Vergleich zu jüngeren Geschwistern, wesentlich häufiger an Allergien leiden. Auch scheint das Leben in der Stadt generell mit einem höheren Allergierisiko einherzugehen als das Leben in ländlicher Umgebung.

Was kann allergische Reaktionen im Körper auslösen?

- Die meisten Allergien werden durch eine Kombination verschiedener Ursachen ausgelöst.
- Schadstoffbelastung von Luft, Wasser und Boden, z.B. Feinstaub, Auto- und Industrieabgase, Dieselrußpartikel
- Schwermetalle, wie z.B. Quecksilberbelastung
- chemische Stoffe im Haushalt
- Nahrungsmittelsubstanzen
- Chemikalien in Möbeln, Teppichen, Farben und Lösungsmitteln Drogen, Alkohol, Nikotin und Medikamente
- Elektrosmog
- Natürliche Inhalationsallergene wie Pollen, Schimmelpilzsporen und Hausstaub
- Vererbung (Mutter gibt in der Schwangerschaft Gifte weiter)
- Stress

Welche Allergien gibt es?

- Asthma
- Heuschnupfen
- Neurodermitis
- Hausstauballergie
- Tierhaarallergie
- Kontaktallergie (Nickel, Titan)
- Nahrungsmittelallergien
- Schimmelpilzallergie
- Sonnenallergie
- Allergien gegen Insektenstiche
- Allergien am Arbeitsplatz
- Kreuzallergien (mehrere Allergien gleichzeitig)
- Arzneimittelallergien

Allergien können sowohl ganzjährig auftreten als auch saisonal bedingt sein, z.B. durch den Pollenflug. Eine Kontaktallergie gegen Nickel kann oft durch ein Körper-Piercing mit nickelhaltigen Materialien ausgelöst werden. Nach Angaben der Deutschen Kontaktallergie-Gruppe e.V. führt Nickel mit 17 Prozent die Hitliste aller Kontaktallergien in Deutschland an (Jeansknopf- oder Modeschmuckallergie).

Welche Schüßler-Salze helfen bei Allergien?

➢ Nr. 8 Natrium chloratum – das Hauptmittel
➢ Nr. 2 Calcium phosphoricum
➢ Nr. 24 Arsenum jodatum

Die Nr. 8 Natrium chloratum hilft auch bei Nahrungsmittelunverträglichkeiten wie z.B. Laktose-, Fruktose-, Histamin- oder Glutenunverträglichkeit.

Weitere diverse Schüßler-Salze und Chlorella, Bärlauch und Koriander zum Entgiften (siehe Kapitel „Entgiftung und Ausleitung").

ADHS und Autismus –
die Kinder können nichts dafür

Dumm durch Chemikalien – und die Kinder (prozentual mehr Jungen als Mädchen) sind die Leidtragenden und können überhaupt nichts dafür. Das Erschreckende ist auch das Verhältnis der Autismus-Erkrankung bei Jungen und Mädchen. Das Erkrankungsverhältnis von Jungen zu Mädchen beträgt 4:1. Warum Jungen häufiger von Autismus betroffen sind als Mädchen, ist nicht geklärt. Auch ADHS tritt bei Jungen wesentlich häufiger auf als bei Mädchen – nach den meisten Studien zwei bis viermal häufiger.

Mehr als jedes zehnte Kind hat heute bereits von Geburt an eine Entwicklungs- und Verhaltensstörung, wie Philippe Grandjean von der Universität von Süddänemark in Odense und Philip Landrigan von der Harvard University berichten. Dazu gehören Autismus, geistige Defizite und Hyperaktivität, aber auch eine später auftretende erhöhte Aggression und andere Verhaltensauffälligkeiten. In ihrer Studie belegen die Forscher eine hirnschädigende Wirkung für elf Chemikalien, darunter Blei, Mangan, Quecksilber, Fluor- und Chlorverbindungen sowie mehrere Pestizide und Lösungsmittel.

Ist die Mutter Umweltgiften ausgesetzt, bekommt auch ihr Kind diese über das mütterliche Blut nahezu ungefiltert ab. *„Mehr als 200 Chemikalien wurden bereits in Nabelschnurblut nachgewiesen"*, erklären die Forscher.

„Unsere größte Sorge aber ist die große Zahl von Kindern, deren Gehirn durch giftige Chemikalien geschädigt wurde, die aber nie eine formelle Diagnose erhalten haben", erklärt Grandjean. *„Sie leiden unter Konzentrationsstörungen, einer verzögerten Entwicklung und schlechten schulischen Leistungen – aber keiner weiß warum."*

Heute sind zwischen 20% und 25% aller Kindergartenkinder als verhaltensauffällig oder psychisch gestört eingestuft; mindestens 5% sind behandlungsbedürftig. Die Symptome können im körperlichen (z.B. Essstörungen, Nägelkauen), im psychischen (Ängstlichkeit, Depressivität, Konzentrationsstörungen usw.) oder im sozialen (Aggressivität, Schüchternheit) Bereich liegen.

Warum sind Kinder besonders anfällig gegenüber Umweltgiften?

Gegenüber den schädlichen Auswirkungen von Schadstoffen sind Kinder deutlich anfälliger als Erwachsene, da sie im Vergleich zu diesen:
- eine größere Hautoberfläche relativ zum Körpergewicht haben.
- ein größeres Atemvolumen im Verhältnis zum Körpergewicht besitzen.
- eine erhöhte Nahrungsaufnahme relativ zum Körpergewicht haben.
- eine höhere Resorption von Umweltgiften im Magen- und Darmtrakt aufweisen.
- weniger und unzureichend entwickelte körpereigene Entgiftungsenzyme besitzen.
- eine unvollständig entwickelte Nieren- und Leberfunktion aufweisen.
- gerade in jüngeren Jahren ein schwächeres Immunsystem haben.

Welche Schüßler-Salze helfen Ihrem Kind bei Autismus und ADHS?

➢ Nr. 2 Calcium phosphoricum ist für die willkürliche Muskulatur.
➢ Nr. 7 Magnesium phosphoricum ist für die unwillkürliche Muskulatur und ein Beruhigungsmittel. Probieren Sie es einfach aus. Viele Kinder nehmen sehr gerne die Schüßler-Salze.

Zusätzlich sollten Sie Ihren Kindern aber auch weitere diverse Schüßler-Salze, Chlorella, Bärlauch und evtl. auch Koriander geben (siehe Kapitel „Entgiftung und Ausleitung").

ADHS

ADHS das Aufmerkamkeitsdefizit/Hyperaktivitätssyndrom ist eine psychische Erkrankung. Sie gilt als häufigste Verhaltensstörung bei Kindern und Jugendlichen. Jungen sind auch hier häufiger betroffen als Mädchen. Die Eltern sind oft hilflos und fragen sich, warum denn gerade ihr Kind so „zappelig" und unruhig ist. Es wird dann vom Arzt ein Psychopharmaka wie Ritalin verordnet. Dieses Medikament fällt unter das Betäubungsmittelgesetz, und die Nebenwirkungen sind äußerst umstritten.

Welche Symptome können bei ADHS auftreten?

- kurze Aufmerksamkeitsspanne
- keine altersgemäße Konzentrationsfähigkeit
- Impulsivität
- Zerstreutheit
- Unfähigkeit, ein Gespräch zu beenden
- Sprach- und Ausdrucksstörung
- Unfähigkeit zuzuhören
- Unfähigkeit, gestellte Aufgaben zu erledigen
- Gedächtnisschwäche

Die Folgegefahr können psychische Störungen wie Suchtgefahr, Depressionen und Aggressivität sein.

Ursachen von ADHS

- Giftstoffe wie Quecksilber, Aluminium, starke Luftverschmutzung
- Medikamente, auch die von der Mutter während der Schwangerschaft eingenommenen
- Belastung von Mobilfunkstrahlung
- hoher Ferseh- und Computerkonsum
- hoher Zuckerkonsum
- Zusätze in Fertigprodukten wie Konservierungsmittel, E-Nummern
- Schulstress
- Freizeitstress

Autismus

Autismus ist eine tiefgreifende Entwicklungsstörung, die in den ersten drei Lebensjahren beginnt. Von dieser Störung sind Jungen ebenfalls häufiger betroffen als Mädchen.

Welche Symptome zeigen sich bei Autismus?

Folgende Besonderheiten zeigen sich bei Autismus
- langsame oder fehlende Sprachentwicklung
- beginnt kein Gespräch
- nutzt Gesten statt Worte
- zeigt nicht auf Gegenstände
- blickt nicht auf Gegenstände, um die es im Gespräch geht
- spricht nicht im Zusammenhang
- meist verschlossen
- ist gerne allein
- vermeidet Blickkontakte
- behandelt Personen wie Dinge
- reagiert nicht auf lächeln
- reduziertes Schmerzempfinden
- laute Geräusche erschrecken nicht
- meidet Körperkontakt
- wenige und kurze Aufmerksamkeitsphasen
- aggressive Phasen
- sehr trotzig
- oft wiederholende Bewegungsabläufe

„Typisches Zeichen ist, dass diese Kinder sehr blass sind, weil das Hämoglobin jetzt an das Quecksilber gebunden ist, anstatt an das Eisen. Bei dieser Form von Autismus ist es so, dass die Intelligenz der Kinder oft noch normal ist, aber ihre Erfahrung von der Welt, wie sie sehen, hören, riechen, schmecken ist völlig anders." (Dr. Dietrich Klinghardt)

Welche Ursachen kann Autismus haben?

Autismus wird oft nach dem Impfen der Kinder festgestellt. Je mehr Aluminium, umso häufiger tritt Autismus auf – Kinder aus Ländern mit der höchsten Autismus-Rate weisen die höchste Belastung mit Aluminium aus Impfstoffen auf. Der Anstieg der Belastung mit Aluminium-Hilfsstoffen korreliert in den USA statistisch signifikant mit einem Anstieg der Autismus-Zahlen – was über die letzten zwei Jahrzehnte hinweg beobachtet werden konnte.

Auch das Fachmagazin *Entropy* veröffentlichte eine Studie, in der die beteiligten Forscher schreiben, dass die Zahl der Autismus-Neuerkrankungen stetig angestiegen sei, nachdem der Anteil von Quecksilber in Impfstoffen verringert und zugleich deren Aluminiumanteil erhöht worden war. Erst wurde Quecksilber in den Impfstoff gegeben, und dann wurde es durch Aluminium ausgetauscht.

Die Forscher erklären, dass Kinder, die infolge von aluminiumhaltigen Impfstoffen autistische Störungen oder andere gesundheitliche Probleme entwickeln, besonders anfällig für giftige Metalle wie Aluminium und Quecksilber sind, da sie über schwächere körpereigene Entgiftungsfähigkeiten verfügen (worauf z.B. auch ein niedriger Glutathionspiegel hinweist).

Dr. med. J. Mutter: *„Neue Daten erhärten in der Gesamtschau den Verdacht, dass auch Erkrankungen maßgeblich durch Quecksilber verursacht werden können, insbesondere spielt die Hg-Belastung der Mutter während der Schwangerschaft möglicherweise eine entscheidende Rolle. Außerdem zählen auch quecksilberhaltige Impfstoffe zu den möglichen Auslösern. Zusätzlich kann der Impfung mit vermehrungsfähigen Erregern in Mumps-Masern-Röteln-Impfungen und der Kontakt zu Aluminium möglicherweise eine Bedeutung zukommen..."*

Robert F. Kennedy jun., der Sohn des früheren US-Justizministers, der als Rechtsanwalt gegen die Gefährlichkeit von Quecksilber (Thiomersal) und anderen möglicherweise toxischen Inhaltsstoffen in Impfstoffen zu Felde zieht, hat erklärt: *„...da es sich beim Autismus eher um eine Verhaltensveränderung als um eine genau definierte biologische Schädigung handelt, sind epidemiologische Studien entscheidend, um die Ursache zu ermitteln."* Die größte Quelle epidemiologischer Daten ist Vaccine Safety Datalink (VSD) – es enthält die bei den Behörden vorliegenden Gesundheitsdaten Hunderttausender geimpfter Kinder, zu denen das Gesundheitsministerium Anwälten, Klägern und unabhängigen Wissenschaftlern jedoch hartnäckig den Zugang verweigert ...

Demenz – eine schleichende Krankheit

Was versteht man unter Demenz?

Viele Menschen leiden mit zunehmendem Alter unter einer ganz normalen Vergesslichkeit, der eine mehr, der andere weniger. Hiervon zu unterscheiden ist die Erkrankung Demenz (lat. mens = Verstand), die in unterschiedlichen Formen auftreten kann. Allen Demenzformen gemein ist, dass der Betroffene unter dem langsamen fortschreitenden Verlust seiner intellektuellen Fähigkeiten leidet.

Was sind die Symptome einer Demenz?

Mögliche Symptome für eine beginnende Demenz sind z.B.:

- fortschreitende Verringerung der Gedächtnisleistung
- Schwierigkeiten beim Rechnen
- Verschlechterung des Kurzzeitgedächtnisses
- Verringerung des Sprachvermögens
- Probleme bei der Orientierung

Demenzkranke finden sich im Alltag nicht mehr zurecht. Sie vergessen, was sie kurz zuvor gesagt und gemacht haben und sind deshalb auf fremde Hilfe angewiesen. Im fortgeschrittenen Stadium werden Angehörige nicht mehr erkannt, und die Betroffenen können depressiv oder aggressiv werden.

Was versteht man unter Altersdemenz?

Je älter ein Mensch wird, desto höher ist die Wahrscheinlichkeit einer Demenzerkrankung. In diesem Zusammenhang wird mitunter von „Altersdemenz" gesprochen. Dass man mit zunehmendem Alter langsamer wird und ab und an etwas vergisst, ist normal.

Umgangssprachlich wird Vergesslichkeit häufig auch als „Alzheimer" oder „Demenz" bezeichnet. Allerdings handelt es sich oftmals nur um „normale" Altersvergesslichkeit.

Die folgende Übersicht zeigt einige Unterschiede zwischen Altersvergesslichkeit und Demenzformen wie z.B. der Alzheimer-Demenz.

Anzeichen für Altersvergesslichkeit	Anzeichen für Alzheimer-Demenz
Vorübergehende Vergesslichkeit	Andauernde Vergesslichkeit
Bei intensivem Nachdenken fällt dem Betroffenen das Vergessene meist wieder ein.	Der Betroffene kann sich an das Vergessene trotz intensiven Nachdenkens nicht mehr erinnern.
Soziale Kontakte bleiben erhalten.	Der Betroffene zieht sich aus seinem sozialen Umfeld oftmals zurück.
Das Verlegen von Gegenständen und die Vergesslichkeit treten nur gelegentlich auf.	Das Verlegen von Gegenständen und die Vergesslichkeit treten regelmäßig auf.

Welche Formen der Demenz gibt es?

Es gibt verschiedene Formen der Demenz, die durch unterschiedliche Ursachen entstehen können. Etwa 70 Prozent der Demenzkranken leiden unter der Alzheimer-Demenz. Diese Erkrankung wurde nach ihrem Entdecker, dem Psychiater und Neuropathologen Alois Alzheimer (1864-1915), benannt. Sie tritt vermehrt nach dem 60. Lebensjahr auf. Die Gedächtnisstörungen werden durch die langsame Reduzierung von Nervenzellen ausgelöst. Kanadische Wissenschaftler fanden vor einiger Zeit heraus, dass im Gehirn von Alzheimer-Patienten starke Entzündungsprozesse stattfinden. Entzündungen können dann entstehen, wenn schädliche Bakterien, (z.B. von Zahnherden (verändertes Gewebe durch toten Zahn oder Wurzelrest), Pilze oder auch Toxine wie Aluminium, Schwermetalle oder andere Gifte aus der Umwelt im Gehirn eintreffen.

Die Alzheimer-Erkrankung führt zu Störungen...

- des Gedächtnisses,
- der Sprache,
- des Denkvermögens,
- des Erkennens,
- bei der Handhabung von Gegenständen sowie
- der örtlichen und zeitlichen Orientierung.

Es können auch andere Symptome wie Verwirrung oder starke Stimmungs-schwankungen auftreten.

Die drei Stadien der Alzheimer-Demenz

Die Krankheit verläuft schleichend, und die Symptome verändern sich im Verlauf der Krankheit. Die Alzheimer-Demenz kann in drei Stadien unter-teilt werden: das frühe, mittlere und fortgeschrittene Krankheitsstadium.

Frühes Krankheitsstadium

Im frühen Krankheitsstadium bemerken der Betroffene bzw. dessen Ange-hörige erste Gedächtnisstörungen. Der Betroffene hat Lücken in seinem Er-innerungsvermögen, er kann sich an zurückliegende Ereignisse nicht mehr erinnern. Angehörige – aber auch der Betroffene selbst – spüren, dass sich seine kognitive Leistungsfähigkeit verändert. Alltägliche Situationen, wie z.b. das Ausfüllen von Formularen, fallen schwerer.

Mittleres Krankheitsstadium

Die Beschwerden gehen über Gedächtnisstörungen hinaus. Der Betroffene hat Probleme, die alltäglichen Aufgaben zu bewältigen. Er ist auf fremde Hilfe angewiesen, z.B. beim Einkaufen, Kochen oder bei der Körperpflege. Mit zunehmendem Verlauf der Krankheit weiten sich die Gedächtnisstörun-gen auch auf länger zurückliegende Ereignisse aus. Der Betroffene kann sich nicht mehr erinnern, er verliert langsam das Gefühl für Raum und Zeit und hat Schwierigkeiten, sich verbal auszudrücken. Der Betroffene zieht sich immer mehr zurück. Erschwerend kommt hinzu, dass der Betroffene selbst oftmals nicht das Gefühl hat, dass er krank ist.

Fortgeschrittenes Krankheitsstadium

Im fortgeschrittenen Krankheitsstadium baut der Betroffene körperlich und geistig weiter ab. Er verliert die Kontrolle über Körperfunktionen, z.B. kann er unter Darm- und Blaseninkontinenz leiden. In diesem Stadium ist der Betroffene auf fremde Hilfe angewiesen und muss gepflegt werden. Er be-nötigt eine Betreuung rund um die Uhr, also Tag und Nacht.

Die vaskuläre Demenz

Nach der Alzheimer-Demenz ist die vaskuläre Demenz die zweithäufigste Demenzerkrankung. Allerdings unterscheidet sich diese Form der Demenz durch die Ursache und demzufolge auch in der Therapie der Erkrankung.

Die Ursache der vaskulären Demenz ist, dass durch Verengungen der Blutgefäße Teile des Gehirns nicht ausreichend mit Sauerstoff versorgt werden. Es ist möglich, diese Form der Demenz zu therapieren bzw. die Ursache zu beheben. Als Begleiterkrankungen können Verlangsamung des Denkens, Depressionen, körperliche Schwäche, Lähmungen oder Epilepsie auftreten.

Ursachen der Demenz – die Nervenzellen im Gehirn

Im Gehirn eines Demenzkranken verändern sich die Nervenzellen, im Verlauf der Krankheit schrumpfen sie, und Nervenzellkontakte gehen verloren. Bildlich gesprochen werden einzelne Informationen wie bei einer Festplatte unwiederbringlich gelöscht. Dies wird aber nicht sofort bemerkt, denn unser Gehirn ist trainiert, die fehlenden Informationen geschickt durch neue Verknüpfungen zu „ersetzen". Verringern sich die Nervenzellen massiv, führt das zu einer Veränderung der Hirnstruktur. Es tritt ein Mangel an Botenstoffen (Neurotransmittern) auf. Die Ausfälle sind offensichtlich.

Ein Mangel an bzw. Fehlen von dem Botenstoff Noradrenalin oder Serotonin verändert das Verhalten eines Menschen, z.b. können Depressionen oder Angstzustände entstehen.

Gut erforscht, aber viel zu wenig berücksichtigt wird die chronische Belastung durch potentiell giftige Metalle, die zum Funktionsverlust und Absterben von Nervenzellen führt. Dazu zählen Blei, Quecksilber, Palladium, Nickel, Titan, Eisen, Aluminium und Arsen. Dies zeigen neue wissenschaftliche Erkenntnisse sehr deutlich. Die giftigen Metalle bilden freie Radikale und schädigen die Mitochondrien.

Höhere Cortisolspiegel verdoppeln das Demenzrisiko

In der VITA-Studie des Ludwig Boltzmann Institutes für Altersforschung aus dem Jahre 2012 wurden hohe Cortisolspiegel, ein Mangel an Folsäure und Depressionen als hohe Risiken für eine Alzheimer-Erkrankung identifiziert.

Je höher der Spiegel des Stresshormons Cortisol im Blut ist, desto höher ist das Demenzrisiko: Dies ist das Ergebnis der VITA-Studie des Ludwig Boltzmann Institutes für Altersforschung. Dabei handelt es sich um eine der weltgrößten Untersuchungen zur Früherkennung von Alzheimer sowie zur Erforschung von Risikofaktoren.

Depressionen im Lebenslauf erhöhen das Demenzrisiko

Studienteilnehmer mit einer Depression in ihrem Lebenslauf hatten ein bis zu dreifach erhöhtes Demenzrisiko. Eine oft unerkannte, jedoch leicht behebbare Ursache vieler Depressionen ist ein zu niedriger Omega-3-Index im Blut. Dieser sollte zwischen 8 und 11% liegen. Bei den meisten Deutschen und Österreichern liegt der Omega-3-Index jedoch nur zwischen 4 und 6%, was Depressionen und ein höheres kardiovaskuläres Risiko zur Folge haben kann.

Hohe Folsäurespiegel im Blut schützen vor Demenz

Folsäuremangel ist, wie die Wiener Wissenschaftler nachweisen konnten, ein wesentlicher Demenz-Faktor. Peter Fischer (Vorstand der Psychiatrie am Donauspital Wien) erklärt: *„Es gibt allein in unserem Gehirn über 100 Enzymreaktionen, wo Schäden am Erbmaterial in Nervenzellen und Zellen des zentralen Nervensystems durch Folsäure repariert werden."* Je höher der Folsäurespiegel im Blut ist, desto geringer ist das Demenzrisiko.

Folsäure ist notwendig, damit Enzyme, die Gen-Schäden im Hirn reparieren, optimal arbeiten können. Folsäure ist u.a. in grünem Blattgemüse, Vollkornprodukten und Nüssen enthalten.

Vitamin-D-Mangel verdoppelt das Demenz- bzw. Alzheimer-Risiko

Ältere Menschen, die an einem schweren Vitamin-D- Mangel leiden, verfügen über ein erhöhtes Demenzrisiko. Das hat eine neue Studie unter der Leitung von David Llewellyn von der University of Exeter Medical School ergeben.

Homocystein – Risikofaktor für Demenz

Eine Studie von Wissenschaftlern der Universität Göteborg untersuchte 1.368 Frauen mittleren Alters. Hatten diese Frauen einen hohen Homocystein-Spiegel im Blut, hatten sie ein deutlich erhöhtes Risiko, im Alter an Demenz zu erkranken. (Weitere Informationen zu Homocystein finden Sie in meinem Buch „Was Frauen wissen wollen – gesund und schön im Alter".)

Herpesviren und Borrelien

Dr. Klinghardt sagt, dass ca. 50% der Herpesviren für Alzheimer zuständig sind und dass Alzheimer-Patienten immer Borrelien im Gehirn haben.

Wie sieht es im Gehirn verstorbener Alzheimer-Patienten aus?

Studien belegen, dass in den Gehirnen verstorbener Alzheimer-Patienten 4-mal so viel Quecksilber und 2-mal so viel Aluminium gefunden wurde wie bei Patienten ohne Alzheimer. Bei Alzheimerkranken werden 4 bis 6 µg Aluminium pro Gramm Gehirnmasse als Durchschnittswert in Obduktionen festgestellt.

Welche Schüßler-Salze helfen bei Demenz bzw. Alzheimer?

➢ Nr. 1 Calcium fluoratum (bei vaskulärer Demenz) – Elastizität der Blut gefäße
➢ Nr. 3 Ferrum phosphoricum – bringt Sauerstoff zur Zelle
➢ Nr. 4 Kalium chloratum (bei vaskulärer Demenz) – verdünnt das Blut
➢ Nr. 5 Kalium phosphoricum – für Nerven und Gehirn
➢ Nr. 8 Natrium chloratum – für den Wasserhaushalt im Gehirn

Weitere Schüßler-Salze (siehe Kapitel „Das Gehirn") und Chlorella, Bärlauch und Koriander (siehe Kapitel „Entgiftung und Ausleitung").

Borrelien – die verschwiegene Epidemie

Was sind Borrelien?

Borrelien sind relativ große, schraubenförmige Bakterien aus der Gruppe der Spirochäten. Borreliose, auch Lyme-Borreliose genannt, ist eine bakterielle Infektionskrankheit. Weitere durch Spirochäten verursachte Krankheiten sind Syphilis, Leptospirose und Frambösie. Es handelt sich um eine besonders unangenehme und effektive Gruppe von Bakterien. Die relevantesten Borrelien-Typen sind B.-Burgdorferi, B.-Afzelii und B.-Garinii. Die Borrelie verhält sich sogar eher wie eine Mischung aus Bakterie und Parasit.

Was ist eine Epidemie?

Eine Epidemie ist die zeitliche und örtliche Häufung einer Krankheit innerhalb einer menschlichen Population, wobei es sich dabei im engeren Sinne um Infektionskrankheiten handelt.

Wo verstecken sich die Borrelien?

Leider haben die Borrelien die unangenehme Eigenschaft, sich wenige Stunden bis Tage nach der Ansteckung ins Bindegewebe (Fettgewebe), in die Sehnen und Muskeln, das Herz, Nervenzellen und das Gehirn zu begeben, wo sie vom Antibiotikum kaum erreicht werden. Borrelien produzieren nicht nur laufend Gifte, sie verursachen auch direkte Gewebeschäden und Entzündungen. Diese Gifte und Neurotoxine fügen den Zellen großen Schaden zu, indem sie Zellfunktionen stören, die Ausschüttung von Botenstoffen (Neurotransmitter) hemmen und die Hormonfunktionen blocken.

Wie kann man sich mit Borreliose anstecken?

Der bekannteste Übertragungsweg ist der **Zeckenbiss**. Aber es gibt es noch viele weitere Übertragungswege:

- Insekten wie Mücken, Moskitos, Flöhe
- Bluttransfusion einer infizierten Person
- Austausch von Körperflüssigkeiten (z.B. beim Sex)
- Mutter-Fötus-Übertragung über die Plazenta
- Stillen von Babys

Das Gefährliche an einer Borrelien-Infektion ist der verzögerte Ausbruch. Die Zeit zwischen der Infektion durch den Biss der Zecke und dem Beginn der Symptome wird „Inkubationszeit" genannt. Es gibt für Borreliose noch nicht einmal eine festgelegte Inkubationszeit. Zwischen der Infektion und dem Ausbruch der Erkrankung bzw. den ersten Symptomen können Wochen, Monate oder sogar Jahre vergehen.

Welche Krankheiten kann ein Zeckenbiss übertragen?

Es gibt zwei Krankheiten (Infektionen), die von Zecken übertragen werden können. FSME ist eine Virus-Infektion, die in seltenen Fällen tödlich endet und das zentrale Nervensystem schädigt. Borreliose ist eine Bakterien-Infektion, die auch an die Nerven gehen kann. Ob Sie über die genannten Übertragungswege krank werden oder ob Sie eine natürliche Immunität gegen Borreliose besitzen, hängt größtenteils davon ab, ob Ihr Immunsystem robust und unbelastet oder toxisch und damit schwach ist.

Eine Borrelien-Infektion kann eine enorme Anzahl verschiedener Gesundheitsprobleme wie Schizophrenie, Multiple Sklerose, Gesichtslähmung, Amyotrophe Lateralsklerose (ALS), Alzheimer, Parkinson, Schilddrüsenerkrankungen, Lupus, Rheuma, Gefäßentzündungen, Fibromyalgie, Depression, chronisches Müdigkeits-Syndrom (CMS), Autismus und Herzinsuffizienz verursachen.

Welche Symptome kann man bei Borreliose haben?

- grippeähnliche Symptome
- Abgeschlagenheit, übermäßige Müdigkeit
- übersteigerte und ungewöhnliche Reizbarkeit
- Muskel- und/oder Gelenkschmerzen
- Kopfschmerzen
- Depressionen
- Rötung im Bereich des Stichs – „Wanderröte"
- Lähmungen der Gesichtsnerven
- Entzündungen der Nerven und brennende Nervenschmerzen
- Rötungen, die teilweise über den ganzen Körper verteilt sind
- geschwollene Gelenke
- geschwollene Lymphknoten
- Herzmuskel- oder Herzbeutelentzündung
- Beeinträchtigung des Bewegungsapparates
- Beeinträchtigung der Psyche und kognitiven Fähigkeiten
- neurologische Ausfallserscheinungen, z.B. Wortfindungsstörungen

Warum lieben Borrelien Schwermetalle?

Durch die Verringerung einer bestehenden Schwermetallbelastung wird u.a. das Immunsystem entlastet und wieder eher in die Lage versetzt, sich effizienter mit der Borreliose auseinanderzusetzen. Die Schwermetalle verdrängen die Mineralstoffe im Körper. So hat der Körper nicht genug Abwehrkräfte und kann sich zu wenig gegen die Borrelien verteidigen.

Dr. Klinghardt: *„Unter Borrelienpatienten ist bekannt, dass es zu einer Verarmung von Spurenelementen, Elektrolyten und Mineralien kommt. Die Mineralien, die grundsätzlich bei den meisten Borrelienpatienten verarmt sind, sind Magnesium, Kupfer, Mangan und Lithium. Lithium stabilisiert das zentrale Nervensystem und verringert oft innerhalb weniger Tage die neurologischen Symptome unserer Lyme-Patienten."*

Hier helfen die Schüßler-Salze Nr. 7 Magnesium phosphoricum, Nr. 19 Cuprum arsenicosum, Nr. 17 Manganum sulfuricum und Nr. 16 Lithium chloratum.

Wie können Sie sich vor einer Borreliose schützen?
- Schwermetallentgiftung mit Chlorella, Bärlauch und Koriander
- Mineralstoffhaushalt mit Schüßler-Salzen auffüllen
- zur Prophylaxe viel Knoblauch essen und Zistrosentee trinken

Welches Schüßler-Salz hilft bei Borreliose?
➢ Nr. 8 Natrium chloratum – für biologische Gifte
➢ Nr. 10 Natrium sulfuricum – Entgifter und für Viren (FSME)

Weitere Schüßler-Salze, Chlorella, Bärlauch und Koriander zum Entgiften (siehe Kapitel „Entgiftung und Ausleitung").

Entgiftungsorgane des Menschen

Geht es ums Entgiften des menschlichen Körpers, dann sind fünf Organe von besonderer Bedeutung:
- Darm
- Leber
- Nieren
- Lunge
- Haut bzw. Bindegewebe

Die Schleimhaut des Dickdarmes ist das erste und wichtigste Verteidigungssystem gegen Giftstoffe. Dann erst folgen Leber, Nieren, Lunge und die Haut.

Welche Organe speichern die Gifte?

Aufgenommene Gifte werden rasch ins Blut und von dort in die Speicherorgane transportiert. Für alle Gifte ist das wichtigste Speicherorgan das Gehirn. Die hier gespeicherten Gifte wirken sich am stärksten auf die Psyche aus. Im Kiefer gespeicherte Gifte machen sich durch so genannte „Fernwirkungen", also Auswirkungen auf andere Teile des Körpers, bemerkbar. Aber auch alle anderen Organe oder Körperteile, wie Nerven, Leber, Darm, Drüsen, Herz, Nieren, Knochen, Haut (Bindegewebe), wirken als Speicher.
Eine Mutter leitet während einer Schwangerschaft bis zu 60% ihrer ganzen Speichergifte aus.

Welche Organe scheiden welche Gifte aus?

- Aluminium wird zu ca. 95% über die Nieren und zu ca. 5% über den Darm ausgeschieden.
- Blei wird zu ca. 75% über die Nieren und zu 15% über den Darm und 10% über Haare, Schweiß und Nägel ausgeschieden.
- Cadmium wird zu 95% über den Darm und zu 5% über die Nieren ausgeschieden.
- Nickel wird zu 90% über die Nieren und zu ca. 10% über Darm, Schweiß und Speichel ausgeschieden.
- Anorganisches Quecksilber wird zu 60% über die Nieren und zu 40% über den Darm ausgeschieden.
- Organisches Quecksilber wird zu 90% über den Darm und zu 10% über die Nieren ausgeschieden.

Wesentliche Grundlagen für die Entgiftungsmaßnahme

- ausreichende Wasserzufuhr
- Gleichgewicht des Säure-Basen-Haushalts (siehe mein 1. Buch, s.u.)
- pflanzliche Nahrungsmittel und frische oder getrocknete Kräuter
- genügend Bewegung
- gute Verdauung
- erholsamer Schlaf
- 1- bis 2-mal im Jahr Fasten
- Einnahme der Schüßler-Salze

Welche Schüßler-Salze brauchen die Organe zum Entgiften?

- ➢ Nr. 4 Kalium chloratum für die Lunge
- ➢ Nr. 8 Natrium chloratum für die Niere
- ➢ Nr. 9 Natrium phosphoricum für die Lymphe
- ➢ Nr. 10 Natrium sulfuricum für Leber, Galle und Darm
- ➢ Nr. 12 Calcium sulfuricum für Haut und Eiweißstoffwechsel (Cellulite)

Nr. 6 Kalium sulfuricum für die Leber und Bauchspeicheldrüse ist auch ein Entgiftungsmittel. Es löst sehr schnell Gifte aus dem Bindegewebe. Leider kann es hier zu sehr starkem Juckreiz bis zu Neurodermitis kommen. Wenn Sie trotzdem die Nr. 6 in die Mischung reinnehmen möchten, dann bitte die Hälfte oder zwei Drittel weniger als die o.g. Schüßler-Salze.

Und wenn Sie die Schwermetalle und Gifte aus Ihrem Körper ausleiten wollen, brauchen Sie noch mehr Schüßler-Salze, wie z.B. Nr. 7 Magnesium, Nr. 26 Selen, Nr. 21 Zink, Nr. 19 Kupfer, Nr. 17 Mangan (und die Schüßler-Salze, die Ihnen persönlich noch fehlen – durch eine Antlitzanalyse erkennbar). Und ganz wichtig: Chlorella, Bärlauch und Koriander (siehe Kapitel „Entgiftung und Ausleitung").

„Was die Lunge nicht ausscheiden kann, muss der Darm ausscheiden.
Was der Darm nicht ausscheiden kann, das muss die Niere ausscheiden.
Was die Niere nicht ausscheiden kann, muss die Haut ausscheiden.
Was die Haut nicht ausscheiden kann, führt zum Tode."
(Chinesisches Sprichwort)

Weiteres Wissen über Ernährung, Säure-Basen-Haushalt, Entgiftung, Fasten, Wasser, Verdauung, Schlaf und Bewegung finden Sie auch in meinem Buch „Was Frauen wissen wollen – gesund und schön im Alter".

Organuhr, Organzeiten und TCM

Organuhr ist ein Begriff aus dem Bereich der traditionellen chinesischen Medizin (TCM). Der Begriff bezeichnet, dass der menschliche Körper einem täglichen Energiekreislauf unterliegt, der zu zyklisch wiederkehrenden Tageszeiten in bestimmten Funktionskreisen (Organsystemen) einen durch besondere Aktivität dieses Funktionskreises (Organsystems) gekennzeichneten Höhepunkt erreicht und durch erhöhte Aktivität des betreffenden Funktionskreises auch in Form von Beschwerden wahrgenommen werden kann.

Die Zuordnung der Funktionskreise zu den Tages- und Nachtstunden wird in westlichen Lehrbüchern und Werken der Ratgeberliteratur in der Form eines Uhrendiagramms dargestellt, auf dem jedem Meridian eine Periode von zwei Stunden zugewiesen ist. Dabei ergeben sich folgende Zuordnungen, die auch geringfügig variieren können (Tabelle nach Diamond, S. 59):

Die Organzeiten

- 3-5 Uhr: Lunge
- 5-7 Uhr: Dickdarm
- 7-9 Uhr: Magen
- 9-11 Uhr: Milz
- 11-13 Uhr: Herz
- 13-15 Uhr: Dünndarm
- 15-17 Uhr: Harnblase
- 17-19 Uhr: Niere
- 19-21 Uhr: Herzbeutel
- 21-23 Uhr: „Dreifacher Erwärmer" (Brustkorb, Bauchhöhle und Schamgegend)
- 23-1 Uhr: Gallenblase
- 1-3 Uhr: Leber

Emotionen beeinflussen Organe

Die TCM ordnet Emotionen jeweils bestimmten Organen zu:

- die Freude dem Herzen,
- den Ärger oder Zorn der Leber,
- die Nachdenklichkeit der Milz,
- die Besorgtheit und Trauer den Lungen,
- und die Angst und den Schrecken den Nieren.

Ein Zuviel bestimmter Emotionen kann Organe schwächen		
Gefühl	**Yin Organ**	**gekoppeltes Yang Organ**
Freude	Herz	Dünndarm
Angst, Furcht	Nieren	Blase
Trauer, Besorgnis	Lunge	Dickdarm
Grübeln	Milz	Magen
Ärger	Leber	Gallenblase

Welche Schüßler-Salze können helfen, Emotionen in den Griff zu bekommen?

- ➢ Nr. 4 Kalium chloratum + Nr. 10 Natrium sulfuricum bei Trauer und Besorgnis
- ➢ Nr. 7 Magnesium phosphoricum für Freude
- ➢ Nr. 8 Natrium chloratum bei Angst und Furcht
- ➢ Nr. 10 Natrium sulfuricum bei Grübeln und Ärger, auch Wut

127

Darm

Darm und Immunsystem stehen in enger Verbindung miteinander. Ist der Darm geschwächt, verliert das gesamte Immunsystem an Stärke. Und umgekehrt kann es bei einer Abwehrschwäche zu Störungen im Magen-Darm-Trakt kommen. In beiden Fällen gerät die Darmflora aus dem Gleichgewicht. Die Darmflora – so lautet die Bezeichnung für die Gesamtheit aller Mikroorganismen, die im Darm leben. Milliarden kleinster Lebewesen, überwiegend Bakterien, tummeln sich dort. Es sind fleißige Helfer des Immunsystems, die letztendlich sogar beeinflussen, ob der Mensch sich wohl fühlt oder kränkelt.

Im Darm selbst können aber auch, aufgrund von Funktionsstörungen und einem Mangel an notwendigen Darmbakterien (Dysbakterie), Gifte entstehen. Diese Gifte können wiederum die Leber stark belasten.

Prof. Otto Warburg (Nobelpreisträger 1931) hat bereits damals erkannt, dass ein geschwächtes Immunsystem durch einen gestörten Stoffwechsel im Darm die Entstehung und Ausbreitung von Krebszellen begünstigt.

Auch Paracelsus sagte den berühmten Satz: *„Der Tod sitzt im Darm."*

Der Darm besteht aus
- Dünndarm,
- Dickdarm und
- Mastdarm (Rektum).

Dünndarm
Die Aufgabe des Dünndarms (3-6 m lang) ist die Spaltung der Nährstoffe und die Nährstoffaufnahme. Er besteht aus dem Zwölffingerdarm, dem Leerdarm und dem Krummdarm.
Mit Hilfe von Enzymen werden die Nahrungsbestandteile Kohlenhydrate, Fette und Eiweiße, die in Mund und Magen bereits vorverdaut wurden, weiter zerlegt.
Die Kohlenhydrate werden im Dünndarm durch spezielle Enzyme in ihre kleinsten Bestandteile zerlegt. Die Fettverdauung findet überwiegend in den oberen Teilen des Dünndarms statt. Die von der Leber gebildete Gallenflüssigkeit wird in der Gallenblase gespeichert und in den Zwölffingerdarm ab-

gegeben. Die Gallenflüssigkeit ist wichtig, um die Fette zu emulgieren. Die im Magen begonnene Eiweißverdauung wird im Darm fortgesetzt. Dann nimmt der Dünndarm die aufgespaltenen Nahrungsbestandteile in die Blutbahn auf.

Dickdarm

Im Dickdarm (ca. 6 cm breit und 1,5 m lang) werden dem bis dahin sehr flüssigen Speisebrei Wasser und Mineralstoffe entzogen.

Mastdarm (Rektum)

Das ca. 0,15 Meter lange Ende des Darms dient der Zwischenspeicherung des Kots und der weiteren Aufnahme von Mineralstoffen. Der unbrauchbare Rest der Nahrung wird von Wasser befreit und dickt so zum Kot ein. Dieser wird vom Mastdarm ausgeschieden.

Welche Aufgabe hat der Darm?

Der Darm ist nicht nur für die Nahrungsaufnahme und die Verdauung wichtig. Der Darm ist auch das größte Immunsystem des Körpers. Nach neuesten Erkenntnissen reifen hier ca. 75% der Immunzellen heran.

Mit seinen 100 Millionen Nervenzellen bildet er auch eine Art „zweites Gehirn". Das „Bauchhirn" (von dem amerikanischen Zellbiologen Prof. Dr. Micheal Gershon entdeckt) erforscht, wie sich die Nahrung zusammensetzt, organisiert die Abwehr schädlicher Bakterien, steuert zahlreiche Hormone und alarmiert das Gehirn, sobald es Giftstoffe entdeckt. Nährstoffe werden über die Schleimhaut im Dünndarm aufgenommen und von dort an das Blut weitergegeben.

Ist die Verdauung gestört, funktioniert dieser Entgiftungsprozess nicht ausreichend. Bei Verstopfung kommt es z.B. zu einer „Rückvergiftung". Der Körper wird das, was er eigentlich ausscheiden will, nicht los und nimmt Teile davon notgedrungen wieder auf. Durch „Ablagerungen" können die Schleimhäute des Dünndarms geschädigt oder blockiert sein. Dann sind sie nicht mehr in der Lage, die wichtigen Nährstoffe aus der Nahrung zu lösen. Da der Darm für die Energie- und Nährstoffversorgung des Körpers eine zentrale Rolle spielt, können gesundheitliche Folgen auftreten.

Wer sind die größten Feinde des Darms?

Die größten Feinde des Darms sind Antibiotika (schädigt die Darmflora), Cortison, Hormone, Schadstoffe im Essen, Umweltgifte und Schwermetalle.

Was kann den Darm überfordern?

Wenn Sie Obst und Rohkost nach 15 Uhr essen, kann das den Darm überfordern. Es kommt nachts zu Gärungsprozessen, bei denen sich Giftstoffe wie Fuselalkohole, Formaldehyd, Ammoniak und Leichengifte bilden. Dadurch können Sie schon in der Früh müde sein. Diese belasten nicht nur den Darm, sondern auch die Leber.

Wie oft sollten Sie Verdauung haben?

Täglich Stuhlgang zu haben ist bestimmt das Gesündeste. Wenn Sie das Richtige essen und gründlich kauen, scheidet der Darm die verdaute Mahlzeit schon nach ca. 16 Stunden aus. Bei manchen dauert die Verdauungsreise jedoch ca. 70 Stunden. Aber wann und wie oft man auf die Toilette muss, ist individuell verschieden. Jeder hat seinen eigenen Rhythmus. Viele fühlen sich wohl, wenn sie jeden Tag ein- oder zweimal Stuhlgang haben. Erst wenn man weniger als dreimal in der Woche Stuhlgang hat, liegt eine Darmträgheit vor.

Wichtig: Falls Sie unter Darmträgheit leiden, trinken Sie in der Früh ein Glas lauwarmes Wasser. Das ist eines der besten Verdauungsmittel. Achten Sie auch darauf, ca. 2-3 Liter Wasser am Tag zu trinken.

Wie sieht eine gesunde Darmentleerung aus?

Ein normaler Stuhl ist braun und hat einen Durchmesser von ca. 3 cm. Er ist weich, kompakt und wird in langen Teilen ausgeschieden. Nach einem normalen Stuhlgang braucht man kein Papier, da er keine Rückstände hinterlässt (siehe Seite 132 „Stuhlformen und Stuhlkonsistenz")

Wie können Sie den Darm entgiften?

- Einlauf mit Irrigator (aus der Apotheke)
- Colon-Hydro-Therapie (spezielle Darmspülung)
- Darmsanierung und Gabe von natürlichen Darmbakterien
- Heilfasten (der Darm kann sich ausruhen und regenerieren)
- basische Nahrung (Obst und Gemüse)
- Schüßler-Salze und Chlorella

Die Gifte müssen im Darm gebunden werden, damit sie durch die meterlange Darmpassage geschleust werden können. Hierzu braucht der Darm Nahrungsmittel, die eine „Bindungsfähigkeit" besitzen. Die freien Bindungsstellen werden mit den Giften besetzt und ausgeschieden. Hierzu eignet sich hervorragend die Chlorella-Alge (siehe Kapitel „Chlorella").

„Der Darm ist die Wurzel der Pflanze Mensch." (Dr. F. X. Mayr, Fastenarzt)

Darmeinlauf mit dem Irrigator
Mit einem Einlauf wird der Darm entlastet. Einen Einlauf kann jeder ganz einfach und kostenlos bei sich zu Hause durchführen. Sie brauchen nur einen Irrigator, den Sie in der Apotheke für ca. 10 € kaufen können.

Bei welchen Symptomen ist ein Einlauf sinnvoll?
Für Menschen, die unter Blähungen, Verstopfung, Völlegefühl, Kopfschmerzen oder an Infekten leiden, ist so eine schonende und belastungsarme Reinigung des Darmes sehr wohltuend und schafft oft eine Erleichterung bei den Beschwerden, da diese Symptome oft auf eine gestörte, nicht einwandfrei arbeitende Darmflora zurückzuführen sind. Sie können den Einlauf auch anwenden, wenn Sie keine der o.g. Symptome haben.

Wie funktioniert ein Einlauf?
Der Einlauf ist die einfachste und effektivste Methode der Dickdarmreinigung. Einläufe werden mit Wasser um die 38°C gemacht. Fangen Sie erst mit einer kleineren Menge Flüssigkeit an. Der Teil des Irrigators, der in den After eingeführt wird, sollte mit Vaseline eingerieben werden, damit keine Verletzungen am After entstehen. Nach dem durchgeführten Einlauf sollte man versuchen, die Flüssigkeit ca. 5-10 Minuten im Darm zu behalten, bevor man auf die Toilette geht.

Mehr über Heilfasten, Colon-Hydro-Therapie und Verdauung erfahren Sie in meinem Buch „Was Frauen wissen wollen – gesund und schön im Alter".

Welche Schüßler-Salze sind für den Darm wichtig?
- ➢ Nr. 3 Ferrum phosphoricum
- ➢ Nr. 7 Magnesium phosphoricum
- ➢ Nr. 8 Natrium chloratum
- ➢ Nr. 9 Natrium phosphoricum
- ➢ Nr. 10 Natrium sulfuricum (Hauptmittel)

Stuhlformen und Stuhlkonsistenz

Die Bristol Stuhlformen-Skala ist eine Tabelle zur Übersicht über Form und Beschaffenheit menschlichen Stuhls. Sie wurde von Heaton und Lewis von der University of Bristol entwickelt und als diagnostisches Hilfsmittel vorgeschlagen, um die Dauer der Darmpassage beurteilen zu können.

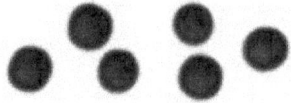

Typ 1: einzelne Klumpen bzw. feste Kügelchen, ähnlich wie Nüsse, schwer auszuscheiden

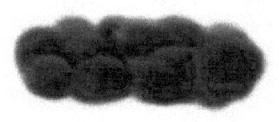

Typ 2: klumpige Wurst-Form

Typ 3: wie eine Wurst mit rissiger Oberfläche bzw. mit kleinen Stückchen an der Oberfläche

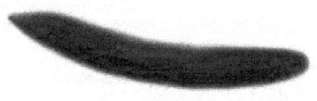

Typ 4: wie eine Wurst oder Schlange mit weicher, glatter Oberfläche

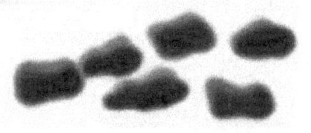

Typ 5: einzelne weiche, glattrandige Klümpchen, leicht auszuscheiden

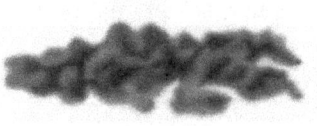

Typ 6: einzelne lockere, weiche Klümpchen mit ausgefranstem unregelmäßigem Rand

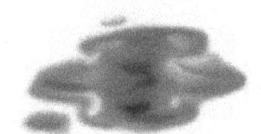

Typ 7: flüssig, wässrig, ohne feste Bestandteile, keine Stücke

Die Typen 1 und 2 weisen auf eine Verstopfung (Obstipation) hin.
Die Typen 3 und 4 gelten als „Idealstuhl", der leicht auszuscheiden ist.
Die Typen 5 bis 7 weisen auf Durchfall hin.

Stuhlfarben

Normalerweise ist der Stuhl mittelbraun.

Rot: Eine rote Färbung des Stuhls kann durch Blutungen im unteren Darmabschnitt (Dickdarm, Enddarm), die bei Tumoren, schweren Entzündungen und mitunter bei Durchfall auftreten, oder durch stärkere Blutungen aus höheren Darmbereichen entstehen. Dem Stuhl aufgelagertes Blut stammt häufig aus Hämorrhoiden, aber auch durch rote Beete kann ein rot verfärbter Stuhlgang entstehen.

Schwarz: Schwarzer Stuhl tritt bei Blutungen im oberen Magen-Darm-Trakt (häufig Speiseröhre, Magen, Zwölffingerdarm) auf. Auf dem Weg durch den Verdauungstrakt sorgen Enzyme für die Verdauung des Bluts, sodass es seine rote Färbung verliert. Auch manche Medikamente wie Eisenpräparate können eine Schwarzfärbung verursachen, und auch der Verzehr von schwarzen Kirschen, Brombeeren oder Heidelbeeren kann den Stuhl dunkel verfärben.

Weiß bis grauweiß: Stuhl mit einer weißen bis grauweißen Färbung, der meist auch schlecht geformt ist, heißt acholischer Stuhl. Ursache ist ein Verschluss des Gallengangs, beispielsweise durch Gallensteine oder Tumoren. Die Galle gelangt nicht mehr in den Darm, und der Stuhlgang verliert seine typische Farbe. Zudem ist durch die fehlenden Gallensäuren die Fettverdauung gestört, und es treten graue Fettstühle auf.

Gelblich: Ein gelber oder gelblicher Stuhl tritt infolge einer Antibiotikatherapie oder bei Durchfall auf. Auch bei Säuglingen ist der Stuhlgang gelb oder gelblich. Dies ist aber kein Anzeichen für eine Erkrankung.

Grünlich bis grün: Bei Durchfall können sich die grünlichen Bestandteile der Gallenflüssigkeit auf ihrem Weg durch den Darm nicht schnell genug in ihre braunen Abbauprodukte umwandeln, sodass der Stuhl grünlich bleibt. Auch bei einer geschädigten Darmflora, z.B. durch die Einnahme von Antibiotika, kann ein grüner oder grünlicher Stuhlgang auftreten. Viel grünes Gemüse wie Spinat oder Salat kann den Stuhl ebenso grünlich verfärben.

Leber

Die Leber ist die größte Chemiefabrik unseres Körpers und das zentrale Organ unseres Stoffwechsels. Sie setzt sich aus tausenden millimeterkleinen Leberläppchen zusammen, die gemeinsam auf das stattliche Gewicht von 1,5 kg kommen. Damit ist die Leber auch das Schwergewicht unserer Organe.

In der Leber laufen jede Sekunde weit mehr Reaktionen ab als in jeder Chemiefabrik. Über die Pfortader, eine spezielle Vene, gelangen Nährstoffe aus dem Darm in die Leberläppchen. Sie kümmern sich um die Verwertung dieser Nährstoffe. Aus den einzelnen Grundnährstoffen baut die Leber Fettmoleküle, Zucker oder Eiweißketten auf. Unnötige oder giftige Stoffe werden mithilfe von Enzymen auf die Ausscheidung vorbereitet. Hier kommen deshalb neben den eigentlichen Nährstoffen auch alle Umweltgifte, Medikamente, Hormone, Alkohol und Dutzende andere Stoffe an.

Hat die Leber die Stoffe zur Ausscheidung vorbereitet, spült sie sie in die Gallengänge. Sie produziert z.B. die Gallenflüssigkeit, die in der Gallenblase gesammelt und nach dem Essen von dort in den Dünndarm abgegeben wird. Die Gallenflüssigkeit bewirkt, dass Abfallprodukte des Stoffwechsels ausgeschieden werden. Die Gifte (Toxine) werden mit der in der Leber produzierten Gallenflüssigkeit, in die Gallenblase abgegeben. Mit dem Ausscheiden des Stuhls verlassen die Toxine den Körper. Einige Giftstoffe werden nicht mit der Galle ausgeschieden, sondern werden so umgebaut, dass sie wasserlöslich werden und dann über die Niere mit dem Urin ausgeschieden werden.

Die Leber speichert aber auch Giftstoffe, damit diese nicht in andere, empfindlichere Teile des Körpers wie z.B. das Gehirn gelangen. Alle Gifte, die wir über die Nahrung, die Haut und die Luft aufnehmen, werden entweder in der Leber gespeichert oder dort verstoffwechselt und entschärft.

Welche Leberfeinde gibt es?

Gifte und Schwermetalle

Schwermetalle wie Blei, Quecksilber, Chemikalien aus Kunststoff, Kleidung, Möbeln oder Reinigungsmitteln, Abgase, Pestizide, Insektizide und so weiter.

Alkohol

Alkohol ist ein Zellgift, die Leber muss Schwerstarbeit leisten, um pro Stunde etwa 0,1 Promille Blutalkohol abzubauen. Typische Folgen von Alkoholmissbrauch sind Verfettung und Verhärtung der Leber. Im Endstadium droht Leberzirrhose, die sogenannte Schrumpfleber, bis hin zu Leberkrebs. Besonders die weibliche Leber ist gefährdet, da sie Alkohol wesentlich langsamer abbaut als die männliche.

Die Bundeszentrale für gesundheitliche Aufklärung (BZgA) rät, das gesundheitlich „unbedenkliche" Limit von höchstens einem Glas Wein (0,125 Liter) oder Bier (0,2 Liter) pro Tag für eine erwachsene Frau und höchstens zwei Gläsern Alkohol pro Tag für einen erwachsenen Mann nicht zu überschreiten. Zudem sollte man an mindestens zwei Tagen in der Woche überhaupt keinen Alkohol trinken.

Nach internationaler Übereinkunft liegt ein riskanter Alkoholkonsum vor, wenn die durchschnittliche tägliche Alkoholmenge bei Frauen 20 g Alkohol und bei Männern 30 g reinen Alkohol überschreitet: Diese Menge entspricht etwa 3 (kleinen) Gläsern alkoholhaltiger Getränke (Bier oder Wein) pro Tag bei Männern bzw. 2 Gläsern pro Tag bei Frauen.

Insbesondere bei Kindern und Jugendlichen, deren Organe über das 20. Lebensjahr hinaus noch heranreifen, können derartige Trinkgewohnheiten und damit überhöhter Alkoholkonsum bleibende Schädigungen der Denkfähigkeit, besonders des Gedächtnisses, bewirken. Studien konnten zeigen, dass beispielsweise der sogenannte Hippocampus, der vor allem für Gedächtnisleistungen zuständig ist, durch frühen und mehrjährigen Alkoholkonsum sogar schrumpfen kann.

Wichtig: Ich empfehle Ihnen, so wenig wie möglich oder gar keinen Alkohol zu trinken. Mir erscheint auch die o.g. Menge zu viel. Alkohol ist ein Mineralienräuber und senkt den Magnesium- und Zinkspiegel.

Übergewicht

Übergewicht, falsche Ernährung und zu wenig Bewegung schädigen das Herz-Kreislauf-System. Der Kalorienüberfluss führt dazu, dass das Organ Fett speichert und so anschwillt. Schätzungen zufolge haben mehr als die Hälfte der Übergewichtigen und fast alle Diabetiker eine nichtalkoholische Fettlebererkrankung.

Die Filmdokumentation „Super Size Me"

„Super Size Me" ist ein Doku-Drama des US-Regisseurs Morgan Spurlock, der McDonald's und andere Fast-Food-Ketten kritisiert und deren Produkte als wichtige Ursache für das in den USA weit verbreitete starke Übergewicht darstellt. Für seinen Film setzte sich Spurlock einem ungewöhnlichen Selbstversuch aus: Er nahm 30 Tage lang nichts anderes als Produkte von McDonald's zu sich. Seine Regeln waren: drei komplette Mahlzeiten am Tag bei McDonald's zu essen, jedes Produkt auf der Speisekarte mindestens einmal zu nehmen, keinesfalls mehr als 5.000 Schritte pro Tag zu gehen und immer „SuperSized"-Menüs zu bestellen, wenn er danach gefragt werden würde. Der Film zeigt seine Vorbereitungen auf das Experiment und dessen Folgen. Bei seiner einseitigen Ernährung, verbunden mit Bewegungsmangel, ließen gesundheitliche Probleme nicht lange auf sich warten. Nach den 30 Tagen hatte Spurlock 11,1 kg zugenommen.

Medikamente

Medikamente machen der Leber ebenfalls zu schaffen, egal ob Schmerz- oder Rheumamittel, Herzmedikamente und auch die Pille oder sonstige Hormone. Besonders der oft als harmlos angesehene Wirkstoff Paracetamol hat es in sich. Auch einige Antibiotika können Leberschäden verursachen. Je mehr Medikamente gleichzeitig eingenommen werden, desto eher kann ein Leberschaden entstehen.

Antibiotika vernichten nicht nur die krankmachenden Keime, sondern auch von den über 300 verschiedenen neben- und miteinander existierenden Bakterienarten in der für das Immunsystem essentiellen Darmflora wird bei jedem Antibiotika-Einsatz ein Teil abgetötet, wodurch sich unter anderem der Candida-Hefepilz ausbreiten kann. Auch Scheidenpilzerkrankungen können nach einer Antibiotikatherapie entstehen. Im Zusammenhang mit der Schädigung des Immunsystems ist auch die Entwicklung von Allergien zu sehen, die ebenfalls als Nebenwirkung von Antibiotika auftreten können. Medikamente sind auch Mineralstoffräuber.

Nikotin

Zigaretten enthalten über 300 giftige Schadstoffe. Unmittelbar nach jedem einzelnen Zug an der Zigarette werden Antioxidantien verbraucht, und die Bildung freier Radikale nimmt zu, auch bei den passiven Mitrauchern. Die Passivraucher atmen pro Atemzug neben Formaldehyd noch viele weitere Gifte vom kalten Rauch ein. Das Einatmen des Rauches schädigt besonders auch die Kinder.

Die Sucht nach Nikotin ist oft die Folge einer Quecksilbervergiftung durch Amalgam.

Viren

Ein weiterer häufiger Auslöser für Leberentzündungen sind Viren. Die Übertragung der Erreger kann auf ganz verschiedenen Wegen erfolgen. Das Hepatitis-A-Virus, auch Reisevirus genannt, wird über Schmierinfektionen von Mensch zu Mensch, aber auch über die Nahrung übertragen. Hepatitis B hingegen wird über Blut und sexuelle Aktivitäten übertragen. Das gilt auch für das Hepatitis-C-Virus. Das Tückische: Die Entzündung entwickelt sich schleichend. Viele Betroffene merken nicht, dass ihre Leber in Gefahr ist, da es keine spezifischen Symptome gibt. Nach Angaben der Deutschen Leberstiftung fühlen sich viele Betroffene mit einer chronischen Hepatitis dauerhaft müde und abgeschlagen. Einige haben einen dumpfen Druckschmerz im rechten Oberbauch, andere leiden unter Gelenkschmerzen. Die sogenannte „Gelbsucht" tritt erst im fortgeschrittenen Stadium einer Leberzirrhose oder bei einer akuten Hepatitis auf.
Auch beim Tätowieren und Piercen kann man sich mit Hepatitis-C anstecken, wenn die Hygienevorschriften missachtet werden.

Welche Lebererkrankungen gibt es?

Am bekanntesten sind:
- Hepatitis (Leberentzündung durch Viren) A bis E
- Chronische Leberentzündung (wenn es länger als 1 Jahr andauert)
- Leberverfettung
- Leberzirrhose
- Leberkarzinom

Seltenere Lebererkrankungen mit erhöhten Leberwerten sind:
- Eisenspeicherkrankheit
- Morbus Wilson (Kupferspeicherkrankheit)

Welche Leberwerte gibt es?

Es gibt die Laborwerte GOT (AST) und GPT (ALT), auch Transaminasen genannt, Gamma-GT und alkalische Phosphatase (AP).

Welche Maßnahmen unterstützen die Leber?

- Fasten
- Leberwickel
- keine Rohkost nach 15 Uhr

Warum keine Rohkost nach 15 Uhr?

Wenn Sie Obst und andere Rohkost nach 15 Uhr essen, kann das die Leber und auch den Darm überfordern. Es kommt nachts zu Gärungsprozessen, bei denen sich Giftstoffe wie Fuselalkohole, Formaldehyd, Ammoniak und Leichengifte bilden. Dadurch können Sie schon in der Früh müde sein.

Wichtig: Die Leber ist still und bescheiden, beklagt sich selten, schützt andere Organe vor Giftstoffen, schmerzt nicht, wird höchstens mal müde. Der Schmerz der Leber ist die Müdigkeit.

Aus der Praxis

Ich habe viele Kunden, die sich sehr gesund ernähren und keinen Alkohol trinken, aber dafür am Abend Rohkost oder Obst essen. Hier sehe ich dann im Gesicht die Leberzeichen wie z.B. ein rotes „Schnapsnäschen".

Leberwickel

Ein feuchter, heißer Leberwickel sorgt dafür, dass die Leber stärker durchblutet wird. Dank dieser verbesserten Durchblutung können wir der Leber bei ihrer wichtigen Arbeit ein klein wenig „unter die Arme greifen".

Was brauchen Sie für den Leberwickel?

- 2 kleine Handtücher
- 1 Wärmflasche
- kochendes Wasser

Wie funktioniert der Leberwickel?

Der Leberwickel besteht im Auflegen einer mit heißem Wasser gefüllten Wärmflasche, die rechts (da sitzt die Leber) auf den Oberbauch gelegt wird. Zusätzlich können Sie ein Baumwolltuch oder kleines Handtuch mit warmem Wasser anfeuchten. Legen Sie das Tuch auf die obere Bauchregion unterhalb des rechten Rippenbogens. Legen Sie ein trockenes Handtuch darüber und dann die Wärmflasche darauf. Und decken Sie sich gut zu. Achten Sie darauf, dass Sie immer warme Füße haben. Entspannen Sie sich, und ruhen Sie sich mindestens 20 Minuten aus. Allein durch das Liegen wird die Leber um 40% besser durchblutet.

Wie oft sollten Sie den Leberwickel machen?

Sie können den Leberwickel einmal täglich (mittags oder abends) anwenden. Ihre Leber wird es Ihnen danken.

Welche Schüßler-Salz-Cremes unterstützen die Leber?

- ➢ Nr. 10 Natrium sulfuricum
- ➢ Nr. 6 Kalium sulfuricum

Beide Cremes sind für die Leber. Cremen Sie den rechten Oberbauch ein, den Sitz der Leber.

Welche Schüßler-Salze sind für die Leber wichtig?

- ➢ Nr. 10 Natrium sulfuricum ist das Haupt-Entgiftungsmittel
- ➢ Nr. 4 Kalium chloratum ist für alle chemischen Gifte und Drüsen
- ➢ Nr. 6 Kalium sulfuricum für Bauchspeicheldrüse und Leber
- ➢ Nr. 8 Natrium chloratum ist für alle biologischen Gifte
- ➢ Nr. 9 Natrium phosphoricum für den Säure-Basen-Haushalt
- ➢ Nr. 19 Kupfer (die Leber ist sehr kupferhaltig)
- ➢ Nr. 26 Selen für die Schwermetallentgiftung

Nieren

Die Nieren, ein paariges Organ, liegen beidseitig der Wirbelsäule unter dem seitlichen Rippenbogen. Die Funktionen der Nieren sind vielfältig.

Welche Aufgaben haben die Nieren?

- Filterung der Giftstoffe aus dem Blut
- Regulation von Wasser- und Elektrolythaushalt
- Regulation des Säure-Basen-Gleichgewichts
- Regulation des Blutdrucks
- Produktion von Hormonen

Die Hauptaufgaben der Nieren sind, die Giftstoffe aus dem Blut herauszufiltern und den Flüssigkeitshaushalt zu regulieren. Das Blut wird durch feine Kapillaren gepresst und so von schädlichen Stoffen befreit, die dann mit dem Urin ausgeschieden werden. Das Blut zirkuliert ständig durch die Nieren. Etwa 1.500 Liter Blut werden pro Tag von den Nieren gefiltert und gereinigt. Täglich filtern sie rund 180 Liter Wasser aus dem Blut heraus und befreien es von Abfallprodukten und Schadstoffen.

Über die Nieren werden auch die täglich anfallenden Säuren ausgeschieden. Der Urin fließt aus dem Nierenbecken in die Harnleiter und von dort zur Blase. Diese sammelt ihn und scheidet ihn aus, wenn es ihr zu viel wird. Ist der Urin dunkel, so haben Sie vermutlich zu wenig getrunken. Die Nieren brauchen zum Arbeiten große Mengen an Flüssigkeit. Deshalb ist es für die Nieren wichtig, dass man ausreichend trinkt.

Viele Stoffe im Körper sind „harnpflichtig", können also nur über den Urin ausgeschieden werden. Schädliche Stoffe, wie etwa die Harnsäure oder Abbauprodukte von Eiweißen und Medikamenten, Hormone oder Farbstoffe, werden jeden Tag mit rund anderthalb Liter Urin ausgeschwemmt.

Wenn die Nieren nicht mehr richtig arbeiten und entgiften, dann vergiftet der Körper langsam. Das kann Jahrzehnte dauern, aber dann sind die Krankheiten wie z.B. Bluthochdruck da.

Wie kann man testen, ob die Nieren richtig entgiften?

Der Arzt erhält mit dem Kreatinin-Wert schnell einen Anhaltspunkt über die Qualität der Nierenfunktion. Der Normalwert liegt bei 0,7 bis 1,2 mg/dl. Je höher das Kreatinin ist, desto weniger wird der Körper entgiftet.

Wie kann man die Nieren bei der Entgiftung unterstützen?

Wer täglich ca. 2 Liter Wasser trinkt, spült Giftstoffe aus dem Körper – und trägt dazu bei, Nieren und Leber zu entlasten. Es ist besonders wichtig, gleich früh am Morgen viel Wasser zu trinken, weil sich über Nacht viele Giftstoffe ansammeln.

Wenn Sie nicht nur Wasser trinken wollen, können Sie auch verschiedene Kräutertees (bitte keinen Früchtetee, der übersäuert) trinken:
- Schachtelhalmtee (hat viel Silicium und bindet Aluminium)
- Brennnesseltee (enthält viel Chlorophyll)
- Zistrosentee (gegen Viren und Bakterien – und schmeckt sehr gut)
- Koriandertee

Basenbäder

Sind unsere Ausscheidungsorgane überlastet, beginnt eine Notentgiftung über die Haut und zuallererst über die Füße. **Die Füße sind unsere dritte Niere.**

Schweißfüße sind ein eindeutiges Zeichen, dass die Nieren mit ihrer Arbeit nicht zurechtkommen. In dieser Situation entlasten basische Bäder (oder auch nur Fußbäder) die Nieren.

Aus der Praxis

Ich habe nun im Laufe der Jahre meiner Antlitzanalysen festgestellt, dass eigentlich jeder einen Mineralstoffmangel der Nr. 8 Natrium chloratum (für die Niere) hat. Deshalb wollte ich der Ursache auf den Grund gehen. Die Nieren sind das meistgestresste Organ bei der Quecksilbervergiftung. Sie ist gegenüber den Giften hilflos und kann nicht mehr richtig entgiften.

Welches Schüßler-Salz ist für die Niere wichtig?
- ➢ Nr. 8 Natrium chloratum

Lunge

Die Lunge besteht aus zwei Lungenflügeln. Die Lungenoberfläche beträgt ca. 80 qm. Unsere Atemluft gelangt in die feinen Lungenbläschen. Aber nicht nur Sauerstoff, sondern auch viele andere Stoffe, wie Feinstaub, Abgase, Lösemittel, Weichmacher, Holzschutzmittel, Ozon und Schwermetalle, gelangen in die Lungen. Von dort strömt Sauerstoff ins Blut, Kohlendioxid wird zum Ausscheiden an die Luft abgegeben. Aber auch andere gasförmige Stoffe können auf diesem Weg den Körper verlassen und einfach mit ausgeatmet werden. Dazu gehören Alkohol, Stoffwechselgifte und Narkosegase. Der Atemgeruch verändert sich dabei. Bei Leberversagen oder Nierenversagen wird der Entgiftungsprozess über die Lunge intensiviert. Der Körper versucht dann, die Gifte auf diesem Weg loszuwerden. Eine solche Stoffwechselvergiftung erkennt man an einem typischen Mundgeruch der Atemluft.

Wichtig: Die eingeatmeten Gifte sind die gefährlichsten. Sie können über die Nase direkt ins Gehirn gehen und bleiben dort gespeichert.

Was hilft, die Lunge zu entgiften?
Die Entgiftung über die Lunge kann sehr gut durch verstärkte Tiefenatmung, wie z.B. beim Yoga oder Singen, angeregt werden, da der Atem tiefer und langsamer wird und dadurch mehr Giftstoffe über die Lunge ausgeschieden werden.

Die richtige Atmung
Atmen heißt leben. Der Atem ist das Lebenselixier Nr. 1. Unser Leben beginnt mit dem ersten Atemzug. Unsere Atmung steht daher an erster Stelle in unserem Leben, sie sollte auch in unserem Bewusstsein an erster Stelle stehen.

Mit der Atmung nehmen wir den lebensnotwendigen Sauerstoff auf und geben schädliche Abfallstoffe ab. Der Atem hält unsere Zellen jung und frisch, gesund und leistungsfähig.

Ohne Nahrung können wir ein paar Wochen überleben; ein paar Tage geht es ohne Flüssigkeit. Ohne zu atmen geht es aber nur wenige Minuten.

Wir können uns der Gifte nur entledigen, wenn wir wirklich richtig ausatmen lernen. Der Körper wird durch tiefe Ausatmung zudem entkrampft und gelockert.

Durch bewusste Atmung ist es uns nicht nur möglich, den Körper mit ausreichend Sauerstoff zu versorgen und ihn zu entschlacken, sondern auch, emotionale Blockaden zu überwinden und in Stresssituationen schneller wieder zur eigenen Mitte zu finden.

Einfaches Atmen

Machen Sie vor jeder Mahlzeit drei tiefe Atemzüge. Atmen Sie durch die Nase ein und durch den Mund wieder aus. Diese Technik schärft, so einfach sie auch scheint, die Sinne für Duft, Geschmack und Konsistenz und fördert gleichzeitig die geistige Klarheit. Wenn unser Geist während der Mahlzeit klar ist, wird die Verdauung verbessert und seltener zu viel gegessen.

Bauchatmung

Stehen Sie aufrecht, mit gerader Wirbelsäule, weil Sie nur dann wirklich frei atmen können. Atmen Sie langsam und tief ein, und lassen Sie zu, dass sich der Bauch dabei nach außen wölbt. Lassen Sie anschließend die Luft in Ihren Brustkorb strömen. Atmen Sie langsam und gleichmäßig aus. Zur Unterstützung der Ausatmung ziehen Sie die Bauchmuskulatur leicht zusammen, der Bauch sinkt wieder ein, und der Brustkorb entspannt sich. Ein- und Ausatmung sind gleich lang. Mindestens zehn tiefe Atemzüge sollten es schon sein. Bleiben Sie dabei, solange Sie sich wohlfühlen.

Aus der Praxis:

Ich habe eine 80-jährige Kundin, die mit ihrer Tochter zu mir kam. Sie hatte eine ganz rote Nase (das ist ein Antlitzzeichen für die Leber). Ich fragte mich, woher dieses Antlitzzeichen im Gesicht kam. Die Dame wohnte eine sehr lange Zeit im Fichtelgebirge. Dort wird Uran verarbeitet, und meine Kundin hat diese chemischen Gifte über die Lunge eingeatmet. Aber es kommt noch schlimmer. Die 50 jährige Tochter ist nun schon Rentnerin. Warum? Sie sitzt im Rollstuhl, und ihr geht es körperlich sehr schlecht. Auch bei ihr sind diese deutlichen Vergiftungszeichen im Gesicht zu sehen.

Eine weitere Kundin hat neben einer Firma gewohnt, die Wasch- und Reinigungsmittel herstellte. Diese Dame (48) hat am ganzen Körper lauter braune Flecken. Das sind Gifte im Bindegewebe. Nun war auch die Tochter (17) bei mir zur Beratung. Sie hat starke rötlich-bläuliche Augenringe. Das ist

143

der Hinweis auf chemische Gifte, obwohl dieses junge Mädchen noch nichts mit Giften zu tun hatte. Sie wurden während der Schwangerschaft von der Mutter weitergegeben.

Chemische Giftzeichen im Antlitz (Gesicht) von Kindern

Beobachten Sie einfach mal selbst: Mir fällt ganz besonders bei kleinen Kindern (besonders Jungen) auf, dass viele diese rötlich-bläulichen Augenringe haben, und ich habe einige kleine Jungen bei mir zur Beratung, die diese Antlitzzeichen für chemische Gifte haben. Das liegt an den durch die Mutter abgegebenen Giften, denn ein Kind kann in so kurzer Zeit noch nicht so viele Gifte in sich aufnehmen bzw. einatmen.

Welche Schüßler-Salze sind für die Lunge wichtig?

➢ Nr. 4 Kalium chloratum
➢ Nr. 10 Natrium sulfuricum

Lymphe

Die Lymphe ist eine wässrige, leicht milchig getrübte Körperflüssigkeit, die man in den Lymphgefäßen des Körpers findet. Das Lymphsystem mit den Lymphgefäßen als Leitungsbahnen ist neben dem Blutkreislauf das wichtigste Transportsystem im menschlichen Körper.

Lymphknoten gehören zu den lymphatischen Organen und finden sich überall im Körper, außer im zentralen Nervensystem. Gehäuft findet man sie im Hals, der Achsel und in der Leistengegend, wo sie als Sammelstellen und Filter für die Lymphe aus den Gliedmaßen und dem Kopf- und Halsbereich dienen. Sie sind 5 bis 20 mm groß und oval bis bohnenförmig.

Welche Aufgabe hat die Lymphe?

Sie hat unter anderem die Aufgabe, die Gewebe zu entstauen. Sie transportiert Wasser und Stoffwechselendprodukte, auch Toxine, in die Blutbahn zurück. Über die Blutbahn gelangen diese Abfallstoffe zur Leber und zu den Nieren und werden dann über diese Organe entsorgt. Alle Lymphbahnen passieren auch Lymphknoten, welche die Lymphflüssigkeit filtern. Sie ist auf den Transport von Nähr- und Abfallstoffen spezialisiert und entsorgt in den Lymphknoten auch Krankheitserreger wie Bakterien und Fremdkörper.

Die Lymphe ist sozusagen die „Müllabfuhr" für die Zellen. Stellen Sie sich mal vor, dass in Ihrem Wohnort die Müllabfuhr ausfällt. Innerhalb kurzer Zeit herrscht dann Chaos. Der menschliche Körper kann jedoch über Jahre und Jahrzehnte hinweg das Lymphsystem kompensieren.

Bei einer Störung des Lymphabflusses durch Verstopfung der Lymphgefäße kommt es zu Lymphödemen.

Wie können Sie das Lymphsystem unterstützen?

Regen Sie den Lymphfluss – eine wichtige Transportfunktion der Abfallproduktion im Körper – durch eine Lymphdrainage an.

Lymphdrainage

Die Lymphdrainage ist eine der sanftesten aller Massagen, die eine tiefenwirksame Reinigung des Bindegewebes ermöglicht: Sanfte, streichend kreisende Massagegriffe fördern den Fluss der Lymphe und damit die Ausscheidung belastender Ablagerungen aus dem Gewebe.

Mit der Ausleitung von Ablagerungen kann eine verbesserte Versorgung der Zellen und damit die Vitalisierung des Gewebes, die Klärung der Haut und die Entspannung von verhärteter Muskulatur erreicht werden.
Der langsame Massagerhythmus kann zur Entspannung und Entkrampfung der Muskulatur und damit zur Linderung von Schmerzen verspannter Körperbereiche führen.

Die Lymphdrainage wird bei Hauterkrankungen, Schwellungen, Gelenkbeschwerden, Muskelschmerzen, Verspannungen, Kopfschmerzen und Cellulite angewandt.

Welches Schüßler-Salz ist für die Lymphe wichtig?
➢ Nr. 9 Natrium chloratum

Haut

Die Haut ist das größte Organ des Menschen. Ihre Oberfläche beträgt bis zu 2 m² und wiegt bis zu 3,5 kg. Ihre über 4 Millionen Rezeptoren, sozusagen die Außenfühler der Nerven, lassen uns Kälte und Hitze spüren, Schmerz fühlen und Lust empfinden. Die Haut besteht aus drei Schichten (Oberhaut, Lederhaut und Unterhaut). Zur Haut zählen auch noch Haare, Nägel, Schweiß-, Duft- und Talgdrüsen.

Welche Aufgaben hat die Haut?
- Schutz vor Kälte, Hitze und Strahlung
- Schutz vor dem Verlust von Wasser
- Sinneswahrnehmung von Wärme, Kälte, Berührungen und Schmerzen
- Immunabwehr Informationsaustausch durch Körpersignale im Gesicht, z.B. Erröten
- Hormonspeicher bzw. Produktion für das Vitamin D
- Entgiftung und Ausscheidung

Über den Schweiß ist die Haut in der Lage, Giftstoffe aus dem Körper nach außen zu leiten. Deshalb wird sie manchmal auch als „dritte Niere" bezeichnet. Es können auch Schwermetalle wie Quecksilber über die Haut ausgeschieden werden. Bei Fieber wird der Körper durch das Schwitzen auch Krankheitserreger los. Auch Wechselduschen (immer mit kaltem Guss beenden) oder Sonnenlicht (wichtig für die Produktion von Vitamin D) sind hier hilfreich.

Jede Hauterkrankung ist ein Hilferuf des Körpers. Die Trockenheit – z.B. trockene Haut oder Schleimhaut, trockene Augen, trockener Husten oder trockener Mund – ist der Tod für das Bindegewebe.

Welche Maßnahmen entgiften die Haut?
- Azidosemassage oder Bindegewebsmassage
- Sauna und Infrarot
- Basenbäder (Fuß- und Vollbäder)
- Körperbürsten (immer zum Herzen hin)
- Sport (durch Schwitzen)

Woher kommen die Gifte in der Haut?

Durch Kosmetika wie Cremes, Deos, Shampoos, Waschmittel, Rückstände aus Textilien, Haarfärbemittel, Tätowierfarben usw. werden die Giftstoffe aufgenommen.

Welche Schüßler-Salze sind für die Haut wichtig?

> Nr. 1 Calcium fluoratum bei faltiger, schuppiger, welker, rissiger Haut
> Nr. 3 Ferrum phosphoricum bei entzündlicher und empfindlicher Haut
> Nr. 6 Kalium sulfuricum bei Pigment- und Altersflecken
> Nr. 8 Natrium chloratum bei trockener, schuppiger, brennender Haut
> Nr. 9 Natrium phosphoricum bei fettiger Haut und Pickel und Akne
> Nr. 10 Natrium sulfuricum bei juckender Haut
> Nr. 11 Silicea bei faltiger Haut und Cellulite
> Nr. 12 Calcium sulfuricum bei Altersflecken und Cellulite

Schüßler-Salz-Cremes helfen hier zusätzlich. Die Cremes gibt es von Nr. 1-12. Sie wurden entwickelt, um einerseits der Haut selbst zu helfen und um andererseits die Einnahme der Schüßler-Salze zu ergänzen und zu unterstützen.

Weitere Informationen über die Haut können Sie in meinem Buch „Was Frauen wissen wollen – gesund und schön im Alter" nachlesen.

Bindegewebe – das vergessene Organ

Das Bindegewebe ist ein aus Bindegewebszellen und Interzellularsubstanz (auch Extrazelluläre Matrix (EZM) genannt) aufgebautes Grundgewebe. Es ist ein dreidimensionales Netz, welches das Gewebe stützt. Es besitzt normalerweise keine richtige Form und ist fast überall zwischen den Geweben, Organen und Gefäßen zu finden. Das Bindegewebe bildet das Gerüst aller Organe. Eine Ausnahme bildet die graue und weiße Substanz des zentralen Nervensystems.

Welche Aufgaben hat das Bindegewebe?

Dass das Bindegewebe mehr als nur Stütz- und Füllfunktionen hat, sondern auch spezifische Organfunktionen, Ernährungs- und Regenerationsaufgaben sowie Vermittler von Gefäß- und Nervenfunktionen ist, hatte bereits Bordeu, ein französischer Wissenschaftler, im Jahre 1767 erkannt.

Bindefunktion

Ganz allgemein umhüllt Bindegewebe die Organe, Gefäße und Nerven und verbindet alle Komponenten miteinander. In Form von Bändern dient es der Stabilisierung der Gelenke und in Form von Sehnen der Kraftübertragung vom Muskel auf den Knochen.

Gleichgewicht zwischen Säuren und Basen

Eine der wichtigsten Funktionen des Bindegewebes ist die Steuerung des Gleichgewichts zwischen Säuren und Basen.

Stoffwechselfunktion

Während der Stoffwechsel in erster Linie von den Bindegewebszellen übernommen wird, erfolgt der Stoffaustauch innerhalb der Interzellularsubstanz, d.h. das Bindegewebe dient somit der Nährstoffverteilung.

Wasserhaushalt

Durch seine Dehnbarkeit ist das Bindegewebe der ideale Wassermassenspeicher. Bei Nieren- oder Herzerkrankungen können z.B. abnorme Wasseransammlungen im Gewebe zu Ödemen führen.

Wundheilung

Wunden verheilen durch die Bildung von Bindegewebe (Narbengewebe).

Abwehr und Schutz

Einzelne Bindegewebszellen sind für die Abwehr von Krankheitskeimen und Fremdkörpern verantwortlich. Durch die Bildung von Antikörpern unterstützen sie die körpereigene Abwehr.

Speicher

Das Fettgewebe z.B. dient als Kalorienspeicher.

Welche Bindegewebstypen gibt es?

Bei den Arten von Bindegewebe werden Sie staunen, was hier alles dazugehört, denn das Bindegewebe im „klassischen Sinn" ist nur ein Teil von vielen Bindegewebstypen.

Bindegewebe

Kollagenes Bindegewebe ist straffes und lockeres Bindegewebe. Retikuläres Bindegewebe befindet sich in den Lymphknoten, der Milz und im Knochenmark.

Knorpelgewebe

ist eine spezielle Form des Bindegewebes.

Knochengewebe

wird von Osteoblasten gebildet und von Osteoklasten abgebaut.

Fettgewebe (weißes und braunes)

dient der Speicherung von Nährstoffen (weißes Fettgewebe) und der Wärme-Isolierung (braunes Fettgewebe).

Blut

ist eine Sonderform des Bindegewebes.

Was braucht das Bindegewebe, um gesund zu bleiben?

Wenn das Bindegewebe geschwächt ist, verliert es an Funktionsfähigkeit. Dann bauen sich Gelenkknorpel ab, Sehnen reißen schneller an, heilen langsamer oder Blutgefäße reißen. Um das Bindegewebe geschmeidig zu halten und Reparaturarbeiten zu leisten benötigt der Körper eine Reihe von Mineralstoffen. Diese Mineralstoffe liefern einerseits Baumaterial für die Extrazelluläre Matrix und andererseits helfen sie, die Zellgesundheit der Bindegewebszellen zu schützen.

Das Bindegewebe – die Mülldeponie

Das Bindegewebe wird im Laufe unseres Lebens mit Giften, Schlacken und psychischen Belastungen immer mehr und mehr aufgefüllt, und diese werden dort eingelagert. Die Extrazelluläre Matrix kann als „Mülldeponie" des Körpers bezeichnet werden.

Man kann diese in drei Kategorien einteilen:
- Umweltbelastungen
- Nährstoff-Gifte
- psychische Belastungen

Zylindermodell nach Orthomolekularmediziner D. Noack
Unser Organismus wird – vergleichbar mit einem zu Beginn leeren Glas – im Laufe der Lebensjahre mit Belastungen wie Umweltgiften, Nährstoff-Schlacken und psychischen Belastungen mehr und mehr gefüllt. Werden im Laufe des Lebens nur unzureichende Maßnahmen getroffen, den Belastungsspiegel im Glas auf niedrigem Niveau zu halten, so wird das Glas, je nach Lebensweise, früher oder später irgendwann bis zum Rand gefüllt sein. Eines Tages erfolgt der Anlass (Schock, Umweltgifte, Verletzung oder anderer Auslöser), der berühmte Tropfen, der das Glas zum Überlaufen bringt.

Das Bindegewebe – Zwischenlager für Gifte und Säuren
Da das Bindegewebe als Zwischenlager für Gifte und Säuren fungiert, ist zu erwarten, dass sich eine Überlastung des Bindegewebes mit Steifheit, Schmerzen und Entzündung äußert. Dann kommt es zu Krankheiten wie z.b. Neurodermitis, Fibromyalgie, Rheuma, Gicht und anderen. Die Zellen und Organe können nicht mehr richtig arbeiten. Die Giftstoffe können dann ins Blut und Gewebe übertreten. Damit entsteht eine wesentliche Voraussetzung für die Entwicklung chronischer Krankheiten. Körperfremde Eiweiße, z.B. Bakterien, werden von den Bindegewebszellen aufgenommen und verdaut. Fremdstoffe und Umweltgifte werden im Bindegewebe abgefangen und in nicht mehr reaktionsfähige Verbindungen umgewandelt. Eine stark eiweißreiche Kost führt ebenso zu Ablagerungen und Verdickungen im Bindegewebe.

Das Gewicht wird immer mehr

Das Bindegewebe rund um die Verdauungsorgane im Bauch verfettet, und zwar zum Schutz der Organe. Weil der Stoffwechsel schon so belastet ist, schafft der Körper den Abtransport durch Niere, Darm, Lunge und Haut nicht mehr und bildet direkt vor Ort fettiges Bindegewebe und lagert den „Müll" dort auf kürzestem Wege ein.

Wenn sich täglich nur 1 Gramm im Körper ablagern würde, wären das in 70 Jahren 25 kg Ablagerungen.

Wenn Sie zu viele Gifte aus verschiedenen Quellen und Säuren aufnehmen, wird der Austausch von Zellnahrung und Zellgift langsam immer mehr überfordert. Es entsteht ein Stau und nichts geht mehr.

Wodurch wird das Bindegewebe krank?

- Durch übermäßigen Konsum von raffinierten Kohlenhydraten (Weißmehl und Zucker),
- übermäßigen Konsum von gehärteten Fetten (Margarine, Backwaren),
- übermäßigen Konsum von tierischen Proteinen (Fleisch, Wurst, Käse),
- mangelnde Zufuhr von Lebensmitteln mit Nährstoffen,
- mangelnde Zufuhr von Flüssigkeit,
- mangelnde körperliche Betätigung,
- übermäßige Belastung durch Stressoren,
- körperfremde Schadstoffe, z.B. Schwermetalle.

Wo werden die Gifte gespeichert?

Die Gifte schiebt der Körper in das Bindegewebe. Wenn Sie nun abnehmen und das Fett verschwindet, geraten viele Gifte, die im Bindegewebe gespeichert sind, in den Stoffwechsel-Kreislauf. Denn der Körper speichert die Gifte im Speicherfett, wo sie am wenigsten Schaden anrichten können. Übergewichtige haben oft große Giftdepots im Körper, weil mit der Anzahl der Fettzellen auch der Speicherplatz für die Gifte wächst.

Das System der Grundregulation

Die Lehre von Prof. Alfred Pischinger (österreichischer Arzt – lebte von 1899 bis 1983) ist, dass sich im Laufe der Jahre und Jahrzehnte im Bereich des Bindegewebes „Abfälle" zwischen den Zellen anhäufen, also einfach „liegen bleiben", um Organzellen nicht zu schaden.
Je mehr Ablagerungen, Reste von Stoffwechselvorgängen, Toxine u.v.m. sich im Körper befinden, desto schlechter wird die Transport- und Siebfunktion, also die Zufuhr von Nährstoffen und die Abfuhr von Giften.
Das wichtigste Medium für die Informationsausbreitung innerhalb des Systems ist nach Pischinger die extrazelluläre Flüssigkeit im Bindegewebe. Diesen „Raum" außerhalb der Zellen mit den Bindegewebszellen bezeichnet man heute auch als „Pischinger Raum" oder auch Grundsubstanz und Matrix.

Das Bindegewebe besteht aus

- den Bindegewebszellen,
- der Zwischenzellsubstanz (Extrazellularmatrix),
- der Endstrombahn des Gefäßsystems,
- den Nervenenden und
- den offenen Lymphbahnen.

Eine Störung der Grundregulation behindert die Zellfunktion und hat Krankheitserscheinungen zur Folge.

Pischinger belegte, dass der Körper aus vielen biologischen Systemen besteht, die alle miteinander vernetzt sind. Das Bindegewebe vernetzt Psyche, Nerven und das Immunsystem. Es besteht ein ständiger Austausch von Informationen in Form von Energie.

Jede chronische und autoimmune Erkrankung hat ihren Ursprung darin, dass eine Störung dieser Grundregulation vorliegt.

Das Grundsystem erfüllt folgende Aufgaben:

- Ernährung der Zellen
- Entsorgung von Stoffwechselendprodukten
- spezifische und unspezifische Abwehr
- Informationsübertragung und Informationsspeicherung

Wodurch wird die Grundregulation beeinträchtigt?

Eine erhöhte Eiweißüberfütterung (durch zu viel Fleisch- und Milchprodukte) führt zwangsläufig zu einer „Kompaktierung" des Bindegewebes. Ein kompaktes Bindegewebe ist aber weniger elastisch und für Schlackenstoffe nur eingeschränkt durchlässig. Aber auch zu viel Essen, Umweltgifte und Schwermetalle, elektromagnetische Felder, aber auch Stress, beeinträchtigen die Durchlässigkeit des Bindegewebes. Und auch durch negative Gedanken und Gefühle, die das Immunsystem schwächen, wird das Bindegewebe geschwächt.

Wenn mit der Ernährung nicht genügend Basen aufgenommen werden, kommt es zu einer latenten Übersäuerung (Azidose). Der Organismus ist dann gezwungen, Mineralien aus Knochen, Haaren, Muskeln etc. zu beziehen, um die Säuren abzupuffern. Diese Säuren und Gifte werden dann im Bindegewebe „Pischinger Raum" abgelagert. Schafft der Körper es nicht, sie auszuleiten, wird der besagte Raum immer starrer, und die eigene Regulation lässt zunehmend nach.

Die Bindegewebs-Azidose entwickelt sich über Jahre und Jahrzehnte. Sie ist nicht lebensbedrohlich, schränkt aber den Gesundheitszustand, scheinbar unmerklich, von Jahr zu Jahr mehr ein. So entstehen dann die Autoimmunerkrankungen.

Welche Krankheiten und Beschwerden können entstehen?

Aus einer Störung der regulierenden Wirkung des Grundsystems lassen sich unsere sämtlichen Befindlichkeitsstörungen erklären, ihre Entwicklung zu chronischen Krankheiten bis hin zum Krebs:

* Schwangerschafts- und Dehnungsstreifen
* Cellulite (Orangenhaut)
* Cellulitis (Entzündung des Bindegewebes)
* Schlafstörungen
* Angst und Depressionen
* Krebs
* Allergien
* Stoffwechselerkrankungen
* Rheumatische Erkrankungen
* Ödeme (Wassersucht)

Krankes Bindegewebe im ganzen Körper

Was sind Kollagenosen?

Kollagenosen sind eine Gruppe von seltenen Autoimmunerkrankungen, bei denen das Immunsystem Teile des körpereigenen Bindegewebes (des Kollagens) als fremd wahrnimmt und dagegen Antikörper bildet. Da Bindegewebe in vielen Organen vorkommt, sind bei den Kollagenosen oft viele Organe – wie Schleimhäute oder Haut, Lunge, Herz oder Gefäße – gleichzeitig befallen.

Frauen erkranken wesentlich häufiger als Männer an einer Kollagenose, die Erkrankungen treten meist im mittleren Lebensalter auf.

Welche Kollagenosen gibt es?

Das Sjögren-Syndrom

Das Sjögren-Syndrom, die häufigste Kollagenose, macht sich durch trockene Augen, einen trockenen Mund und eine Schwellung der Ohrspeicheldrüsen bemerkbar. Eine Erhöhung verschiedener Autoantikörper und des Rheumafaktors sind ebenfalls möglich.

Die Sklerodermie – harte Haut

Die Sklerodermie führt zu einer Verhärtung (Sklerose) des Bindegewebes verschiedenster Organe. An der Gesichtshaut führt diese Verhärtung zu einer mimischen Starre und zur Verkleinerung der Mundöffnung. An Fingern und Zehen kommt es zu Pigmentveränderungen und Nekrosen (Absterben von Geweben, Organen oder Organteilen), bei Kälte ist die Durchblutung stark eingeschränkt, sodass starke Schmerzen entstehen können. An Lunge, Herz und Niere führt die Sklerose zu einer zunehmenden Funktionseinschränkung. Alle Gelenke werden durch die Entzündung und Verhärtung in ihrer Beweglichkeit eingeschränkt.

Lupus erythematodes

Das Wort „erythematodes" bedeutet errötend – namensgebend sind die rötlichen, schmetterlingsförmigen Hautausschläge im Gesicht, die typisch für Lupus erythematodes sind. Die Lupus-Krankheit führt zu Entzündungen, die vor allem das Bindegewebe und die Gefäße betreffen. Die Erkrankung verläuft schubweise und kann sich auf den gesamten Körper auswirken.

Polymyositis

Die Polymyositis ist eine entzündliche Erkrankung der Skelettmuskeln. Sobald es zusätzlich zu Hauterscheinungen kommt, nennt man die Kollagenose Dermatomyositis. Neben starken muskelkaterartigen Beschwerden können auch hier Gelenke, Lunge und Herz betroffen sein.

Welche Maßnahmen unterstützen die Reinigung des Bindegewebes?

- Sauna und Infrarot
- Yoga
- viel Wasser und/oder Kräutertee trinken
- viel basisch essen (ca. 80%) = Obst und Gemüse
- Basenbad
- Basenfasten
- Azidosemassage
- Körperbürsten
- Schüßler-Salze
- Bärlauchtropfen

Welche Schüßler-Salze unterstützen das Bindegewebe?

➢ Nr. 12 Calcium sulfuricum – bringt alles wieder in Fluss.

Zum Bindegewebe gehören viele Schüßler-Salze. Es kommt darauf an, was für eine Erkrankung Sie haben (siehe auch Kapitel „Haut"). Wichtig ist auch hier die Entgiftung.

Weitere Schüßler-Salze und Chlorella, Bärlauch und Koriander zum Entgiften (siehe Kapitel „Entgiftung und Ausleitung").

Wenn Sie mehr zum Thema basisch essen und Säure-Basen-Haushalt erfahren möchten, lesen Sie mein Buch „Was Frauen wissen wollen – gesund und schön im Alter".

Dickleibigkeit durch Schadstoffe

Zu den Vorurteilen über dicke Menschen zählt, dass sie mehr essen als schlanke Zeitgenossen. Dass dem nicht immer so ist, belegt erneut eine Studie aus den USA. Dort untersuchten Kinderärzte der University of North Carolina das Essverhalten von fast 20.000 Kindern und Jugendlichen. Dabei fanden sie heraus, dass übergewichtige Kinder bis zum Alter von neun Jahren tatsächlich mehr Kalorien zu sich nahmen als schlanke Gleichaltrige. Zwischen 9 und 17 Jahren aßen dicke Kinder dagegen weniger als schlanke, wie die Ärzte im Fachblatt *Pediatrics* berichten.

In der biochemischen Heilweise nach Dr. Schüßler unterscheiden wir
1. Fettdickleibigkeit,
2. Eiweißdickleibigkeit,
3. Schadstoffdickleibigkeit.

Alle Arten können gemeinsam auftreten, wobei jedoch eine Art meistens deutlich im Vordergrund steht.

1. Fettdickleibigkeit
Bei der Fettdickleibigkeit hat man meistens ein Doppelkinn oder die sogenannten Fettbacken. Es kann zu einer Herzverfettung oder einer Fettleber kommen. Das Bindegewebe ist von der Beschaffenheit wie schwabbeliges Fleisch.

Welches Schüßler-Salz hilft bei Fettdickleibigkeit?
➢ Nr. 9 Natrium phosphoricum

2. Eiweißdickleibigkeit
Bei der Eiweißdickleibigkeit ist zu viel Eiweiß im Körper gespeichert. Sie haben zu viel Eiweiß gegessen. Eiweiß, das der Körper nicht mehr abbauen kann, wird dann im Körper eingelagert. Zusätzlich besteht oft noch ein Mangel an Nr. 2 Calcium phosphoricum. Die säuregetränkten Eiweißflocken werden in das Bindegewebe eingelagert, und es entsteht Cellulite. Oder es entstehen die kompaktierten Falten vor den Ohren. Das Bindegewebe wird sozusagen verstopft. Das verfestigte Bindegewebe ist die Folge. Es kann hier infolge von Eiweißablagerungen in Binde- und Stützgeweben sowie an den Wänden der Blutgefäße zur Eiweißspeicherkrankheit kommen. Mehr

über die Eiweißspeicherkrankheit können Sie in meinem Buch „Was Frauen wissen wollen – gesund und schön im Alter" nachlesen.

Welches Schüßler-Salz hilft bei Eiweißdickleibigkeit?
> ➢ Nr. 12 Calcium sulfuricum

3. Schadstoffdickleibigkeit
Bei der Schadstoffdickleibigkeit hat der Körper zu viele Schadstoffe gespeichert. Das können erworbene Gifte sein, z.b. durch Einatmen von Giften, Narkosen, Einnahme von Medikamenten, schlechte Verdauung oder aber durch die Geburt. Sie bekommen von ihrer Mutter einige Schadstoffe mit. Das macht ihre Mutter natürlich nicht absichtlich, das geschieht automatisch. Jede Geburt ist so gesehen für die Mutter gut, da sie sich von einigen Giften befreit.

Wenn der Körper nicht genug Schadstoffe ausleiten kann, „versacken" die Gifte im Bindegewebe. Es entstehen geschwollene Augen (Tränensäcke), Hände, Finger und Füße.

Der Organismus ist durch die Belastung mit Schlacken und Giftstoffen in einer solchen Starre, dass der Stoffwechsel gar nicht mehr richtig arbeiten kann. Abnehmen gelingt nur dann, wenn eine dauerhafte Befreiung von Schadstoffen erfolgt.

Menschen können durch die Schadstoffe förmlich auseinandergehen.

Die Fettdepots des Körpers dienen nicht nur als eiserne Energiereserve für „schlechte Zeiten", sondern gleichzeitig auch als „Endlager" für zahlreiche Umweltgiftstoffe. Greift der Körper beim Abnehmen auf seine Reserven zurück, verliert er nicht nur an Gewicht, sondern wird zwangsweise mit vielen Giftstoffen überschwemmt.

Welches Schüßler-Salz hilft bei Schadstoffdickleibigkeit?
> ➢ Nr. 10 Natrium sulfuricum

Das Problem dieser Blockaden ist, dass der Stoffwechsel nur eingeschränkt arbeiten kann.

Wie steht es um Ihr Bauchfett?
Ein großer Bauchumfang ist oft auch ein Hinweis auf vermehrtes „inneres Bauchfett". Der Bauchumfang bei Frauen sollte nicht mehr als 80 cm und bei Männern nicht mehr als 94 cm sein. Übersteigt die Messung 88 cm bei

Frauen bzw. 102 cm bei Männern, so ist das Risiko, eine Herz-Kreislauf-Erkrankung oder Diabetes II zu bekommen, bereits deutlich erhöht. Versuchen Sie, Ihren Bauchumfang zu reduzieren.

Das Fett an Po und Oberschenkeln („birnenförmige" Figur) ist nicht so schädlich wie das Bauchfett, denn bei schweren Erkrankungen schützt dieses Fett sogar. Allerdings beobachte ich immer mehr, dass z.B. junge Mädchen an Hüfte, Po und Oberschenkel stark übergewichtig sind. Es können auch hier die Gifte im Bindegewebe eingelagert sein.

Aus der Praxis
Eine Kundin (53) nimmt von Jahr zu Jahr zu. Inzwischen ist sie bei ca. 140 kg angekommen. Sie nimmt einfach nicht ab. Warum? Ihre Mutter hat vor der Geburt und auch nach der Geburt in der Wohnung Gummimäntel genäht. Die entweichenden Gifte wurden eingeatmet – und wie sich zeigt mit verheerenden Folgen.

Erhöhtes Risiko für Fettleibigkeit durch Gifte
In Studien konnten Michael Skinner von der Universität von Texas in Austin und sein Team beweisen, dass bestimmte Chemikalien über mehrere Generationen hinweg die Gesundheit beeinträchtigen. Skinner erklärte: *„Das ist die erste Reihe von Studien, die die epigenetische, generationenübergreifende Vererbung von Krankheiten wie Fettleibigkeit nachweisen."* Damit liegt nahe, dass gesundheitliche Belastungen der Vorfahren ein Faktor bei der Entwicklung von Krankheiten sein könnten.

Bei Kindern und Jugendlichen, die überernährt sind, liegen Mineralstoffmängel vor. Mit der Einnahme von Mineralstoffen kann man einem oxidativen Stress infolge Übergewichts entgegenwirken. Sonst können dann z.B. Diabetes 2 (Altersdiabetes) oder Bluthochdruck entstehen.

Die Zahl der Typ-2-Diabetes-Neuerkrankungen bei Jugendlichen hat sich in den letzten Jahren verfünffacht. Dabei handelt es sich fast ausnahmslos um sehr stark übergewichtige Personen, bei denen bereits die Eltern und Großeltern an einem Typ-2-Diabetes leiden.
(Quelle: Deutsche Diabetes Hilfe)

Weichmacher fördern Diabetes und Fettleibigkeit

Ob Plastikspielzeug, Elektrogeräte oder PVC-Böden – neue Studien zeigen: Die Gesundheitsgefahr (auch bereits im Mutterleib) durch die darin teilweise enthaltenen Weichmacher wird unterschätzt. Weichmacher und Flammschutzmittel sind in Plastikspielzeug, Elektrogeräten, PVC-Böden und in der Beschichtung von Konservendosen enthalten und können beim Menschen laut einer Studie zu Fettleibigkeit und Diabetes führen. Dies gehe aus einer Untersuchung der britischen Umweltorganisation ChemTrust zur Belastung des Menschen durch synthetisch hergestellte Chemikalien hervor, teilte der Bund für Umwelt und Naturschutz (BUND) mit.

Diese Chemikalien werden über die Luft, Haut oder Nahrung aufgenommen. Die von ChemTrust vorgelegte Literaturstudie, die fast 240 Untersuchungen zusammenfasse, zeige deutlich, dass zu den Ursachen von Übergewicht und Diabetes auch hormonelle Schadstoffe gehören, erklärte Sarah Häuser, Chemie-Expertin beim BUND. Bei Versuchstieren habe die Belastung mit Chemikalien wie Bisphenol A im Mutterleib zu einer späteren Gewichtszunahme und einer erhöhten Insulinresistenz geführt.
(Quelle: „Die Welt", 20.3.2012)

Schüßler-Salze Entgiftungsmischung (ohne Ergänzungsmittel)
➢ Nr. 4 Kalium chloratum
➢ Nr. 8 Natrium chloratum
➢ Nr. 9 Natrium phosphoricum
➢ Nr. 10 Natrium sulfuricum
➢ Nr. 12 Calcium sulfuricum

Nr. 6 Kalium sulfuricum ist zwar auch ein gutes Entgiftungsmittel, aber das kann starke Nebenwirkungen, wie z.B. starken Juckreiz, haben. Die Nr. 6 löst sehr schnell Gifte aus dem Bindegewebe. Wenn Sie trotzdem die Nr. 6 in die Mischung reinnehmen möchten, dann bitte die Hälfte oder zwei Drittel weniger als die o.g. Schüßler-Salze.

Die Ergänzungsmittel zum Entgiften finden Sie im Kapitel „Schüßler-Salze". Weitere Schüßler-Salze und Chlorella, Bärlauch und Koriander finden Sie im Kapitel „Entgiftung und Ausleitung".

Eiweißspeicherkrankheit

Was ist eine Eiweißspeicherkrankheit?
Eine Eiweißspeicherkrankheit entsteht infolge von Eiweißablagerungen in Binde- und Stützgeweben sowie an den Wänden der Blutgefäße. Dies konnte der Mediziner Prof. Dr. Wendt nachweisen.

Was sind erste Anzeichen für eine Eiweißspeicherkrankheit?
Unsere Organe leiden unter zu viel Eiweiß. Organe sind nicht in der Lage, große Eiweißmengen zu verstoffwechseln und auszuleiten, sodass sie im Bindegewebe zwischengelagert werden müssen, um keinen größeren Schaden anzurichten. Das Bindegewebe ist irgendwann gefüllt und kann seinen eigentlichen Aufgaben, die Zellen mit Sauerstoff zu versorgen, Nährstoffe einzulagern und Schadstoffe abzugeben, nicht mehr nachkommen.

Wie viel Eiweiß sollen wir essen?
Es gibt tierische und pflanzliche Eiweißquellen. Tierische Eiweißquellen sind Eier, Milch und Milchprodukte, Fleisch und Fisch; pflanzliche sind Hülsenfrüchte wie Bohnen (z.B. Kidneybohnen), Linsen, Erbsen, Getreide wie Amaranth, Buchweizen, Wildreis, Leinsamen, Hanf und Sprossen.

Das Eiweißminimum ist die Mindestzufuhr an Eiweiß, die wir mit der täglichen Nahrung aufnehmen sollen. Kinder und alte Menschen benötigen mehr als andere Altersklassen. Die Tagesdosis beträgt etwa 0,4 g bis 0,8 g Eiweiß je kg Körpergewicht. Das sind bei 60 kg Körpergewicht 24 g bis 48 g Eiweiß täglich.

Folgende Beispiele (je 100 g) haben einen Eiweißgehalt von:
Putenbrust 22,4 g, Thunfisch 21,5 g, Gouda 24,0 g, Erbsen 23,07 g

Bei Vegetariern wurde noch keine Eiweißspeicherkrankheit festgestellt. Mit vegetarischer Kost werden die überfüllten Eiweißspeicher abgebaut. Vegetarisches Eiweiß (z.B. Erbsen, Linsen) führt nicht zu Eiweißspeicherkrankheiten. Die Kartoffel eignet sich optimal für eine Eiweißabbaudiät.

Welche Schüßler-Salze bauen Eiweiß aus dem Körper ab?
> ➢ Nr. 2 Calcium phosphoricum (Eiweißstoffwechsel und Eiweißabbau)
> ➢ Nr. 12 Calcium sulfuricum (Eiweißstoffwechsel und Eiweißabbau)

Gesundheit –
wichtigster Partner für den Körper

Die Gesundheit des Menschen ist laut Weltgesundheitsorganisation (WHO) *„ein Zustand des vollständigen körperlichen, geistigen und sozialen Wohlergehens und nicht nur das Fehlen von Krankheit oder Gebrechen".*

Gesundheit ist nicht einfach die Abwesenheit von Schmerz und Krankheit, sie umfasst unser gesamtes körperliches und seelisches Wohlbefinden.

Was sagt Dr. Schüßler zur Gesundheit?
Gesundheit ist das quantitative Gleichgewicht der einzelnen Mineralsalze. Krankheit entsteht erst durch das Ungleichgewicht.

Was hält Sie gesund und fit?
- Essen Sie täglich Obst und Gemüse.
- Bei jeder Mahlzeit sollte etwas Grünes dabei sein.
  Genießen Sie Ihre Mahlzeiten und Ihr Essen mit Freude und Lust.
- Kauen Sie ausgiebig. Die Nahrung wird so besser eingespeichelt und verdaut.
- Meiden Sie Zucker, Weißmehl, künstliche Lebensmittelzusatzstoffe, Süßstoffe, Glutamat.
- Verzichten Sie ab und zu mal auf die Abendmahlzeit (macht Sie schöner).
- Trinken Sie täglich mind. 2 Liter stilles Wasser oder Kräutertee.
- Bewegen Sie sich – bleiben Sie in Bewegung.
- Gehen Sie viel an die frische Luft, Sauerstoff ist für die Zellen wichtig.
- Gehen Sie mäßig mit Genuss- und Giftmitteln um, z.B. Alkohol, Zigaretten, Kaffee, Medikamente (wenn möglich ganz weglassen...).
- Achten Sie auf regelmäßigen Stuhlgang.
- Entspannen Sie sich, sorgen Sie für ausreichenden und guten Schlaf.
- Lachen Sie viel!
- Maßhalten – eine der wichtigsten Gesundheitsregeln!

Weitere wichtige Bausteine für die Gesundheit sind:

- dass die Mitochondrien richtig arbeiten (siehe Kapitel „Mitochondrien"),
- dass Sie viele Antioxidantien zu sich nehmen (siehe Kapitel „Antioxidantien"),
- dass Ihr Körper genug Glutathion bildet (siehe Kapitel „Glutathion"),
- dass Ihr Körper genug Melatonin bildet (siehe Kapitel „Melatonin")
- dass Ihr Vitamin-D-Spiegel ausreichend ist (siehe Kapitel „Vitamin D"),
- dass Sie genug Omega-3-Fettsäuren zu sich nehmen (siehe Kapitel „Omega-3-Fettsäuren")
- dass Sie genug Wasser trinken (siehe Kapitel „Wasser"),
- dass Sie genug Mineralstoffe zu sich nehmen, z.B. Schüßler-Salze (siehe Kapitel „Mineralstoffe" und „Schüßler-Salze"),
- dass Sie Chlorella, Bärlauch und Koriander zu sich nehmen (siehe Kapitel „Chlorella", „Bärlauch", „Koriander" und „Entgiftung und Ausleitung")

Nehmen Sie regelmäßig die Schüßler-Salze und Chlorella, Bärlauch und Koriander zum Entgiften.

Wichtig für die Erhaltung der Gesundheit sind sauberes Wasser, gesundes Essen und ein von Giften unbelasteter Organismus.

„Die Gesundheit ist zwar nicht alles,

aber ohne Gesundheit ist alles nichts."

(Arthur Schopenhauer)

Mitochondrien – die Kraftwerke der Zellen

Welche Aufgabe haben die Mitochondrien?

Die Mitochondrien sind die Kraftwerke und die Hauptenergieversorger der Zelle. Sie spielen eine sehr bedeutende Rolle für jeden Menschen. Die vom Organismus aufgenommene Nahrung wird verdaut, ins Blut aufgenommen, in die Zellen verteilt und dort oxidiert, um Speicherenergie zu produzieren. Die Oxidation der Glucose, die in kohlenhydrathaltigen Speisen enthalten ist, heißt Zellatmung.

Diese Energie wird in energiereichen Bindungen in einem Molekül namens Adenosintriphosphat (ATP) gespeichert, wozu ausreichend Magnesium vorhanden sein sollte. Vom ATP braucht der Mensch jeden Tag sehr viel.

Weiterhin fungieren die Mitochondrien als zusätzlicher Calcium-Speicher der Zelle und sind für die für den Menschen vielfach lebensrettende Einleitung der Apoptose (Zelltod) wichtig, die fehlfunktionierende und überalterte Zellen in den sogenannten „programmierten Zelltod" schickt und so die Organe gesund und intakt hält.

Welche Bausteine brauchen die Mitochondrien?

Einige wenige sehr wichtige Substanzen kann der Körper nicht selbst aufbauen, wie z.B. einige Aminosäuren, Fettsäuren und Vitamine (außer Vitamin D) und sämtliche Mineralstoffe. Die müssen wir uns unbedingt mit der Nahrung zuführen. Man nennt sie essentielle (lebensnotwendige) Bausteine. Innerhalb der Mitochondrien fördert Magnesium die Bildung von ATP (Energieproduktion).

Wie nennt man die Krankheit der Mitochondrien?

Die Krankheit der Mitochondrien nennt man Mitochondriopathie. Die Mitochondrien übernehmen eine Vielzahl wichtiger Stoffwechselprozesse, vor allem Aufgaben, die weit über das Geschehen in der einzelnen Zelle, in der sie sitzen, hinausgehen. Wenn die Mitochondrien nicht mehr richtig arbeiten, führt das zu einer Fehlfunktion, das enorme Auswirkungen auf den Menschen haben kann. Es gibt primäre (angeborene) und sekundäre (während des Lebens erworbene) Mitochondriopathien. Die erworbenen Mitochondriopathien können sich schon früh im Kindes- oder Jugendalter zeigen und betreffen einzelne Enzyme der Mitochondrien, die dann vollständig ausfallen. Sie können aber auch erst im späteren Leben auftreten.

Was kann der Auslöser für Mitochondriopathien sein:

- Umweltgifte (Abgase, Blei, Kohlenmonoxid, Ruß, Pestizide, Insektizide, Haushaltschemie, Nitrate, Phosphate)
- Schwermetallbelastung wie Quecksilber, Amalgam usw.
- radioaktive Belastung
- Alkohol, Nikotin und andere Drogen
- Völlerei
- Überlastungen der körperlichen Entgiftungsfunktionen
- psychischer und physischer Stress
- psychische und physische Traumata
- Fehlernährung
- Mineralstoffmangel an Mangan, Selen, Zink, Kupfer, Eisen u.a.
- Störungen der Darmflora, Darmerkrankungen
- chronische Entzündungen
- Überfunktion der Schilddrüse
- chronische Infekte
- Nebenwirkungen bestimmter Medikamente (z.B. Antibiotika)
- radioaktive und elektromagnetische Strahlung
- körperliche Belastungen (Sportler)

Die angegriffenen Mitochondrien können die Atmungskette nicht mehr ordentlich ausführen, und die benötigte Energie in Form von ATP wird für die Zelle nur verlangsamt bereitgestellt. Dementsprechend können die Körperfunktionen nur noch verlangsamt ablaufen, und dadurch leidet der Mensch unter einer verringerten Ausdauer und Belastbarkeit.

Diese Faktoren führen zu unerwünschten unterschwelligen Dauerentzündungen, deren Radikalenausschüttung oxidativen und nitrosativen Stress hervorruft. Da die Belastungen des Körpers meist über lange Zeiträume hin wirken können, da sie nicht erkannt und nicht beseitigt werden, kommt es im betroffenen Gewebe zum unspezifischen Dauerbeschuss mit Radikalen.

Welche Medikamente können die Mitochondrien schädigen?
Medikamente, die die Mitochondrien schädigen, und damit z.B. eine Demenz und Multiorganerkrankungen fördern, sind:
Schmerz- und Rheumamittel, Blutdruck-, Cholesterin- und Triglycerinsenker, Betablocker, Antibiotikum, Potenzmittel, Antidiabetika.

165

Bei der Einnahme mehrerer Medikamente weiß man über deren komplexe Wechsel- und Nebenwirkungen nicht wirklich Bescheid.

Welche Krankheiten können entstehen?

- Allergien
- Diabetes Mellitus
- Rheuma
- Multiple Sklerose
- Herz-Kreislauf-Erkrankungen
- Parkinson
- Demenz und Alzheimer
- ADHS
- Autismus
- Depression
- Augenerkrankungen
- Tinnitus
- Tumorerkrankungen

Wenn eine Frau Erkrankungen wie z.B. Migräne, Diabetes, Demenz, Rheuma, Allergien usw. hat und dann schwanger wird und ein Kind gebärt, kann das Baby schon krank auf die Welt kommen. Folgende Anzeichen können darauf hinweisen: Schreikind, Allergien und Intoleranzen (z.b. Milch- oder Glutenunverträglichkeit), Neurodermitis, häufige Infekte, ADHS, Autismus und so weiter.

Mit Mitochondrien den Alterungsprozess aufhalten

Mitochondrien sind auch ein wichtiger Gradmesser für das biologische Alter des Menschen und können somit den Alterungsprozess aufhalten. Wer fit und vital ist, hat viele funktionsfähige Mitochondrien – wer biologisch gealtert ist, hat wenig davon.

Die Warburg-Hypothese:

Otto Warburg, deutscher Biochemiker, Arzt und Physiologe, erhielt 1931 den Nobelpreis für Medizin. Er hatte festgestellt, dass sich Tumore durch eine ungewöhnliche Konzentration von Laktat (Milchsäure) auszeichnen, selbst wenn genügend Sauerstoff für die normale Verbrennung mit Hilfe der Mitochondrien vorhanden ist. Daraus hatte er 1930 die Hypothese abgeleitet, eine Störung oder Unterbrechung der Funktion der Mitochondrien in Krebszellen sei der Hauptgrund für das Wachstum von Krebs.

Das Gedächtnis der Zelle

Jede Zelle trägt das Gedächtnis ihrer gesamten Entwicklung in sich. Sie weiß, dass sie vor langen Generationen einmal eine Ein-Zelle war. Wenn nun die Nahrungsversorgung zusammenbricht, werden archaische Mechanismen aus der Frühzeit der Zelle, wieder aktiviert. Um überleben zu können, beginnt die Zelle, sich selbständig zu machen – und wächst auf eigene Faust weiter. Sie weiß, dass sie nur dann überleben wird, wenn sie schnell wächst, sich schnell teilt und auf ihre Umgebung keine Rücksicht nimmt. Dieser Rückfall in ein Urmuster tritt nie willkürlich auf, sondern entsteht immer aus einer für die Zelle lebensbedrohenden Situation.

Welche Schüßler-Salze sind für die Mitochondrien wichtig?

➢ Nr. 7 Magnesium phosphoricum

Magnesium ist einer der wichtigsten Mineralstoffe für unseren Körper. Fehlt Magnesium, kann es zu zahlreichen Fehlreaktionen und Fehlfunktionen kommen, weil Magnesium an derart vielen Prozessen im Körper beteiligt ist.

Ein Mangel an Magnesium kann die Mitochondrien schädigen. Der Mineralstoff ist darüber hinaus ein Schlüsselelement für Ihre Calciumaufnahme. Wichtig ist das Verhältnis von Calcium zu Magnesium, das idealerweise 2:1 betragen sollte.

➢ Nr. 3 Ferrum phosphoricum – bringt Sauerstoff zu den Zellen
➢ Nr. 17 Manganum sulfuricum – Energiegewinnung in den Mitochondrien
➢ Nr. 19 Cuprum arsenicosum – Energiegewinnung in den Mitochondrien
➢ Nr. 21 Zincum chloratum – Energiegewinnung in den Mitochondrien
➢ Nr. 26 Selenium – wichtig für die Glutathionbildung

Ist die Zelle gesund, dann ist der Mensch gesund!

Wenn Sie mehr über die Zelle wissen wollen, lesen Sie in meinem Buch „Was Frauen wissen wollen – gesund und schön im Alter" nach.

Antioxidantien –
ein lebenswichtiger Zellschutz

Antioxidantien sind Substanzen, welche die Zellen vor Schädigungen durch „freie Radikale" schützen – ein biologisches Schutzmittel, weil sie vor Krankheiten wie Krebs, Arteriosklerose und rheumatischen Erkrankungen (z.B. Alzheimer, Parkinson, Krebs, Rheuma, Gicht) schützen und auch den Alterungsprozess verlangsamen (Anti-Aging-Mittel). Vermehrte Radikalbildung kann zum Zelltod führen.

Welche Antioxidantien gibt es?

- Vitamin C
- Glutathion
- Melatonin
- Zink, Selen, Kupfer, Mangan, Eisen, Kalium und Natrium

Wie entstehen freie Radikale?

Die Vereinigung von Sauerstoff mit anderen Elementen – durch Verbrennung, Vermodern oder Verrosten – wird Oxidation genannt. Freie Radikale, die Zellschädiger, sind hochaktive, schädliche Stoffwechselprodukte bzw. aggressive Sauerstoffverbindungen (Sauerstoff bringt Leben, Sauerstoff zerstört Leben), welche die körpereigenen Proteine, Fette sowie die Erbsubstanz (DNS) angreifen und schädigen können. Sie erfüllen aber auch durchaus wichtige Aufgaben, etwa bei der Abwehr von Bakterien und Viren.

Welche Faktoren fördern freie Radikale?

Freie Radikale entstehen im Körper durch Überlastung der Verbrennungsprozesse in Mitochondrien oder durch physikalische oder chemische Einflüsse von außen, z.B.:

- UV-Strahlung
- Elektrosmog (Handys, Mikrowellengeräte, Kopiergeräte)

Freie Radikale können entstehen, indem einer der obigen Einflüsse von außen Moleküle des Körpers in freie Radikale zerteilt. Freie Radikale können auch durch Essen, Trinken oder Einatmen von etwas, das freie Radikale enthält, in den Körper gelangen.

- Alkohol, Zigaretten und andere Drogen
- Umweltgifte wie Autoabgase, Schwermetalle
- Medikamente wie Antibiotika, Paracetamol, Diuretika usw.
- hocherhitzte Nahrungsfette (Grillen auf offener Flamme)
- Toxine von Pilzen, Bakterien und Viren
- Amalgamdämpfe
- extreme körperliche Belastung
- Kosmetik
- psychischer und physischer Stress (schwere Operationen, Traumen)

Welche Krankheiten können durch freie Radikale entstehen?

Die pure Anwesenheit freier Radikaler stellt prinzipiell noch kein Problem dar, und eine bestimmte Mindestmenge von freien Radikalen ist für einen gesunden Stoffwechsel sogar unverzichtbar. Leider ist das Gleichgewicht zwischen freien Radikalen und Antioxidantien meist nicht gegeben.

Das Ungleichgewicht nennt man auch oxidativen Stress. Oxidativer Stress wird als eine Hauptursache von Erschöpfungen, Kopfschmerzen, entzündlichen Erkrankungen bis hin zum Herzinfarkt angesehen. Auch bei neurodegenerativen Erkrankungen wie Alzheimer und Parkinson sowie Autoimmunerkrankungen wie Multiple Sklerose (MS) besteht der Verdacht eines Zusammenhangs mit oxidativem Stress und der zerstörerischen Wirkung von freien Radikalen auf lebende Zellen.

Das Vorhandensein von aktiven Metallionen führt zur rasanten Entwicklung freier Radikaler, welche die Grundursache für chronische Krankheiten sind.

Folgende Krankheiten können entstehen:
- Alzheimer
- Parkinson
- Krebs
- Arteriosklerose (einschließlich Herzinfarkt und Schlaganfall)
- Bluthochdruck
- Diabetes
- Arthritis und Rheuma
- Multiple Sklerose
- Glaukom
- chronisches Müdigkeitssyndrom

Schwermetalle bilden freie Radikale und schädigen

- Reparaturenzyme,
- den Energiestoffwechsel in den Mitochondrien,
- das Erbgut im Zellkern,
- das Immunsystem,
- die Durchblutung,
- die Blutbildung im Knochenmark,
- das Gehirn und das Nervensystem,
- körpereigene Entgiftungsvorgänge,
- die Nierenfunktion,
- die Funktion der Leber und der Bauchspeicheldrüse,
- Lunge und Bronchien,
- Knochen und Gelenke,
- die Fortpflanzungsfähigkeit.

Wie kann man sich vor den freien Radikalen schützen?

Schützen können Sie sich durch Antioxidantien (Zellschutz), wie z.b. Glutathion, Melatonin, Vitamin C und die Mineralstoffe Zink, Selen, Kupfer, Mangan, Eisen, Kalium und Natrium, die Sie auch als Schüßler-Salze einnehmen können. Weiterhin ist Chlorella ein ganz wichtiger Zellschutz.

Welche Schüßler-Salze helfen hier als Antioxidantien?

- ➤ Nr. 3 Ferrum phosphoricum bringt Sauerstoff zur Zelle
- ➤ Nr. 6 Kalium sulfuricum bringt Sauerstoff in die Zelle
- ➤ Nr. 10 Natrium sulfuricum
- ➤ Nr. 17 Manganum sulfuricum
- ➤ Nr. 19 Cuprum arsenicosum
- ➤ Nr. 21 Zincum chloratum
- ➤ Nr. 26 Selenium

Glutathion – der wichtigste Zellschutz

Glutathion ist das bedeutendste und stärkste Antioxidans (Zellschutz) im menschlichen Körper. Es trägt wesentlich dazu bei, dass die Mitochondrien (Kraftwerke der Zellen) ausreichend Energie produzieren können. Glutathion ist ein lebensnotwendiges Eiweiß, bestehend aus drei Aminosäuren (Glutaminsäure, Cystein und Glycin). Es kommt im gesamten menschlichen Körper in fast allen Zellen vor. Es kommt im Körper in zwei Formen vor: als aktives, reduziertes Glutathion (G-SH) und als oxidiertes Glutathion (GSSG). Im gesunden Zustand beträgt das Verhältnis von reduziertem zu oxidiertem Glutathion mindestens 400:1. Die beiden Formen bilden ein Zusammenspiel von Elektronenaufnahme (Reduktion) und Elektronenabgabe (Oxidation).

Der gesunde Organismus kann Glutathion selbst herstellen. Ab dem 40. Lebensjahr und bei oxidativem Stress kann der Glutathionspiegel jedoch stark sinken. Je älter wir werden, desto geringer werden die Glutathionvorräte des Körpers.

Tiere sterben innerhalb eines Jahres, wenn man die Glutathionaufnahme unterbindet. Umgekehrt können menschliche Zellen 120 Jahre lang leben, wenn sie keinem oxidativen Stress ausgesetzt sind.

Welche Aufgaben hat Glutathion?

Die Hauptaufgabe von Glutathion ist es, die „freien Radikalen" zu neutralisieren, d.h. vor der Oxidation (Verrosten oder Ranzigwerden) zu schützen.

* Reduzierung freier Radikale
* Verbesserung der Sauerstoffversorgung
* Entgiftung von Schwermetallen in Verdauungstrakt und Leber
* Stärkung des Immunsystems
* Reparatur von DNA-Schäden und Zellneubildung
* Schutz des Gewebes vor Oxidation
* Schutz vor Alterung – Alterungsprozess wird verlangsamt

Die wichtige Bedeutung von Glutathion bei der Entgiftung ist bisher in Deutschland noch ganz wenig bekannt.

Ein Kennzeichen einer chronischen Vergiftung ist ein Glutathionmangel, denn die Glutathionaufnahme wird durch die Schwermetalle, insbesondere Quecksilber, blockiert, und auch die körpereigene Herstellung von Glutathion wird durch die Vergiftung gehemmt. Aber je schwerer und langfristiger eine Vergiftung ist, desto weniger Glutathion ist verfügbar. Glutathion kann Schwermetalle im Körper herauslösen, bindet die gelösten Giftstoffe und kann sie so aus dem Körper ausleiten. Es bindet u.a. auch das Methylquecksilber – die giftigste Form von Quecksilber.

Wie wird Glutathion hergestellt?
Glutathion kann über die Nahrung zugeführt werden, kann aber auch selbst vom Körper hergestellt werden.

Welche Lebensmittel enthalten Glutathion?
Natürliches Glutathion ist im Obst und Gemüse, u.a. in Avocados, Wassermelonen, Spargel, Kartoffeln, Orangen, Tomaten, Broccoli, Zucchini, Petersilie und Spinat enthalten.

Durch die Verarbeitung, Lagerung und das Kochen nimmt der Glutathiongehalt bei Lebensmitteln schnell ab. Auch durch die industriell verarbeiteten Nahrungsmittel, die meist viele Chemikalien enthalten, erreichen wir nicht die benötigte Menge an Glutathion.

Bei schadstoffbelasteten Nahrungsmitteln ist der Gehalt an Glutathion schon vor dem Verzehr reduziert. Es verbindet sich mit den Giftstoffen, entschärft diese und wird dabei verbraucht. Außerdem fehlt in unserer Ernährung häufig Selen, welches ein wesentlicher Faktor für die Produktion von Glutathion im Körper ist.

Glutathion und Chlorella
- Chlorella beinhaltet alle drei Vorstufen, die wir zur eigenen Herstellung von Glutathion brauchen.
- Chlorella enthält selbst Glutathion.
- Chlorella steigert die Bildung von Glutathion und verzögert seinen übermäßigen Verbrauch.

Welche Ursachen gibt es für Glutathionmangel?
- Stress (körperlich und emotional)
- Erschöpfung
- Übersäuerung durch säurebildende Ernährung
- Einnahme von Medikamenten (Paracetamol entzieht Glutathion)
- Elektrosmog von Handys, Stromleitungen, Computern

- Belastung mit Schwermetallen
- radioaktive Bestrahlung
- Zigarettenrauch
- chemische Reinigungsmittel im Haushalt
- Autoabgase
- Hochleistungssport
- Mineralstoffmangel

Glutathionmangel schwächt die Abwehr gegen Schwermetalle und radioaktive Einflüsse.

„Bei Einnahme von Paracetamol wird die Glutathionproduktion reduziert, was zu einer erhöhten Zerstörung des Gehirns durch den Stoffwechsel anfallende Säuren beitragen kann." (Dr. David Perlmutter, Neurologe in Florida)

Welche Krankheiten können durch Glutathionmangel entstehen?

- Herz-Kreislauf-Erkrankungen
- Krebs
- Lungenerkrankungen
- Infektionen (z.B. Herpes – kein Herpes ohne Quecksilberablagerung)!
- Multiple Sklerose
- Alzheimer
- Parkinson
- Chronisches Erschöpfungssyndrom (chronic fatigue syndrome/CFS)
- chronisch entzündliche Erkrankungen wie z.B. Rheuma
- Lyme-Borreliose
- Diabetes
- chronische Viruserkrankungen
- degenerative Nervenerkrankungen
- Leberstoffwechselstörungen

Je mehr Glutathion in der Zelle ist, desto günstiger entwickelt sich in vielen Fällen der Krankheitsverlauf.

Wie kann man den Glutathionspiegel messen?

Sie können Ihren Glutathion-Spiegel im Blut messen. Wichtig ist hier die Messung des intrazellulären (in der Zelle) Spiegels.

Kann man Glutathion auch kaufen?

Wegen seiner antioxidativen Wirkung wird Glutathion als Nahrungsergänzungsmittel verkauft. Die orale Einnahme von Glutathion erscheint als problematisch, da Glutathion relativ schnell zu oxidiertem Glutathion (GSSG) werden kann. Es wird dann im Magen und Darm zerstört und kann deshalb nicht richtig wirken.

Deshalb nehmen Sie die unten aufgeführten Schüßler-Salze ein und Chlorella – der beste Glutathionlieferant (siehe Kapitel „Chlorella").

Durch welche Mineralstoffe wird Glutathion gebildet?

Um Glutathion zu bilden, braucht es die Mineralstoffe Selen, Zink und Magnesium. Nur bei ausreichender Magnesiumzufuhr kann auch ausreichend Glutathion gebildet werden. Magnesium- und Glutathionmangel hängen daher direkt miteinander zusammen. Daher benötigt der Körper eine ständige Zufuhr von Magnesium, um z.b. seine Entgiftungsaufgaben (z.b. von Quecksilber) erfüllen zu können. Bei Magnesiummangel sind daher immer auch die Glutathionbildung und somit auch die Fähigkeit zur Bindung freier Radikaler vermindert. Auch ohne Zink und Selen werden Sie keine ausreichende Glutathionaktivität erreichen.

Welche Schüßler-Salze sind wichtig für die Glutathionbildung?

- ➢ Nr. 7 Magnesium phosphoricum
- ➢ Nr. 21 Zincum chloratum erhöht die Quecksilberausscheidung.
- ➢ Nr. 26 Selenium

Um eine Steigerung des intrazellulären (in der Zelle) Glutathions zu bekommen und somit Krankheiten vorzubeugen, nehmen Sie Nr. 7 Magnesium phosphoricum.
Selen bindet Schwermetalle wie Arsen, Blei oder Quecksilber, unter stützt somit die Entgiftung dieser Stoffe und schützt die Körperzellen.
Für den Stoffwechsel des Glutathion ist das Vorhandensein von Selen sehr wichtig.

„Glutathion ist für den Menschen so wichtig, wie Öl für den Motor eines Autos." (Dr. Udo Böhm, Orthomolekularmediziner)

174

Melatonin – Entgiftung fürs Gehirn

Melatonin ist ein Hormon, das von der Zirbeldrüse (Epiphyse) – einem Teil des Zwischenhirns – aus Serotonin produziert wird und den Tag-Nacht-Rhythmus des menschlichen Körpers steuert. Außerdem ist Melatonin das Schlafhormon und ein Antioxidans, also ein wirkungsvoller Zellschutz. Das Melatonin hat einen starken Gegenspieler: das Stresshormon Cortisol. Zur Nacht hin gibt es ein Wechselspiel zwischen diesen beiden Hormonen. Wer der Stärkere ist, merken wir daran, ob wir schnell, spät oder gar nicht einschlafen. Je mehr Cortisol ausgeschüttet wird und je weniger Melatonin, umso schlechter schlafen wir ein oder durch. Weiterhin ist Melatonin bei der Regulation der Hormone Serotonin, Testosteron und Östrogen beteiligt.

Wo wird Melatonin gebildet?
Es wird im Darm und in der Netzhaut des Auges gebildet und in der Zirbeldrüse unter dem Einfluss von Dunkelheit freigesetzt. Die Melatoninkonzentration steigt in der Nacht um den Faktor zehn an, und die höchste Melatoninausschüttung ist ca. gegen 4 Uhr morgens erreicht. Sobald die Netzhaut wieder Licht empfängt, wird die Melatoninproduktion runtergefahren.

Welche Aufgaben hat Melatonin?
- Zellschutz als Antioxidans – wichtiges Schutzhormon für die Zelle
- Steuerung von Tag-Nacht-Rhythmus und Schlafrhythmus
- Steuerung vieler Hormone
- Produktion wichtiger Enzyme, z.B. Glutathion
- Cholesterin und LDL senkende Wirkung
- Anti-Aging-Mittel – also das Verjüngungsmittel
- Hemmung des Krebswachstums

Welches Symptom zeigt sich bei einem Melatoninmangel?
Man kann nicht mehr richtig ein- oder durchschlafen. Schlafstörungen sind ein Risikofaktor für chronische Krankheiten.

Licht, aber auch Elektrosmog, sorgt im Gehirn, das seinerseits mit minimalen Elektroimpulsen arbeitet, für eine Reizüberflutung, die dazu führt, dass die Zirbeldrüse in den Streik tritt.

Wo kein ungestörter Schlaf möglich ist, da kann auch kein Melatonin produziert werden. Und wo kein Melatonin produziert werden kann, da ist auch kein Steuerungshormon vorhanden, das dem Körper einen gesunden Schlaf ermöglicht.

Welche Ursachen kann ein niedriger Melatoninspiegel haben?

- lange Lichtphasen abends (Licht, Fernseher, Computer)
- Serotoninmangel
- bestimmte Medikamente (z.b. Betablocker, Acetylsalicylsäure)
- Genussmittel wie Kaffee, Tabak und Alkohol
- intensiver Sport am Abend
- Stress
- schlechter Schlaf, z.b. durch Handysendemast

Welche Nahrungsmittel erhöhen den Melatoninspiegel?

Tomaten, Bananen, Gurken, Rote Beete, Kohlgemüse, Karotten, Ananas, Äpfel, Spargel, Zwiebel, Kardamom und Koriander enthalten geringe Mengen an Melatonin. Diese Nahrungsmittel sind in der Lage, den Melatoninspiegel im Blut so weit zu erhöhen, dass schlaffördernde und antioxidative Effekte auftreten.

Wie kann man einem Melatoninmangel entgegen wirken?

- Stress abbauen
- Essen vor 18 Uhr oder Dinner-Cancelling (abendliches Fasten)
- Elektrogeräte aus dem Schlafzimmer entfernen
- Netzfreischaltung im Schlafzimmer einbauen
- Einnahme der Schüßler-Salze

Welches Schüßler-Salz ist für die Melatoninbildung wichtig?

➢ Nr. 7 Magnesium phosphoricum

Wie auch bei der Glutathionbildung (siehe Kapitel „Glutathion") ist hier wieder das Magnesium sehr wichtig. Nr. 7 Magnesium phosphoricum entspannt die unwillkürliche Muskulatur, und dadurch können Sie gut schlafen, und der Körper kann das wichtige Melatonin bilden. Nehmen Sie abends Nr. 7 Magnesium phosphoricum ein (10 Tablet ten oder als „Heiße 7") (siehe Kapitel „Schüßler-Salze").

Weitere Infos zu Melatonin in meinem Buch „Was Frauen wissen wollen – gesund und schön im Alter".

Vitamin D – das Sonnenvitamin

Pflanzen können ohne Sonnenlicht nicht leben, und auch der Mensch braucht die Sonne, um gesund zu bleiben. Ohne Sonne wird man krank.

Was ist Vitamin D?

Vitamin D wird zusammen mit den Vitaminen A, E und K zu den fettlöslichen Vitaminen gezählt. Vitamin D ist ein Überbegriff für mehrere Verbindungen, und zwei dieser Verbindungen sind besonders wichtig: Vitamin D2 und D3. Das Vitamin, das durch ausreichende Sonnenbestrahlung auf der Haut gebildet wird, ist das Vitamin D3 (Cholecalciferol). Das Vitamin D, das aus von Pflanzen stammendem Provitamin D entsteht, wird Vitamin D2 (Ergocalciferol) genannt. Eigentlich ist Vitamin D gar kein richtiges Vitamin, es ist eher ein hormonähnlicher Stoff.

Wie wird Vitamin D hergestellt?

Vitamin D3 ist das einzige Vitamin, das der Körper selbst herstellen kann. Es wird vom Körper unter Einfluss von UV-Licht erzeugt.

Sonnenlicht in richtiger Dosierung führt
- zur Senkung des Blutdrucks,
- zur Senkung des Cholesterinspiegels,
- zur Senkung des Blutzuckers,
- zur Stärkung des Immunsystem,
- zur besseren Konzentration.

Welche Krankheiten können durch einen Vitamin-D-Mangel entstehen?

- Mangelnde Entgiftungsfähigkeit
- Autoimmunerkrankungen (wie Rheuma, Multiple Sklerose, Asthma)
- Osteoporose
- Krebs
- Diabetes
- Bluthochdruck, Schlaganfall und Herzinfarkt
- Hauterkrankungen
- Alzheimer und Parkinson
- Unterfunktion der Nebenschilddrüse
- Überfunktion der Schilddrüse u.a.

Welche Aufgabe hat das Vitamin D?
- Steigerung der Calciumaufnahme aus der Nahrung
- Regulation und Einbau von Calcium- und Phosphat
- Steuerung der Hormonbildung in Schilddrüse und Nebenschilddrüsen
- Förderung der Pigmentierung der Haut

Warum ist Vitamin D bei der Entgiftung wichtig?
- für ein stabiles Immunsystem
- für gesunde Nerven
- wirkt gegen oxidativen und reduktiven Stress
- psychische Stabilität (Stressbelastbarkeit, Schlaf)
- für Erregungsleitung in Muskel- und Nervenzellen lebensnotwendig
- reduziert das Risiko für Autoimmunerkrankungen

Immer häufiger bestätigen Wissenschaftler, was sie bereits seit Langem vermutet haben: Eine Erhöhung des Vitamin-D-Spiegels könnte das Fortschreiten der Multiplen Sklerose (MS) bremsen und die Degeneration des Gehirns verhindern. MS ist eine Autoimmunstörung, die zur fortschreitenden Degeneration des Zentralnervensystems führt. Sie produziert Symptome wie Verlust der motorischen Kontrolle oder sogar Schwierigkeiten beim Gehen, Schreiben oder Sprechen.

Prof. Dr. Jörg Spitz, Facharzt für Präventionsmedizin, hat festgestellt, dass ca. 70-80% aller Menschen in Deutschland einen Vitamin-D-Mangel haben und es nicht wissen.
In Deutschland sind im Winter Vitamin-D-Blutspiegel von unter 10-20 µg/ml weit verbreitet. Werte ab 30-80 µg/ml sind optimal.

Welche Medikamente erhöhen den Vitamin-D-Bedarf?
Die Einnahme von Medikamenten wie Antibiotika, Cortison, Abführmittel, Diuretika, Antazida usw. erhöhen den Vitamin-D-Bedarf.

Welche Faktoren schränken die Vitamin-D-Bildung ein?

Chemtrails
Die künstlichen Wolken vernebeln das Sonnenlicht, und die Sonne kann nicht durch die Wolken durchscheinen (siehe Kapitel „Chemtrails").

Geografische Lage

Das Risiko für einen Vitamin-D-Mangel haben alle Menschen, die in Ländern nördlich des 46. Breitengrades (Norditalien) leben. Dazu gehören Deutschland und Österreich, denn diese liegen nördlich des 47. bzw. 48. Breitengrades.

Hauttyp

Je dunkler der Hauttyp ist, desto schwieriger ist die Aufnahme von Vitamin D.

Lebensstil

Menschen, die sich häufig in geschlossenen Räumen aufhalten, Alkoholmissbrauch oder bestimmte Medikamente verursachen eine verminderte Aufnahme von Vitamin D.

Alter

Aufgrund der Stoffwechselveränderung (z.B. nach den Wechseljahren) im zunehmenden Alter ist es für den Körper schwieriger, das Vitamin selbst zu bilden.

Sonnencreme

Bei Verwendung von Sonnencremes (höher als Lichtschutzfaktor 8) führt das Abblocken der Sonnenstrahlung dazu, dass im Körper kein Vitamin D gebildet werden kann.

Auch Professor Michael Holick, einer der führenden Vitamin-D-Experten, erklärt: *„Was würde passieren, wenn eine Arzneimittelfirma eine Tablette auf den Markt brächte, die gleichzeitig das Risiko für Krebs, Herzinfarkt, Schlaganfall, Multiple Sklerose, Osteoporose und Autoimmunkrankheiten senken würde? Ein Medienzirkus käme in Gang, wie ihn die Welt noch bei keinem medizinischen Durchbruch erlebt hat! Von den seriösesten Zeitungen würden uns Schlagzeilen entgegenspringen wie ‚Wunderpille wird Millionen Menschenleben retten‘ und ‚Wunderdroge läutet neues Zeitalter in der Medizin ein‘."*

Wie Sie richtig in die Sonne gehen und weitere Infos zu Vitamin D finden Sie in meinem Buch „Was Frauen wissen wollen – gesund und schön im Alter".

Omega-3-Fettsäuren

Omega-3-Fettsäuren gehören zu den mehrfach ungesättigten Fettsäuren. Die Bezeichnung „mehrfach ungesättigt" bezieht sich auf den chemischen Aufbau der Fettsäuren. Sie sind essentiell, also lebensnotwendig, und können vom Körper nicht selbst hergestellt werden. Die Omega-3-Fettsäuren sollten vermehrt eingenommen werden, da sie entzündungshemmend wirken.

Warum sind Omega-3-Fettsäuren wichtig für den Körper?
Die Omega-3-Fettsäuren werden für die Aufnahme der fettlöslichen, lebenswichtigen Vitamine A, D, E und K gebraucht, um die für die Verdauung notwendigen Gallensäfte zu unterstützen. Wichtig sind sie auch für Aufbau und Funktion der Zellmembran sowie die biochemischen Vorgänge. Omega-3-Fettsäuren sind besonders für die Funktion von Hirn und Auge lebensnotwendig.

Welche Omega-3-Fettsäuren gibt es?
Unsere Nahrung enthält drei Formen der Omega-3-Fettsäure:
- Alpha-Linolensäure
- Eicosapentaensäure
- Docosahexaensäure

In welchen Lebensmitteln sind Omega-3-Fettsäuren enthalten?
Die Omega-3-Fettsäuren sind in Fischen, pflanzlichen Ölen (Lein-, Raps,- und Walnussöl), Chlorella und Walnüssen enthalten. Der höchste Omega-3-Fettsäuregehalt ist im Leinöl.

Die Omega-3-Fettsäure Alpha-Linolensäure ist vor allem in Pflanzenölen wie Leinöl (60%), Walnussöl (14%), Rapsöl (11%), Sojaöl (8%) und Walnüssen enthalten.

Die Omega-3-Fettsäuren Eicosapentaensäure und Docosahexaensäure sind in fettreichen Kaltwasser-Meeresfischen, z.B. Hering (3%), Lachs (0,7%), und Makrele (1%), enthalten. Je kälter das Meerwasser ist, in dem die Fische sind, desto höher ist der Omega-3-Fettsäuregehalt.

Leinöl hat den höchsten Gehalt an Alpha-Linolensäure

Wenn Sie den Omega-3-Bedarf mit Leinöl decken wollen, so nehmen Sie mindestens 2 Esslöffel (1 EL = 15 ml) täglich.

Rezept Quark-Leinöl nach Dr. Budwig

Das Quark-Leinöl-Müsli hat bei Gesunden eine vorbeugende Wirkung, da es hilft, den Körper mit den notwendigen ungesättigten Fettsäuren zu versorgen. Es ist sehr einfach in der Zubereitung und schmeckt köstlich.

Quark-Leinöl-Creme:

Zutaten:
2-3 Esslöffel Sahne
3-4 Esslöffel Leinöl
250 g Magerquark (ich nehme Sahnequark)
1 Teelöffel Honig

Nach Belieben können Sie Früchte, Nüsse und Leinsamen zugeben.

Zubereitung

Die Quark-Leinöl-Creme gelingt am besten, wenn Sie zuerst das Leinöl mit der Sahne mit einem Löffel verrühren. Dann den Honig dazugeben und wieder umrühren. Anschließend den Quark dazugeben und gut verrühren bis kein Leinöl mehr sichtbar ist.

Wenn Sie Leinsamen verwenden wollen, streuen Sie zuerst diese in einen Suppenteller oder eine Müslischale. Anschließend die Früchte und Nüsse und dann die Quark-Leinöl-Mischung zugeben.

Wasser – das Entgiftungsmittel Nr. 1

Welche Bedeutung hat Wasser für den Menschen?

Wasser ist die Grundlage aller biologischen Vorgänge im menschlichen Organismus. Es sorgt für den ständigen Austausch der Auf- und Abbauprodukte des Stoffwechsels und hält so den Körper funktionsfähig und gesund.

Es ist das Entgiftungsmittel Nr. 1 und Transportmittel für unsere körperliche Müllabfuhr. Trinken wir zu wenig, wird unser Bindegewebe irgendwann zu einer „Mülldeponie" (siehe Kapitel „Bindegewebe").

Aus wie viel Wasser besteht der menschliche Körper?

Unser Körper besteht zu ca. 70% aus Wasser. Der jeweilige Wasseranteil muss konstant gehalten werden. Zwei Drittel des menschlichen Wassergehaltes befinden sich in der Zelle, ein Drittel befindet sich außerhalb der Zelle. Unmittelbar nach der Geburt besteht der Mensch sogar zu über 80% aus Wasser. Im Laufe des Lebens nimmt der Anteil an Wasser im menschlichen Körper kontinuierlich ab.

In welchem Organ ist der Wassergehalt am höchsten?

Das Gehirn besteht bis zu 80% aus Wasser. Wenn ältere Menschen oft verwirrt sind, haben sie meist zu wenig getrunken. Weitere wasserreiche Organe sind Leber und Muskulatur.

Wie viel Wasser scheiden wir täglich aus?

Der Wasserbedarf ist abhängig von den Flüssigkeitsverlusten über die Haut (ca. 500 ml über Schweiß), die Nieren (ca. 1.000- 1.500 ml über Urin), den Darm (ca. 100 ml über Stuhl) und die Lunge (ca. 400 ml über Atem). Der Ausgleich erfolgt über das Trinken (ca. 1.500-2.000 ml), Essen (ca. 700 ml) und Oxidationswasser (ca. 300 ml).

Welche Aufgaben hat das Wasser im Körper?

Wasser ist die wichtigste Bausubstanz in unserem Körper, z.B. von Zellen, Gewebe und Körperflüssigkeiten wie Blut, Lymphe, Speichel und Urin.

- Transport aller Nährstoffe in unsere Zellen
- Abtransport der Giftstoffe und Stoffwechselabbauprodukte
- Hauptbestandteil des Blutes; es ist blutverdünnend

182

- Regulation der Körpertemperatur (z.B. durch Schwitzen)
- Säurepuffer und damit Schutz der Zellen und Gewebe
- Füllstoff und damit Schutz der Organe und Knochen
- Anregung der Verdauung
- stoppt Hunger und Müdigkeit
- sorgt für die Elastizität des Gewebes
- Energiegewinnung

Welche Anzeichen deuten auf erhöhten Wasserbedarf hin?

Bei Müdigkeit, Reizbarkeit, Schmerzen und Konzentrationsstörungen usw. sollten Sie mehr Wasser trinken.

„Sie sind nicht krank, Sie sind durstig!", sagt Dr. med. F. Batmanghelidj, Arzt, Wissenschaftler und Autor.

Wie können Sie einen Wassermangel feststellen?

Ein Wassermangel lässt sich ganz einfach an der Farbe des Urins erkennen. Der Harn ist konzentriert, riecht deshalb stärker und ist dunkelgelb. Das heißt, dass die Nieren schwer arbeiten müssen, um mit dem stark konzentrierten Urin die Giftstoffe aus dem Körper auszuschwemmen. Normalerweise sollte die Farbe des Urins farblos bis hellgelb sein.

Machen Sie den Wassermangel-Test

Nimmt man die Haut am Handrücken zwischen zwei Finger und zieht sie hoch, so müsste sie beim Loslassen sofort wieder glatt werden. Bei Flüssigkeitsmangel bleibt diese Hautfalte noch etwas stehen.

Was sollen Sie außer Wasser auch viel trinken?

Kräutertees wie z.B. Schachtelhalm, Brennnessel und Zistrose.

Wie viel Wasser sollen Sie täglich trinken?

Das wichtigste Lebensmittel ist das Wasser. Warten Sie nicht mit dem Trinken bis Sie ein Durstgefühl haben. In der Regel braucht unser Körper zwischen 2 und 3 Liter Wasser am Tag. An heißen Tagen oder durch Sport kann sich der Bedarf erhöhen.

Welches Schüßler-Salz ist für den Durst zuständig?

> Nr. 8 Natrium chloratum ist für das gesunde Durstgefühl und den Flüssikeitshaushalt zuständig.

Mineralstoffe –
ohne Mineralstoffe läuft nichts

Fühlen Sie sich unwohl oder krank? Leiden Sie unter Symptomen, für die Ihr Arzt keine Erklärung findet? Dann ist vielleicht Ihr Mineralstoffhaushalt aus dem Gleichgewicht geraten.

Was sind Mineralstoffe?

Mineralstoffe sind anorganische Bestandteile der Nahrung, die der Körper nicht selbst bilden kann, weshalb er auf eine Zufuhr von außen angewiesen ist, d.h. durch Nahrung und Getränke. Sie sind essentielle (lebensnotwendige) Bestandteile aller Zellen, sind an der Regulierung des Wasserhaushaltes, am Stoffwechsel und Aufbau von Hormonen und Enzymen beteiligt.

Welche Mineralstoffe gibt es?

Bei den Mineralstoffen gibt es Mengenelemente und Spurenelemente, je nachdem, ob der Körper den jeweiligen Mineralstoff in größeren Mengen oder nur in geringen Mengen (Spuren) benötigt.

Die Mengenelemente sind Natrium, Magnesium, Kalium, Calcium, Phosphat und Chlorid.

Die essentiellen Spurenelemente sind Eisen, Zink, Mangan, Kupfer, Jod, Silizium, Selen, Kobalt, Molybdän, Nickel, Chrom und Fluor.

Calcium – ist das häufigste und mengenmäßig das wichtigste Mineral im menschlichen Körper. Calcium bildet zusammen mit Phosphat und Magnesium das Grundgerüst des menschlichen Skeletts und der Zähne. Calcium hat einen Anteil von etwa 2% am Gesamtkörpergewicht eines Erwachsenen, das entspricht ca. 1 bis 1,5 kg. Die Hauptmenge des Calciums, etwa 99% befindet sich in den Knochen. Einige Schwermetalle wie Blei und Cadmium werden bevorzugt in die Knochen eingelagert und blockieren somit den Calciumhaushalt.

Eisen – ist quantitativ das wichtigste Spurenelement in unserem Körper. Seine Hauptaufgabe besteht im Transport von Sauerstoff und Elektronen. Der menschliche Körper enthält ca. 3-5 g Eisen. Ca. 70% des Körpereisens sind Hämoglobin (roter Blutfarbstoff der roten Blutkörperchen (Erythrozyten) und 30% ist Ferritin (Speichereisen).

Kalium – ist quantitativ das wichtigste Mineral, das sich in den Zellen befindet. Von etwa 150 g der gesamten Kaliummenge im menschlichen Körper befinden sich über 95% in den Zellen. Kalium ist wichtig für die Erregungsleitung in den Nerven- und Muskelzellen.

Magnesium – ist eines der wichtigsten, wenn nicht sogar der wichtigste Mineralstoff (siehe Kapitel „Mitochondrien"), wichtig für eine gesunde Zellteilung. Von allen Mineralstoffen findet man bei Magnesium am häufigsten eine Unterversorgung. Neben Kalium ist Magnesium der wichtigste intrazelluläre (in der Zelle) Mineralstoff. Über 95% des gesamten Magnesiumbestandes befinden sich in den Zellen. Mehr als die Hälfte ist davon in den Knochen gespeichert. Magnesium ist ein wichtiger Faktor zum Schutz vor Schwermetallen, Umweltgiften und anderen schädlichen Einflüssen (z.B. Stress), und bei einem Mangel kommt es u.a. zu einer erhöhten Aluminiumaufnahme.

Natrium – ist ein lebensnotwendiger Mineralstoff, der in der Nahrung als Kochsalz (Natriumchlorid) vorkommt. Wir konsumieren allerdings erheblich mehr Kochsalz als unserer Gesundheit zuträglich ist. Durch die häufige Verwendung von Kochsalz im Haushalt und in der Lebensmittelverarbeitung liegt unsere tägliche Kochsalzzufuhr weit über dem gesundheitlichen Bedarf. Dies wirkt sich negativ auf das Herz-Kreislauf-System (Bluthochdruck) und den Knochenstoffwechsel aus.
Der Tagesbedarf an Natrium ist 2-3 g für Erwachsene, das sind 5-7,5 g Kochsalz. Ein täglicher Kochsalzkonsum von 10 g sollte nicht überschritten werden. Durch das zusätzliche Würzen mit Speisesalz ist der Mineralstoff in der Regel überreichlich vorhanden. Natrium hat den Ruf, ein schädlicher, weil blutdruckerhöhender Mineralstoff zu sein.

Silicium – ist als Spurenelement ein wesentlicher Wachstumsfaktor, da es aktiv am Verkalkungsprozess der Knochen beteiligt ist. Es sorgt für die Quervernetzung des Bindegewebes. Es stimuliert auch die Collagenbildung.

Selen – Der Selen-Gesamtbestand des Erwachsenen beträgt ca. 3-20 mg. Die beiden grundlegenden Eigenschaften des Selens sind seine ausgezeichnete antioxidative Wirkung sowie seine segensreiche Fähigkeit, Schwermetalle an sich zu binden. Beide Funktionen schützen die Körperzellen vor den Angriffen freier Radikale und stärken die körpereigene Abwehrkraft. So kann eine ausreichende Selenversorgung vor sehr vielen Krankheiten schützen.

In weiten Teilen Mittel- und Nordeuropas sowie in vielen anderen Regionen der Welt sind die Böden mittlerweile erschreckend selenarm. Verantwortlich für den Selenmangel ist die ausgedehnte Übersäuerung der Böden, die durch den sauren Regen und die Verwendung sulfathaltiger Düngemittel hervorgerufen wird. Die immer häufiger auftretenden starken Regenfälle schwemmen zusätzlich Selen aus dem Boden.

Darüber hinaus befinden sich im Erdreich zunehmend Schwermetalle wie Quecksilber, Cadmium, Aluminium, Blei und Arsen. Diese Einflüsse bewirken eine einschneidende Veränderung der Bodenqualität und führen schließlich dazu, dass die Selenaufnahme der Pflanzen erheblich behindert wird.

Erschwerend kommt noch hinzu, dass Selen eine Bindung mit den Schwermetallen eingeht, in dessen Folge ein schwerlöslicher Selen-Komplex entsteht. Unter anderen Voraussetzungen stellt die Fähigkeit, Schwermetalle zu binden, eine ausgesprochen wertvolle Eigenschaft des Selens dar – beispielsweise im menschlichen Körper.

Zink – ist neben Eisen mengenmäßig das zweithäufigste Spurenelement im menschlichen Körper. Der Körper eines Erwachsenen enthält ca. 2-3 g Zink, das vor allem in den Haaren, Hoden, Knochen, Muskeln, Eierstöcken, der Prostata und in den Inselzellen der Bauchspeicheldrüse vorkommt.

Warum brauchen wir Mineralstoffe?

Ohne Mineralstoffe würde unser Körper nicht funktionieren. Die Knochen wären weich, das Blut farblos und nicht in der Lage, Sauerstoff zu transportieren. Jede einzelne Zelle braucht Mineralstoffe. Ein Leben ohne Mineralstoffe ist nicht möglich.

Zusammensetzung des menschlichen Körpers

Bezogen auf 70 kg Körpergewicht

Aus Flindt 1995, nach Heidermanns 1957, Kleiber 1967.

Element	Anteil ca.	Masse ca.
Sauerstoff (O)	63%	44 kg
Kohlenstoff (C)	20%	14 kg
Wasserstoff (H)	10%	7 kg
Stickstoff (N)	3%	2,1 kg
Calcium (Ca)	1,5%	1 kg
Phosphor (P)	1%	0,7 kg
Kalium (K)	0,25%	170 g
Schwefel (S)	0,2%	140 g
Chlor (Cl)	0,1%	70 g
Natrium (Na)	0,1%	70 g
Magnesium (Mg)	0,04%	30 g
Eisen (Fe)	0,004%	3 g
Kupfer (Cu)	0,0005%	300 mg
Mangan (Mn)	0,0002%	100 mg
Iod (I)	0,00004%	30 mg

Wie viele Mineralstoffe braucht man?

Unser Körper benötigt die Mineralstoffe in unterschiedlicher Menge. Der Körper nimmt sich an Mineralstoffen, was er benötigt. Wenn der Körper nicht genügend Mineralstoffe erhält, kommt es zu Mineralstoffmängeln, die man durch eine Antlitzanalyse (Spurensuche im Gesicht) erkennen und feststellen kann (siehe Kapitel „Schüßler-Salze"). Mineralstoffe sollen täglich zugeführt werden. In Zeiten vermehrter Beanspruchung ist der Bedarf sogar erhöht, und es werden noch mehr Mineralstoffe benötigt. Je älter Sie sind, desto mehr Mineralstoffe braucht Ihr Körper.

Was bewirkt ein ausgeglichener Mineralstoff-Haushalt?

Wenn der Organismus gut mit Mineralien versorgt ist, kann er in begrenzten Mengen selbst Schwermetalle aus dem Bindegewebe ausscheiden. Dieses vermag u.a., die Giftwirkungen der Schwermetalle, wie Blei, Cadmium und Quecksilber, zu verringern. Ein ausreichendes Vorhandensein von Selen, Zink und Magnesium bewirkt die optimale Wirkung von Glutathion zur Entgiftung. Leider haben die meisten Menschen aber mehrere Mineralstoffmängel (siehe Kapitel „Schüßler-Salze"), sodass die Mineralstoffe fehlen und sich die Gifte im Körper einlagern.

Warum kann man Schwermetalle nur schlecht ausscheiden?

Bei Mineralienmangel verringert sich die Ausscheidung von Quecksilber beträchtlich. Sie müssen dem Körper Ersatz für das Quecksilber anbieten, weil er es sonst nicht hergibt. Da bei einem Mangel an Mineralstoffen der Körper nur schlecht in der Lage ist, Schwermetalle auszuscheiden, sollte zuerst eine Antlitzanalyse gemacht werden. Mit einer Antlitzanalyse (siehe Kapitel „Antlitzanalyse") können Sie die Mineralstoffmängel (Zink, Mangan, Kalium, Magnesium, Selen usw.) feststellen. Dann können Sie die Schüßler-Salze einnehmen – die Dauer ist bei jedem Menschen individuell –, um die fehlenden Mineralstoffe zu erhalten. Hier eignen sich die Schüßler-Salze sehr gut.

In welcher Form kann man Mineralstoffe zu sich nehmen?

Sie können die Mineralstoffe in Form von Schüßler-Salzen einnehmen (siehe Kapitel „Schüßler Salze").

Da Mineralstoffe im Körper nicht selbst hergestellt werden können, muss der Körper sie durch Zuführung von hochwertigen Nahrungsmitteln, (das ist auch nicht so einfach – siehe Studie Verlustwerte) und Mineralstoffen aufnehmen.

Starker Mineralstoffe-Verlust in der Nahrung

Da Mineralstoffe im Körper nicht selbst hergestellt werden können, muss der Körper sie durch Zuführung von hochwertigen Nahrungsmitteln (das ist auch nicht so einfach – siehe unten Studie Verlustwerte) und Mineralstoffen aufnehmen. Schüßler-Salze eignen sich hierzu perfekt.

Ernährungswissenschaftler stellen außerdem mit Erschrecken fest, dass unsere Lebensmittel immer weniger Mineralstoffe enthalten. Dies liegt vor allem an den modernen Anbau- und Erntemethoden, der Lagerungsweise und der industriellen Weiterverarbeitung der Rohstoffe.

Vergleich der Ergebnisse aus dem Jahre 1985, 1996 und 2002 mit entsprechenden Verlustwerten:

Mineralien und Vitamine in mg je 100g Lebensmittel	untersuchte Inhaltsstoffe	Ergebnis 1985	Ergebnis 1996	Ergebnis 2002	Verlust 1985-1996	Verlust 1985-2002
Brokkoli	Calcium	103	33	28	-68%	-73%
	Folsäure	47	23	18	-52%	-62%
	Magnesium	24	18	11	-25%	-55%
Bohnen	Calcium	56	34	22	-38%	-51%
	Folsäure	39	34	30	-12%	-23%
	Magnesium	26	22	18	-15%	-31%
	Vitamin B6	140	55	32	-61%	-77%
Kartoffeln	Calcium	14	4	3	-70%	-78%
	Magnesium	27	18	14	-33%	-48%
Möhren	Calcium	37	31	28	-17%	-24%
	Magnesium	21	9	6	-57%	-75%
Spinat	Magnesium	62	19	15	-68%	-76%
	Vitamin C	51	21	18	-58%	-65%
Apfel	Vitamin C	5	1	2	-80%	-60%
Banane	Calcium	8	7	7	-12%	-12%
	Folsäure	23	3	5	-84%	-79%
	Magnesium	31	27	24	-13%	-23%
	Vitamin B6	330	22	18	-92%	-95
	Kalium	420	327	-	-24%	-
Erdbeeren	Calcium	21	18	12	-14%	-43%
	Vitamin C	60	13	8	-67%	-87%

(Quellen: 1985 Pharmakonzern Geigy (Schweiz), 1996/2002 Lebensmittellabor Karlsruhe/Sanatorium)

189

Zu ähnlichen Ergebnissen kam eine Studie aus dem Jahre 2004 von der Uni Hamburg. Allein beim Apfel sind im 10-Jahresvergleich 87% der wichtigsten Mineralien weniger vorhanden. Es handelt sich vor allem um Eisen, Calcium und Kupfer. Noch schlimmer ist es beim Vitamin C, da sind es ganze 96%. Ähnlich sieht es mit der Tomate aus: Kupfer -65%, Eisen -6%, Vitamin C ca. -50%. Auch die Kartoffel schneidet nicht besser ab, sie enthält gerade mal halb so viel Eisen wie noch vor zehn Jahren.

Nährstoffverluste in unserer Nahrung

Verschärfend zu den Umweltproblemen kommt es zu einem ständig fortschreitenden Verlust von Nährstoffen in unseren Nahrungsmitteln. Neben der Überversorgung an Kalorienträgern kommt es zu einer Verarmung an Mineralstoffen und Vitaminen. Diese konnte in einer groß angelegten Studie des Schwarzwald Sanatoriums in Obertal eindrucksvoll gezeigt werden. Die Idee der Untersuchung war es aufzuzeigen, ob und wie sich der Gehalt von Mineralstoffen und Vitaminen in den verschiedensten Nahrungsmitteln innerhalb von 20 Jahren verändern kann. Zur Überraschung aller Beteiligten konnte aufgezeigt werden, dass der Vitamingehalt in den unterschiedlichsten Obstsorten, egal ob heimische Produkte oder exotische Früchte, um bis zu 80% zurückgegangen ist.

Verantwortlich für diese Entwicklung sind:

- weltweite Verwendung von Giften, Pestiziden und Herbiziden
- Turbowachstum beim Anbau
- Verarmung der Ackerböden an Mineralstoffen
- zu viel Kohlendioxid in der Atmosphäre
- viel zu frühe Ernten
- Obst und Gemüse werden in den seltensten Fällen ausgereift geerntet. Nur reife Früchte haben den vollen Gehalt an Mineralstoffen und Vitaminen.
- zu lange Transportwege und falsche Lagerung. Vitamine verlieren bei der Lagerung an der Atemluft durch Oxidation wichtige Vitamine.
- Durch den Einsatz der Gentechnologie wird die Qualität von Obst und Gemüse noch weiter minimiert.
- Die Zubereitung in Mikrowelle und Schnellkochtopf (aber teilweise auch durch normales kochen) zerstört Mineralstoffe und Vitamine.

Ein Ende dieser Entwicklung ist nicht absehbar, denn unsere Luft, unser Wasser und unsere Böden sind stark mit Giften belastet.

Die Grenze der biochemischen Belastbarkeit

Der Mensch gerät immer schneller an die Grenze der biochemischen Belastbarkeit, denn die für die Entgiftung notwendigen Mineralstoffe werden immer schneller verbraucht. Oft reichen dann schon geringe Menge von Gifte oder auch Stress, um schwere Symptome auszulösen. Die Mineralstoffreserven werden immer kleiner, sodass auch die Auslöser nicht besonders groß oder toxisch sein müssen.

Deshalb ist es wichtig, dass Sie Mineralstoffe in Form von Schüßler-Salzen (siehe Kapitel „Schüßler-Salze") zu sich nehmen. Mineralstoffe sollen täglich zugeführt werden. In Zeiten vermehrter Beanspruchung ist der Bedarf sogar erhöht, und es werden noch mehr Mineralstoffe benötigt.

Mineralstoffe in der Nahrung

Calciumgehalt in Nahrungsmitteln (mg/100g)

Parmesan	1.180
Emmentaler	1.020
Sesam-Samen	783
Grünkohl	230
Spinat	126
Milch (hat gar nicht so viel)	120

Chromgehalt in Nahrungsmitteln (µg/100g)

Paranüsse	100
Weizenvollkornbrot	49
Datteln (getrocknet)	29
Austernpilze	7,4

Eisengehalt in Nahrungsmitteln (mg/100g)

Schweineleber	15,8
Kürbiskerne	12,0
Linsen	7,5
Spinat	4,1
Kartoffeln	1,6

Kaliumgehalt in Nahrungsmitteln (mg/100g)

Spinat	633
Broccoli	465
Kartoffeln (gekocht mit Schale)	443
Feldsalat	421
Banane	393

Jodgehalt in Nahrungsmitteln (µg/100g)

Steinbutt	500
Kabeljau	170
Thunfisch	50

Kupfergehalt in Nahrungsmitteln (mg/100g)

Milchsaure Gurken	8,0
Bierhefe	3,32
Haselnuss	1,28

Magnesiumgehalt in Nahrungsmitteln (mg/100g)

Kürbis- und Sonnenblumenkerne	400
Weizenkeime	250
Haferflocken	139
Mais	120

Reis	64
Bananen	46
Grünkohl	31

Mangangehalt in Nahrungsmitteln (mg/100g)

Schwarzer Tee	73 aufgrund des Gerbstoffgehaltes nur schwer verfügbar
Weizenkeime	11
Haselnüsse	5,7
Haferflocken	4,5

Natriumgehalt in Nahrungsmitteln (g/100g)

Ein Gramm Kochsalz enthält 0,4 g Natrium und 0,6 g Chlorid.

Salzheringe	6
Lachs	4
Matjesheringe	2,5
Oliven	2

Selengehalt in Nahrungsmitteln (µg/100g)

Kokosnüsse	810
Pistazien	450
Steinpilze	184
Kohlrabi	167
Paranüsse	103

Siliciumgehalt (Kieselsäure) in Nahrungsmitteln (mg/100g)

Hirse	500
Hafer	450
Kartoffeln	400
Gerste	188

Zinkgehalt in Nahrungsmitteln (mg/100g)

Roggenkeime	20
Weizenkeime	12
Bierhefe	8,4
Kalbsleber	8
Sonnenblumenkerne	5

Phosphatgehalt in Nahrungsmitteln (mg/100g)

Schmelzkäse	945
Parmesan	743
Emmentaler	636

Bedeutung der Abkürzungen mg und µg

- 1 Milligramm (mg)
- 1 Mikrogramm (µg)

Nahrungsmittel mit entgiftender Wirkung

Artischocke
hat eine harntreibende, verdauungsfördernde und gallenanregende Wirkung.

Brennnessel
ist stark entgiftend, Stoffwechsel anregend in Galle und Leber und reinigt das Blut.

Löwenzahn
stärkt Galle, Leber, Nieren und Blase.

Ackerschachtelhalm
Als Tee und Bad zeigt der Ackerschachtelhalm eine harntreibende und bindegewebsstärkende Wirkung.

Mariendistel
ist verdauungsfördernd.

Knoblauch
schützt die Leber und unterstützt sie in ihrer Entgiftungsfunktion, z.B. bei Schwermetallvergiftungen (Quecksilber, Kadmium).

Chlorella (siehe Kapitel „Chlorella")

Bärlauch (siehe Kapitel „Bärlauch")

Koriander (siehe Kapitel „Koriander")

Schüßler-Salze – ein biochemisches Wundermittel

Schüßler-Salze sind Mineralsalze in einer potenzierten Dosierung. Die Therapie mit Schüßler Salzen geht auf den Arzt Dr. Wilhelm Heinrich Schüßler (1821-1898) zurück und basiert auf der Annahme, Krankheiten entstünden durch Störungen des Mineralhaushalts der Körperzellen und könnten durch die Einnahme von Schüßler Salzen wieder geheilt werden. Der Körper bzw. die Zellen kommen wieder ins Gleichgewicht. Und Gleichgewicht bedeutet Gesundheit.

Wie wirken die Schüßler-Salze?

Unser Körper ist ein biochemischer Haushalt und besteht aus Calcium, Kalium, Magnesium, Natrium, Eisen und so weiter.
Bei der Biochemie geht es um chemische Vorgänge, welche in allen Lebewesen (Mensch, Tier, Pflanze) stattfinden. Diese Vorgänge werden auch als Stoffwechsel bezeichnet.

Unter Stoffwechsel versteht man, dass eine chemische Umwandlung von Stoffen aber auch Transport und Aufnahme in einem Organismus stattfinden. Um einen Fremdstoffwechsel handelt es sich, wenn Fremdstoffe im Spiel sind, z.B. Schwermetalle. Damit Körpersubstanz aufgebaut wird und/oder erhalten werden kann, benötigt der Körper gewisse biochemische Vorgänge. Biochemische Vorgänge sind zum Beispiel Atmung, Ernährung sowie diverse Transportvorgänge. Enzyme katalysieren chemische Reaktionen, was für den Stoffwechsel äußerst wichtig ist. Der Stoffwechsel ist nichts anderes als der Austausch freier Energie.

Störungen dieser harmonischen Ausgewogenheit führen zu Krankheitserscheinungen. Der Mangel eines Minerals beeinträchtigt den gesamten Stoffwechsel.

Auch Rudolf Virchow (deutscher Arzt) und Jakob Moleschott (niederländischer Arzt und Physiologe) kamen zu diesem Ergebnis.

Gesunde Zellen – gesunder Körper

Dr. Rudolf Virchow (1821-1902)
Die Krankheit des Körpers ist die Krankheit veränderter Zellen.

Jakob Moleschott (1822-1893)
Das Wesen der krankhaft veränderten Zelle besteht im Verlust an Mineralstoffen.

Dr. Wilhelm Heinrich Schüßler (1821-1898)
Die Krankheiten entstehen durch Störungen im Mineralstoffhaushalt und können durch Einnahme der Mineralsalze wieder geheilt werden.

Das Ziel der „Biochemischen Heilweise" nach Dr. Schüßler ist die Wiederherstellung der normalen Funktion der Zellen.

Wo im Körper befinden sich die Mineralstoffe?

Jeder Mineralstoff ist unterschiedlich im Körper verteilt: Einige Mineralstoffe sind überwiegend in den Zellen (intrazellulär), andere wiederum zirkulieren hauptsächlich im Blutkreislauf, befinden sich also außerhalb der Zellen (extrazellulär).

Sie sollen in einem biochemischen Gleichgewicht vorhanden sein. Um dieses Gleichgewicht im Körper wiederherzustellen, ist die Einnahme der Schüßler-Salze zu empfehlen.

Was können die Schüßler-Salze?

Die Mineralsalze nach Dr. Schüßler üben einen bestimmten Einfluss auf die Funktionen der Körperorgane aus. Wir brauchen Mineralstoffe in allen Zellen im Körper, im Blut, in der Lymphe, den Nerven, in Muskeln, Knochen, Zähnen, Sehnen und im Bindegewebe.

Da die Mineralsalze anorganische Salze sind, deren Herstellung nicht im Körper selbst möglich ist, ist er auf eine Zufuhr von außen angewiesen.

196

Ein Beispiel

Man kann dies gut mit einem Auto vergleichen. Jedes Auto stottert, wenn es schlechtes Benzin erhält, hat einen Leistungsverlust oder bleibt einfach stehen, weshalb jeder seinem Auto eine gute Qualität von Benzin und Öl anbieten möchte – damit es möglichst lange und zuverlässig ohne Altersschäden läuft. Führen wir dem Auto wieder das richtige Benzin zu, so läuft es wieder, und die Störung ist aufgehoben.

So ist es beim Menschen auch. Bekommt er das fehlende Mineralsalz, dann wird der Mangel wieder behoben. Bekommt er es nicht, kann es zu weiteren Mineralstoffmängeln kommen, und der Mensch wird krank.

Die Schüßler-Salze funktionieren wie ein Schlüssel im Schloss.
Sie schließen die Zelloberfläche auf und geben den Weg ins Innere frei. Dass die Schüßler-Salze in ihrer Struktur so „klein" sind, dass sie bereits über die Mundschleimhaut in unseren Organismus gelangen, verdanken wir dem aus der Homöopathie bekannten Herstellungsverfahren des Potenzierens.

Welche Aufgaben erfüllen die Schüßler-Salze?

- Aufrechterhaltung des Säure-Basen-Gleichgewichts
- Stärkung des Stoffwechsels
- Steuerung der Hormone
- Kräftigung des Immunsystems
- Gewährleistung der Ernährung der Zellen
- Verbesserung der Nährstoffverwertung
- Sie sorgen als Katalysator dafür, dass die Zellen zielgerichtet arbeiten.
- Aufbau und Erhalt der Zellen, Knochenstruktur und Muskeln
- Schönheitsmittel für Haut, Haare und Nägel
- und ganz wichtig: **Entgiftung von Giften und Schwermetallen**

Ist die Zelle gesund, ist der Mensch gesund. Die Schüßler-Salze können Ihnen dabei helfen, gesund zu bleiben oder zu werden.

Wie kann es zu einem Mineralstoffmangel kommen?

- von Geburt an (Mutter hat Mineralstoffmängel übertragen)
- Amalgam (Zahngifte im Mund) u.a. Schwermetalle
- falsche, unausgewogene Ernährung
- Zubereitung in der Mikrowelle – Mikrowellennahrung

197

- Giftstoffe in der Nahrung
- Gifte in Luft, Boden und Wasser
- Stress
- zu wenig Bewegung
- starkes Schwitzen (Salzverlust beim Sport)
- Schwangerschaft und Stillzeit
- Durchfall und Erbrechen
- zu viel Alkohol
- Essstörungen (Magersucht, Bulimie, Anorexia)
- Medikamente und Abführmittel
- Narkosen von Operationen
- Wechseljahre (Störungen des Hormonhaushalts)
- starke Menstruationsblutungen
- negative Gedanken, z.B. Angst, Hass, Wut, Neid

Was hemmt die Mineralstoffe?

Schwermetalle und Umweltgifte sind ursächlich an alltäglichen Erkrankungen mitbeteiligt und verdrängen Mineralstoffe und Spurenelemente von ihren Enzymstellen, sodass der Stoffwechsel blockiert wird. Es kommt zu Mangelerscheinungen der verdrängten Mineralstoffe (z.b. Magnesium-, Kalium- und Zinkmangel).

Welche Folgen hat ein Mineralstoffmangel?

Bei Mineralstoffmängeln holt sich der Organismus seine Mineralien aus dem Speicher, der im gesamten Körper verteilt ist. Man unterscheidet zwischen Arbeitsspeicher und Langzeitspeicher. Die Arbeitsspeicher stellen bei einer Mangelsituation den benötigten Mineralstoff zur Verfügung. Die Langzeitspeicher dienen bei Krankheiten oder Belastungssituationen als Reserve. Wenn diese aber erschöpft sind, da der laufende Bedarf von Mineralstoffen nicht mehr gedeckt werden und nicht so schnell aufgefüllt werden kann, kommt es zu einem akuten Mineralstoffmangel.

Dadurch wird der Mineralstoffhaushalt des Körpers belastet. Der Körper holt sich dann die für die einseitige Funktion verbrauchten Mineralsalze aus sich selbst, um die notwendigsten Körpervorgänge aufrechtzuerhalten und das Leben zu schützen.

Hält die einseitige Belastung an, entstehen immer stärkere und dann auch mehrfache Mineralstoffmängel, die schließlich zu Funktionsstörungen bis hin zu Ausfällen der Zellen, Organe, Organsysteme und sonstiger Körpersysteme führen. Dadurch entstehen Krankheiten, wie z.B. Allergien, Schilddrüsenerkrankungen usw., denn der Mineralstoffhaushalt der Zellen ist gestört.

Mineralstoffmangel in der Schwangerschaft

Was die Mutter nicht hat, kann sie dem Kinde nicht geben. Wenn die Mutter einen Mineralstoffmangel hat, kann sie dem Kind die entsprechenden Mineralstoffe auch nicht geben. Daher ist es von Vorteil, bevor man schwanger wird, erst mal richtig zu entgiften und die fehlenden Mineralstoffe einzunehmen.

Kennen Sie den Spruch „Jedes Kind kostet einen Zahn"? Durch den erhöhten Calciumbedarf greift der Organismus notfalls auch auf die Calciumspeicher der Zähne zurück.

Wie können Sie einen Mineralstoffmangel beseitigen?

Mit den Schüßler-Salzen können Sie Ihre Speicher im gesamten Körper mit den fehlenden Mineralstoffen wieder auffüllen.

Giftstoffe im Körper verdrängen die Mineralstoffe, sodass diese dort eingelagert werden und großen Schaden verursachen können. Mit den Schüßler-Salzen sowie Chlorella, Bärlauch und Koriander bringen Sie die Gifte wieder aus Ihrem Körper heraus.

Achtung: Koriander löst sogar Gifte im Gehirn. Bitte genau im Kapitel Koriander und Ausleitung nachlesen, da man hier auch einiges verkehrt machen kann.

Welche Schüßler-Salze gibt es?

Inzwischen gibt es 27 Schüßler-Salze, 12 Basismittel und 15 Ergänzungsmittel (siehe nächste Seite).

Welche Schüßler-Salze gibt es?

Nr. 1 Calcium fluoratum D12 — Gefäß- und Elastizitätsmittel
Nr. 2 Calcium phosphoricum D6 — Aufbau- und Regenerationsmittel
Nr. 3 Ferrum phosphoricum D12 — bringt Sauerstoff zur Zelle
Nr. 4 Kalium chloratum D6 — chemisches Entgiftungsmittel
Nr. 5 Kalium phosphoricum D6 — Antibiotikum in der Biochemie
Nr. 6 Kalium sulfuricum D6 — Entgiftungsmittel
Nr. 7 Magnesium phosphoricum D6 — Entspannungsmittel
Nr. 8 Natrium chloratum D6 — Entgiftungsmittel
Nr. 9 Natrium phosphoricum D6 — Entsäuerungsmittel
Nr. 10 Natrium sulfuricum D6 — Entgiftungsmittel
Nr. 11 Silicea D12 — Bindegewebsmittel
Nr. 12 Calcium sulfuricum D6 — Entgiftungsmittel Bindegewebe

Welche Ergänzungsmittel gibt es?

Nr. 13 Kalium arsenicosum D6 — Stärkungsmittel
Nr. 14 Kalium bromatum D6 — Entspannungsmittel
Nr. 15 Kalium jodatum D6 — Stoffwechselmittel Schilddrüse
Nr. 16 Lithium chloratum D6 — Stärkungsmittel Nieren
Nr. 17 Manganum sulfuricum D6 — Entgiftungsmittel
Nr. 18 Calcium sulfuratum D6 — Entgiftungsmittel
Nr. 19 Cuprum arsenicosum D6 — Entgiftungsmittel
Nr. 20 Kalium aluminium sul. D6 — Entgiftungsmittel
Nr. 21 Zincum chloratum D6 — Entgiftungsmittel
Nr. 22 Calcium carbonicum D6 — Stärkungsmittel
Nr. 23 Natrium bicarbonicum D6 — Entsäuerungsmittel
Nr. 24 Arsenum jodatum D6 — Turboreiniger und Allergiemittel
Nr. 25 Aurum chloratum nat. D6 — Hormonsteuerungsmittel
Nr. 26 Selenium D6 — Entgiftungs- und Krebsschutzmittel
Nr. 27 Kalium bichromicum D6 — Stoffwechselmittel

Achtung: Bei der Dosierung der Ergänzungsmittel ist es sinnvoll, sich von einem Mineralstoffberater beraten zu lassen, da man manche Ergänzungsmittel nicht so lange einnehmen kann wie die Schüßler Salze Nr. 1-12.

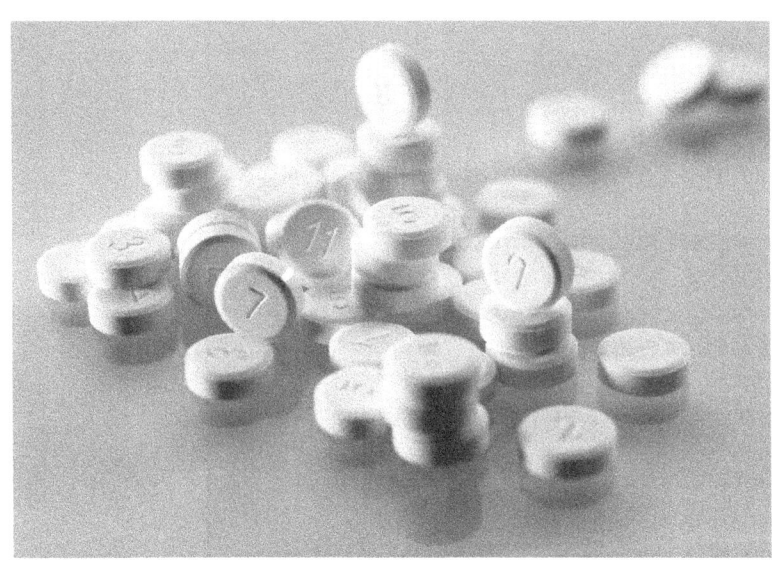

Nr. 1 Calcium fluoratum D12

Antlitzzeichen

- Karo-, Würfel- und Fächerfalten
- bräunlich-schwärzlich
- blaue Lippen
- Abschuppungen
- Hornhaut
- rissige Haut und Lippen
- welke Haut
- Firnisglanz an der Stirn

Vorkommen im Körper
Knochen, Knorpel, Zahnschmelz, Sehnen, Haut und Nägel

Mineralstoff für alle Hüllen

- Haut
- innere Hüllen wie Blutgefäße
- Knochenhüllen
- Oberfläche der Zähne, Zahnschmelz
- Aderwände: Krampfadern, Hämorrhoiden
- Zellwände
- Gefäß- und Elastizitätsmittel

Betriebsstoff für Hornstoff (Keratin)

- bei Mangel verliert Keratin seine Elastizität und wird brüchig
- raue Hände (Winter, häufiges Händewaschen)
- rissige Hände und Lippen, eingerissene Mundwinkel
- Hornhaut, Schwielen, Schrunden, Hühneraugen, schuppige Haut

Mittel für Elastizität in allen Geweben, Muskeln, Sehnen und Bändern

- z.B. bei Organsenkungen, Inkontinenz, Krampfadern, bei lockeren Zähnen, Schielen, Narben
- Erschlaffung – macht Schlaffes straff und Straffes schlaff
- Verhärtung – macht Hartes weich und Weiches hart

Wirkung: wirkt sehr langsam

Anwendungsgebiete
- Krampfadern
- Hämorrhoiden
- raue Hände und Lippen
- eingerissene Mundwinkel
- Hornhaut
- schuppige Haut
- Elastizität der Haut und Aderwände
- Narben
- Karies
- Inkontinenz
- Bänderschwäche
- Organsenkungen
- Schlottergelenke

Persönlichkeitsbild
- haltlos, dünnhäutig oder verkrustet
- Angst vor dem Urteil anderer oder völlige Gleichgültigkeit
- Schwierigkeiten sich abzugrenzen
- braucht Schutz und Vertrauen
- Furcht vor dem Ruin
- Ziel: Vertrauen in das eigene Können entwickeln

Nr. 2 Calcium phosphoricum D6

Antlitzzeichen
- wächsernes Aussehen
- durchsichtige Zahnspitzen
- weiße Flecken auf Zähnen

Vorkommen im Körper
Knochen, Muskeln und Zähne

Mittel für Knochenaufbau und Zahnbildung
- Wachstumsschmerzen
- Osteoporose
- Knochenbrüche
- mangelnder Knochenaufbau

Blutbildung bzw. Blutaufbau
- wächserne Blässe durch Blutmangel bei Kindern
- nach Blutverlust
- Nasenbluten
- starke Menstruation

Eiweißstoffwechsel bzw. Eiweißabbau
- Eiweißspeicherkrankheit (Dickleibigkeit)
- Allergie auf tierisches Eiweiß

Betriebsstoff für die willkürliche Muskulatur
- (alle Muskeln, die ich beeinflussen kann)
- Muskelverspannungen, Muskelkrämpfe
- Nacken-Schulter-Bereich: Spannungskopfschmerz
- Wadenkrämpfe
- Schlafstörungen, z.B. durch Zähne knirschen
- bellender Husten

Wirkung: wirkt bei Muskelkrämpfen sehr schnell, wirkt bei Knochenaufbau sehr langsam

Anwendungsgebiete

- Knochenbrüche
- Osteoporose
- starke Menstruation
- Muskelkrämpfe und -verspannungen
- Wadenkrämpfe
- Nackenverspannung
- Zähneknirschen
- bellender Husten
- Wachstumsschmerzen bei Kindern

Persönlichkeitsbild

- Angst zu verhungern
- braucht viel Zuwendung
- sucht Halt und Sicherheit bei anderen
- Schwierigkeiten, zu sich selbst zu stehen
- Furcht die Liebe zu verpassen
- Ziel: Vertrauen in das eigene Sein finden

Nr. 3 Ferrum phosphoricum D12

Antlitzzeichen
- Ferrumschatten (sitzt neben der Nasenwurzel)
- Einbuchtung der Nasenwurzel
- Ferrumröte an den Ohren (warme oder heiße Ohren)
- entzündete Hautstellen

Vorkommen im Körper
Blut, Leber, Milz, Knochenmark

Mineralstoff für den Energiehaushalt und Antioxidans
- Müdigkeit
- freie Radikale werden nicht richtig gebunden
- Eisenaufnahme wird gefördert
- bei niedrigen Eisenwerten im Blut

Wenn Sie eine Eisenspeicherkrankheit, d.h. zu viel Eisen im Blut haben, dürfen Sie auch die Nr. 3 Ferrum phosphoricum einnehmen, da die Schüß-ler-Salze den Überschuss ins Gleichgewicht bringen. Eisenpräparate dürfen Sie hier nicht einnehmen, da es sonst zu Eisenablagerungen an Leber und Milz kommt. Außerdem kann eine unkontrollierte Zufuhr hochdosierter Ei-senpräparate zu einer gefährlichen Eisenablagerung in der Leber führen.

Sauerstofftransport, Durchblutung
- bringt Sauerstoff zu den Zellen
- Konzentrations- und Gedächtnisschwäche
- Muskelkater
- Ohrgeräusche
- Immunsystem
- Sonnenunverträglichkeit
- kurbelt den Stoffwechsel an

Erste-Hilfe-Mittel
- Verletzungen
- Verbrennungen
- Verstauchungen
- Prellungen
- Schürf- und Schnittwunden
- Kopfschmerzen
- Schmerzen, die pulsieren, pochen, klopfen
- wirkt sehr schnell

Mittel für das 1. Stadium einer Krankheit
- niedriges Fieber bis 38,5°C
- infektiöse Krankheiten im Anfangsstadium
- Entzündungsmittel

Hinweis:
Kaffee, schwarzer Tee und Theobromin im Kakao verstärken Eisenmangel.

Anwendungsgebiete
Fieber, Entzündungen, Sonnenunverträglichkeit, Immunsystem, kurbelt den Stoffwechsel an, bei niedrigen Eisenwerten, Müdigkeit, Erste-Hilfe-Mittel, Prellungen, Verletzungen, Wunden

Persönlichkeitsbild
- willensstark
- hitziges Temperament mit Neigung zu Jähzorn
- kämpft
- Konflikte werden nach außen getragen (wenn nicht, kommt es zu Entzündungen

Nr. 4 Kalium chloratum D6

Antlitzzeichen
- milchig, rötlich, bläulich
- Milchbrille, Milchbart
- Couperose und Besenreiser
- Hautgrieß

Vorkommen im Körper
Drüsen und Schleimhäute

Entgiftungsmittel für alle chemischen Gifte
- Amalgam
- Medikamente
- Hormone
- Impfstoffe
- Narkotika
- Farbstoffe

Gifte wirken über die Haut, Schleimhaut und Atemwege. Gifte finden sich in der Nahrung, Kleidung und Kosmetik, Putzmittel, Pflanzenschutzmittel, Luft (Autoabgase) usw. (siehe Kapitel „Wirkung der Gifte").

Blutverdünnungsmittel
- bei dickflüssigem Blut (Viskosität)
- Couperose, Besenreiser
- Schwerhörigkeit

Entzündungsmittel für das 2. Stadium einer Krankheit
Hauptmittel für das 2. Entzündungsstadium

Betriebsstoff für die Bildung von Faserstoffen
- Aufbau des Bindegewebes
- Bronchien mit zähem, weißem Schleim
- weißer Schleim

Betriebsstoff für die Drüsen

- für alle Drüsen, z.B. Verdauungsdrüsen, Schilddrüse, Bauchspeicheldrüse, Leber usw.
- wirkt meist sehr langsam – ein Mangel baut sich meist sehr langsam auf

Anwendungsgebiete

- Entgiftungsmittel für alle chemischen Gifte
- Hautgrieß
- Couperose und Besenreiser
- bei dickflüssigem Blut
- Schwerhörigkeit
- Bronchitis
- schleimiger Husten

Persönlichkeitsbild

- Überbetonung der Emotionen
- an Gefühlen festhalten
- Distanzlosigkeit (Mütter, die sich von ihren Kindern nicht distanzieren können, weil sie sie so sehr lieben)
- Argwohn und Gereiztheit

Nr. 5 Kalium phosphoricum D6

Antlitzzeichen

- eingefallene Schläfen
- aschgraue Färbung
- graue Haare

Vorkommen im Körper

Schläfen, Milz, Nerven

Nervenmittel

- Energiemittel „Muntermacher" – bitte nicht abends einnehmen, sonst können Sie evtl. nicht schlafen
- Nervensubstanz
- Hauptmittel bei Erschöpfungszuständen (körperlich und seelisch)
- Weinerlichkeit, Mutlosigkeit, Platzangst, Verzagtheit
- Konzentrations- und Gedächtnisschwäche
- Werkzeug für Lecithinverwertung für angegriffene Nerven und Lähmungen
- Zahnfleischbluten, Parodontose
- diffuses Hungergefühl
- Hunger auf Nussschokolade und Nüsse

Biochemisches Antiseptikum

- das Penicillin der Biochemie
- Abbau von Stoffwechselgiften
- Kampfstoff der Erreger
- hohes Fieber über 38,8°C

Gewebeaufbau mit Hilfe von Nr. 8 Natrium chloratum

- Nr. 5 Kalium phosphoricum liefert Energie
- Nr. 8 Natrium chloratum befähigt die Zelle, ausreichend Flüssigkeit aufzunehmen, damit sie sich teilen kann.
- Gewebeschwund (Atrophie = Abnahme der Zellen bzw. der Zellzahl), z.B. Schleimhäute, Muskeln

Anwendungsgebiete

- Mundgeruch
- Mundfäule
- Zahnfleischentzündung
- Mykosen
- hohes Fieber ab 38,8°C
- Gedächtnisschwäche
- Erschöpfung
- Depressionen
- stinkende Wunden
- kreisrunder Haarausfall
- angegriffene Nerven
- Ängstlichkeit
- Antriebslosigkeit
- Platzangst
- Zahnfleischbluten

Persönlichkeitsbild

- Neigung zu Depressionen
- Schwarzsehen
- nervliche Erschöpfung
- Platzangst
- Überreiztheit durch Überanstrengung

Nr. 6 Kalium sulfuricum D6

Antlitzzeichen
- gelblich-bräunlich im Gesicht
- Pigmentflecken und Pigmentstörungen
- Altersflecken
- Muttermale
- Sommersprossen

Vorkommen im Körper
Leber, Bauchspeicheldrüse, Oberhaut

Sauerstoffübertragung in die Zelle
- bringt Sauerstoff in die Zellen
- Lufthunger
- Muskelkater
- Asthma

Betriebsstoff für die Bauchspeicheldrüse und Leber
- Entgiftungsmittel für die Bauchspeicheldrüse
- Regenerationsmittel für die Leber
- Völlegefühl
- Insulinproduktion gestört bei Diabetes I + II

Steuerung der Pigmentierung
- Verteilung des Melanin (Nr. 19 Kupfer – Bildung von Melanin)
- Pigmentflecken
- Muttermale
- Schwangerschaftsflecken
- Altersflecken
- Vitiligo (Weißfleckenkrankheit)

Drittes Stadium im Verlauf einer Krankheit
- chronische Krankheiten
- wirkt sehr langsam

Zellreinigung
- holt Abfallstoffe aus der Zelle heraus (wie ein Hausmeister)
- wirkt schnell

Achtung:
Da die Nr. 6 Gifte im Bindegewebe löst, kann es zu starkem Juckreiz kommen. Deshalb immer zusammen mit Nr. 10 Natrium sulfuricum (das Entgiftungsmittel) einnehmen. Wenn Sie schon Juckreiz haben, die Nr. 6 noch nicht einnehmen, sondern erst mit der Nr. 10 Kalium sulfuricum entgiften.

Ich gebe bei meinen Beratungen meistens die Nr. 6 nicht gleich von Anfang an, da es eben schon oft zum Juckreiz kam.

Anwendungsbereiche
- Lufthunger
- Klaustrophobie (Angst vor engen Räumen, Fahrstühlen, Tunnels)
- Asthma
- Muskelkater
- Vitiligo
- Pigmentstörungen
- Altersflecken
- braune Flecken auf der Haut
- Diabetes
- chronische Krankheiten

Persönlichkeitsbild
- Angst vor räumlicher Beengung
- Angst zu ersticken
- Es fällt schwer zu verzeihen (schwere Kindheit).
- Man hat den Wunsch versorgt zu werden.

Nr. 7 Magnesium phosphoricum D6

Antlitzzeichen
- Magnesiumröte im Gesicht und am Hals
- hektische Flecken (Hals, Wangen)
- Verlegenheitsröte
- Röte nach Alkoholgenuss
- kalte, rote Ohren

Vorkommen im Körper
Nerven, Herz, Drüsen

Krampf- und Schmerzmittel
- Menstruationsbeschwerden
- Migräne
- Blähungen („Heiße 7")
- plötzliche Schmerzen, einschießend, bohrend, stechend, krampfartig
- wirkt schnell

Betriebsmittel für die unwillkürliche Muskulatur
- Peristaltik des Darms
- rhythmische Bewegungen des Herzens
- rhythmische Bewegungen der Gebärmutter
- Schwangere haben häufig Wadenkrämpfe
- nachlassende Muskelleistung, z.B. Sportler

Steuerung des vegetativen Nervensystems
- Herzmittel
- Einfluss auf Nerven, Kreislauf, Drüsen, Verdauung, Stoffwechsel
- nervöser Juckreiz
- Anti-Stressmittel

Schlaf- und Weckmittel
- löscht das Licht und zündet es am Morgen wieder an
- Man schläft am Abend entspannt ein und geht entspannt in den Tag.

Anwendungsbereiche

Stress, Verstopfung, Muskel- und Wadenkrampf, blitzartige Schmerzen, Verstopfung, Migräne, Schlafstörungen, Herzrhythmusstörungen, Herzstechen, Prüfungsangst, nervöser Juckreiz (normaler Juckreiz Nr. 10), Menstruationsschmerzen, Lampenfieber, Heißhunger auf Schokolade

Oft zeigt sich ein Magnesiummangel in einem Heißhunger auf Schokolade – nicht, weil der Körper Schokolade will, sondern weil er Magnesium braucht. Dem Heißhunger nachzugeben wäre nun jedoch nicht der richtige Weg, da gewöhnliche Milchschokolade sehr wenig Kakao, dafür sehr viel Zucker und reichlich Milchpulver enthält. Eine kakaoreiche Alternative wäre Bitterschokolade. Wählen Sie hier am besten eine Schokolade mit mindestens 70 Prozent Kakaoanteil.

Persönlichkeitsbild

- möchte vor anderen bestehen können
- möchte gesehen und anerkannt werden
- offen und kontaktfreudig
- braucht Geselligkeit, Familie
- braucht Bestätigung
- oder ist verschlossen und schüchtern
- schämt sich leicht
- Abhängigkeit und Mangel an Grenzen

Aus der Praxis:

Die Nr. 7 Magnesium phosphoricum sehe ich oft nicht bei den Antlitzanalysen, und man braucht es doch, z.B. bei Schlafstörungen. Wir sind ständig durch die Funkmasten Strahlungen ausgesetzt. Die meisten Menschen spüren sie nicht, aber unser Körper spürt den ständigen Dauerstress. Vielleicht ist das eine Erklärung.

Nr. 8 Natrium chloratum D6

Antlitzzeichen

- große Poren
- Gelatineglanz (schaut aus wie ein feuchter Glanz) an Oberlidern, Ohren oder im Gesicht
- Platzbacken
- trockene Haut
- tränende Augen

Vorkommen im Körper

Niere, Schleimhäute, Sehnen, Bänder, Knorpel

Regulation von Flüssigkeits- und Wärmehaushalt

- Feuchtigkeitsgehalt im Körper
- Betriebsstoff für die Niere
- Bluthochdruck
- Erste Hilfe bei Verbrennungen
- wirkt schnell bei Schnupfen, Allergien

Bindung von Schleim (Mucin)

- Fließschnupfen
- Nebenhöhlenprobleme

Stoffwechselmittel

- bei nicht durchbluteten Geweben
- Gelenkgeräusche – Knacken im Gelenk
- für Sehnen, Knorpel und Bänder
- für Bandscheiben
- Auge (grauer Star – grüner Star)
- wirkt langsam bei Knorpelproblemen
- Wenn es kracht, die Nr. 8!

Entgiftungsmittel für biologische und metallische Gifte

- Insektenstiche
- Zeckenbiss (Borreliose)
- Heuschnupfen
- Allergien

Anwendungsgebiete

- Allergien und Nahrungsmittelunverträglichkeiten
- Süchte, z.B. Alkohol
- Bluthochdruck
- Bandscheibenbeschwerden
- Gelenkknacken
- Schnupfen
- Schlundbrennen
- Blasenentzündung
- trockene Haut und Kopfschuppen
- trockener Husten
- trockenes oder tränendes Auge
- brennender Schmerz
- kalte Hände und Füße
- viel oder wenig Schwitzen
- viel oder wenig Durst
- Hunger nach Salzigem

Persönlichkeitsbild

- es geht um Ausgleich von Nehmen und Geben
- im Fluss sein
- Mangel an Lebensfreude
- introvertiert
- sehnt sich nach Liebe
- Alles wird von der schlimmsten Seite betrachtet.
- Leistungsbereitschaft und unterdrückter Seelenschmerz

Aus der Praxis

Die Nr. 8 Natrium chloratum hat mich dazu bewegt, dieses Buch zu schreiben, das ich eigentlich nie geplant hatte. Bei meinen zahlreichen Antlitzanalysen habe ich festgestellt, dass wir alle einen Mangel an der Nr. 8 haben. Besonders auch bei jungen Menschen sehe ich die Antlitzzeichen. Die Nr. 8 ist für das Entgiftungsorgan Niere und alle biologischen Gifte. Unsere Nieren können die Schwermetalle und sonstigen Gifte nicht mehr richtig ausscheiden.

Nr. 9 Natrium phosphoricum D6

Antlitzzeichen

- Fettglanz
- gerötetes Kinn
- Säurefalten
- Pickel, Akne
- fettige Haare
- Fettbacken und Hängekinn

Vorkommen im Körper

Lymphe

Entsäuerungsmittel

- reguliert den Säurehaushalt
- wichtigstes Mittel für die Harnsäure
- Sodbrennen
- Gelenkschmerzen
- Krankheiten des rheumatischen Formenkreises (Gicht, Arthrose, Rheuma)
- Ausscheidungen riechen sauer (Harn und Schweiß)
- wirkt schnell bei Sodbrennen, Heißhunger auf Süßes, Müdigkeit

Achtung:

Kein Basenpulver über längere Zeit einnehmen. Basenpulver binden Säuren. Der Säurespiegel wird dadurch abgesenkt. Es entsteht ein Säuremangel und der Organismus produziert noch mehr Magensäure. Im Bereich des Magens (pH-Wert 1-3) ist ein saurer Wert erwünscht und sehr wichtig.

Regulation des Fettstoffwechsels

- Akne, Pickel, Mitesser
- fette und trockene Haut
- Fettdickleibigkeit
- Lipome

Immunhaushalt

- stärkt das Immunsystem
- Säureüberschuss schwächt Immunhaushalt

Anwendungsbereiche

- Sodbrennen
- fettige Haare
- fettige Haut
- Pickel im Gesicht und am Körper
- Neurodermitis
- saure Ausscheidungen
- Lipome
- Müdigkeit nach dem Essen
- Heißhunger auf Süßigkeiten

Persönlichkeitsbild

- Druck, auch gegen sich selbst
- so viel wie nötig und so wenig wie möglich
- eigene Würde ist wichtig
- stinksauer werden
- ärgert sich leicht

Nr. 10 Natrium sulfuricum D6

Antlitzzeichen

- grünlich-gelblich
- Augen gelb
- Gesicht, Augen, Hände oder Füße geschwollen
- Tränensäcke
- rote Nase („Schnapsnase")

Vorkommen im Körper
Leber, Galle, Darm

Entgiftungsmittel

- Hauptbetriebsstoff für die Leber
- Unterstützung der Leber bei der Bildung der Galle
- juckende-beißende Ekzeme
- Fieberblasen, Herpes, Warzen
- Schadstoffdickleibigkeit (wenn man nicht abnimmt)
- Gewebe- und Blutreinigungsmittel

Abbau von Verschlackungen

- beginnende Grippe (Virus)
- geschwollene Hände, Füße, Augen und Tränensäcke
- Vergiftungskopfschmerz (Kater)
- Unterschenkelgeschwür (+ Nr. 12)
- Durchfall (+ Nr. 8 + Nr. 9)
- wirkt bei Blähungen schnell

Regulierung des Speicherzuckers (Glycogen)

- Diabetes Typ I + II
- bei Typ I mehr von Nr. 6
- bei Typ II mehr von Nr. 10

Betriebsstoff des Dickdarms

- Morbus Crohn (chronisch entzündliche Darmerkrankung)
- Colitis ulcerosa (nur Dickdarm entzündet)

Anwendungsbereiche

* Hautjucken
* Herpes
* Warzen
* Blähungen
* Sonnenallergie
* Fieberblasen
* baut Alkohol ab
* Tränensäcke
* geschwollene Hände und Beine

Bei Blähungen können sie auch Gewürze wie z.b. Bohnenkraut, Koriander, Kümmel, Kreuzkümmel, Bockshornklee, Kurkuma, Dill, Cayenne oder auch Ingwer verwenden.

Wichtig:

Nr. 10 ist wie eine Müllabfuhr im Körper. Es ist das Mittel für die Entgiftung. Nr. 6 ist der Hausmeister. Er putzt allen Dreck (Gifte und Säuren) im Körper zusammen und bildet Häufchen. Wenn nun nicht die Nr. 10 genommen wird und nur die Nr. 6 alleine, kann es zu starkem Juckreiz bis zu Neurodermitis kommen.

Persönlichkeitsbild

* Altes Loslassen
* für Neues offen sein
* nicht unbedingt Recht haben müssen
* unterdrückte Emotionen, Wut, Zorn, Hass

Nr. 11 Silicea D12

Antlitzzeichen
- Krähenfüße
- Falten vor dem Ohr
- Falten an den Wangen
- Halsringe
- Lidhöhlen
- Glatze und Spiegelglanz (sieht aus wie poliert)
- gespaltene Haare
- gespaltene Nägel
- Nägel mit Längsrillen
- Cellulite

Vorkommen im Körper
Bindegewebe, Knochen, Haut, Nerven

Struktureller Aufbau des Bindegewebes
- zuständig für die Struktur
- bei besonderer Belastung verliert es Stabilität
- Bindegewebsschwäche und -brüchigkeit
- Schwangerschaftsstreifen
- Leisten- und Nabelbrüche

Haut, Haare und Nägel
- Faltenbildung
- Haare brüchig (Spliss)
- Nägel lösen sich in Schichten
- Nägel mit Längsrillen

Beeinflussung der Leitfähigkeit der Nerven
- Licht- und Geräuschempfindlichkeit
- Zucken der Lider und Mundwinkel
- Zucken vor dem Einschlafen
- Nervenschmerzen: gereizte Nerven

Neutralisierung und Bindung von Säure

- Aderwände werden brüchig und reißen
- Neigung zu blauen Flecken, häufige Blutergüsse
- stinkender Schweiß
- Hinweis: bei Einnahme von Nr. 11 wird Säure frei
- bei längerer Einnahme immer mit Nr. 9 Natrium phosphoricum
- Dosierung: ein Drittel bis die Hälfte mehr von Nr. 9 Natrium phos.

Anwendungsbereiche

- Knochenbruch (+ Nr. 1 + Nr. 2)
- Bindegewebsschwäche
- Tinnitus durch verengte Gefäße
- chronische Eiterung (geschlossen)
- gespaltene Haare und gespaltene Nägel
- Nägel mit Längsrillen
- matte Haare
- stinkender Schweiß und Fußschweiß
- blaue Flecken
- Leistenbruch
- Licht- und Geräuschempfindlichkeit
- Zucken der Augenlider
- faltige Haut

Achtung:

Nr. 11 Silicea löst Säuren im Bindegewebe, deshalb bei längerer Einnahme immer mit der Nr. 9 Natrium phosphoricum zusammen einnehmen. Für den Abbau der freigewordenen Säure ist die Kombination mit Natrium phosphoricum Nr. 9 notwendig.

Persönlichkeitsbild

- will perfekt sein
- harmoniebedürftig
- vermeidet Konflikte
- fühlt sich für alles zuständig
- passt sich an

Nr. 12 Calcium sulfuricum D6

Antlitzzeichen

- alabasterweiß – weiß wie Schneewittchen
- Cellulite
- kompaktierte Falten an den Ohren

Vorkommen im Körper

Bindegewebe, Knochen, Muskeln, Leber, Galle, Hoden, Eierstöcke, Gehirn

Betriebsstoff für Durchlässigkeit des Gewebes

- Säuren und Schadstoffe stecken fest
- bei Rheuma und Gicht
- bringt alles wieder in Fluss, macht die Wege frei

Unterstützung der Ausscheidung von Sekreten und Absonderungen

- Sekrete bei schlecht heilenden Wunden
- Eiterungen, Eiterfisteln, Abszesse
- Eiweißstoffwechsel

Schockmittel

- das Leben erstarrt (wie Gips)
- Schock

Eitermittel

- offene Eiterung
- eitrige Mandelentzündungen
- eitrige Mittelohrentzündung
- zur Nachbehandlung von Eiterungen
- wirkt schnell bei Eiterherden

Anwendungsbereiche
- Rheuma und Gicht
- abbauender Eiweißstoffwechsel
- Schock
- Nasennebenhöhlenentzündung
- Mittelohrentzündung
- Stockschnupfen
- Furunkel
- Aphten
- nässende Wunden
- offene Eiterungen
- Cellulite

Persönlichkeitsbild
- neigt dazu, sich unterdrücken zu lassen
- oder andere zu unterdrücken
- Opferrolle

Nr. 13 Kalium arsenicosum

Antlitzzeichen
- Furchen quer zum Verlauf der Unterlippe, je tiefer und je häufiger die Furchen, umso größer der Mangel
- eingefallene Wangen

Anwendungsbereiche
- Betriebsstoff für die Hypophyse
- Regulator des Stoffwechsels
- Hormonregulation der Schilddrüse
- Neutralisierung freier Radikale und von Krankheitsgiften
- Stärkungsmittel bei chronischen Erkrankungen (Gewichtsabnahme und Schwächezustände)
- Einfluss auf Haut und Schleimhäute (Schuppenflechte, trockene Ekzeme)

Nr. 14 Kalium bromatum

Antlitzzeichen
betonte Augäpfel

Anwendungsbereiche
- Funktionsmittel des zentralen Nervensystems
- Funktionsmittel der Hypophyse, Schilddrüse und Nebennieren
- Einstiegsmittel bei Störungen der Schilddrüse
- innere Unruhe, Beruhigungsmittel
- Ruhe- und Rastlosigkeit
- bei nervös bedingten Kopfschmerzen, auch Migräne
- bei Pubertätsakne
- bei Schleimhautreizungen
- Schlafstörungen

Nr. 15 Kalium jodatum

Antlitzzeichen
Schwellung am Hals

Anwendungsbereiche
- Funktionsmittel für die Schilddrüse
- Regulation der Jodaufnahme
- ständiges Räuspern und Druckgefühl im Hals
- Niedergedrücktheit
- Überforderungsgefühl
- Schlaflosigkeit
- Weinerlichkeit
- begleitend bei Über- und Unterfunktion der Schilddrüse
- Schweißausbrüche
- Herzrasen
- hoher Blutdruck

Nr. 16 Lithium chloratum

Antlitzzeichen
Knötchen an den Endgelenken der Finger

Anwendungsbereiche
- Verbesserung des Stoffwechsels der Zellen
- Stärkung des Immunsystems
- Regulierung der Jodaufnahme
- stimmungsaufhellende Wirkung
- Eiweißstoffwechsel
- Nervensystem
- bei Ablagerungen der kleinen Gelenke
- bei Schilddrüsenüberfunktion
- bei leichter depressiver Verstimmung
- Bindegewebsstörungen
- Lösen von Harnsäure
- unterstützt die Wirkung von Nr. 8 Natrium chloratum

Nr. 17 Manganum sulfuricum

Antlitzzeichen
- brauner Strich am Augenwinkel (sieht aus wie geschminkt)
- orange Farbe am Oberlid

Anwendungsbereiche
- Regeneration des Eisenstoffwechsels
- Knochen- und Knorpelaufbau
- Anregung des Glukosestoffwechsels – Diabetes Mellitus
- Stärkung des Nervensystems
- Steigerung der Lern- und Gedächtnisleistung
- erhöhte Cholesterinwerte
- beugt Arteriosklerose vor
- Reduzierung von Gefäßwandablagerungen
- Antioxidans (Zellschutz)
- Abbau von Ammoniak (bei unzureichender Säureausscheidung der Nieren)
- Knorpelschäden
- Aufbau von Bindegewebe

Insbesondere die Knochen weisen eine hohe Mangankonzentration auf.

Nr. 18 Calcium sulfuratum

Antlitzzeichen
Aussackung am inneren oberen Augenwinkel

Anwendungsbereiche
- Entgiftungsmittel für Leber und Ausleitung von Schwermetallen
- Stärkung des Immunsystems
- Regulation des gesamten Stoffwechsels
- Vorbeugung von Arteriosklerose
- Förderung schwer ausscheidbarer Substanzen, z.B. Antibiotikum, Medikamente, Konservierungsmittel, Geschmacksverstärker
- Diabetes II
- Erschöpfungszustände mit Gewichtsverlust
- Abmagerung trotz Heißhunger

Nr. 19 Cuprum arsenicosum

Antlitzzeichen
heller Lidansatz von innerem Augenwinkel – wie ein liegendes V

Anwendungsbereiche
- Entgiftungsmittel für Schwermetalle
- Melaninbildung der Haut und Haare
- Hormonbildung
- bei erhöhtem Cholesterinspiegel (LDL) auch Abfall der HDL-Werte
- Pigmentierungsstörungen
- Regulation der Schilddrüsenhormonproduktion
- Funktionsmittel fürs Gehirn und Rückenmark
- motorische Nervenbahnen
- Morgensteifigkeit
- Gelenkschmerzen
- Bindegewebsschwäche, Verhärtungen des Bindegewebes
- bei Krämpfen und Neigung zu epileptischen Krämpfen
- chronische Kopfschmerzen
- Osteoporose
- Rheuma
- Antioxidans (wichtiger Zellschutz)
- Eiweißstoffwechsel

Kupfermangel
Blutarmut, Vitiligo, Arteriosklerose, Bluthochdruck, Schlafstörungen, Infekt-anfälligkeit, Wachstumsstörungen, Störungen des Knochenaufbaus, der Ge-lenke und Bänder

Kupferüberschuss
Leberbelastung bis zur Leberzirrhose, Störung des Immunsystems, Entzün-dungen des Magen-Darm-Traktes, Bluthochdruck, Autismus, Hyperaktivität, Konzentrationsstörungen, Migräne

Aus der Praxis:
Bei jedem zweiten Kunden, der sich von mir eine Antlitzanalyse machen lässt, sehe ich das Antlitzzeichen für Kupfermangel.

Nr. 20 Kalium aluminium sulfuricum

Antlitzzeichen

Hautwulst am unteren Augenlid

Anwendungsbereiche

- reinigt bei Vergiftung von Aluminium und anderen Schwermetallen
- Demenz und Gedächtnisstörungen, Vorbeugung bei Vergesslichkeit
- für das Nervensystem, bei Schwindelzuständen
- Flüssigkeitshaushalt, z.B. bei trockenen Schleimhäuten und chronischen Schleimhautproblemen, trockenem Husten, trockener spröder Haut
- Hautjucken
- Verdauungssystem, z.B. bei Blähkoliken
- Impffolgen
- Benutzung von Deo-Aluminium-Stift

Nr. 21 Zincum chloratum

Antlitzzeichen

- weiße Linie ober- und/oder unterhalb der Lippen
- senkrechte Falten über der Oberlippe (Säurefalten)
- weiße Flecken an den Nägeln
- Haarausfall

Anwendungsbereiche

- Antioxidans (Zellschutz)
- Regulierung des Säure-Basen-Haushalts
- Schwermetallausleitung
- Nervenschwäche
- Unfruchtbarkeit und Fortpflanzungsfähigkeit
- Störungen der Sinnesfunktion (Hören, Sehen, Riechen, Schmecken)
- Wachstumsstörungen
- Haut, Haare und Schleimhäute
- Stärkung des Immunsystems
- Unterstützung der Bauchspeicheldrüse bei Diabetes Mellitus

- längere Fastenkuren
- Unterernährung
- verzögertes Wachstum
- schlechte Wundheilung

Ursachen für einen Mangel oder erhöhten Bedarf
- Entgiftung von Schwermetallen (Schwermetallbelastung)
- starker Alkoholmissbrauch
- Arzneimittel wie ACE-Hemmer, Antazida, Diuretika, Lipidsenker
- Schwangerschaft
- Stillen
- Wachstum bei Kindern und Jugendlichen
- Sport oder extremes Schwitzen (Sauna)
- Erkrankungen wie Allergien, Diabetes, Neurodermitis
- chronische Lebererkrankungen

Zinküberschuss oder Zinkvergiftung

Einen Zinküberschuss können Sie nur mit organischem Zink bekommen. Mit dem Schüßler-Salz Nr. 21 Zincum chloratum können Sie keinen Zinküberschuss bekommen. Die Schüßler-Salze bringen den Mangel im Körper ins Gleichgewicht. Erhält der Körper zu viel Zink entsteht ein Zinküberschuss, auch Zinkvergiftung genannt. Die unkontrollierte Einnahme von Zinktabletten kann zu einem Zinküberschuss führen.

Eine chronische Zinkvergiftung kann z.B. durch die länger andauernde Einnahme hoher Zinkmengen (mehr als 50 mg/Tag) entstehen. Durch die Wechselwirkung zwischen Kupfer und Zink bei der Aufnahme aus dem Darm entsteht bei einer chronischen Zinküberdosierung ein Kupfermangel. Zink hat eine kompetitive Hemmung mit Kupfer, d.h. wenn wir viel Zink geben, wird Kupfer ausgeschieden.

Anzeichen für eine akute Zinkvergiftung sind Beschwerden im Magen-Darm-Trakt wie Übelkeit, Erbrechen oder Durchfall.

Wichtig:

Zink erhöht die Ausscheidung und verdrängt toxische Schwermetalle wie Blei oder Quecksilber aus dem Organismus. Umgekehrt bedeutet dies jedoch, dass bei Schwermetallbelastungen vermehrt Zink verbraucht wird.

Nr. 22 Calcium carbonicum

Antlitzzeichen
Schlupflider

Anwendungsgebiete
- Säure-Basen-Haushalt
- Knochenaufbau
- Lymphsystem
- Haut- und Schleimhäute
- körperliche Verausgabung
- vorzeitiges Altern
- Entwicklungsstörungen bei Kindern
- chronische Hautausschläge und Neurodermitis
- chronische Katarrhe der Schleimhäute
- Erschöpfungszustände

Nr. 23 Natrium bicarbonicum

Antlitzzeichen
Wangenwulst entlang der Herzfalte

Anwendungsgebiete
- Regulierung des Säure-Basen-Haushalts
- Aktivierung des Stoffwechsels
- Regulation der Bauchspeicheldrüse
- Ausscheidung von Stoffwechselrückständen
- rheumatische Erkrankungen, Gicht
- erhöhte Harnsäurewerte
- Neigung zu Nieren- und Gallensteine
- Verdauungsbeschwerden
- Hautkrankheiten

Ein übersäuerter Mensch hat meist einen trägen Stoffwechsel und kann nur gesund abnehmen, wenn ein ausgeglichener Säure-Basen-Haushalt angestrebt wird. Das ist beim Abnehmen von großer Bedeutung.

Nr. 24 Arsenum jodatum

Antlitzzeichen

Wulst entlang der Unterlippe (evtl. auch Oberlippe)

Anwendungsgebiete

- Turboreiniger der Zelle
- Entgiftung
- Allergiemittel
- Heuschnupfenmittel
- Lungenerkrankungen
- jugendliche Akne und nässende Ekzeme
- chronischer Durchfall oder chronische Verstopfung

Nr. 25 Aurum chloratum natronatum

Antlitzzeichen

- heller Fleck auf der Nasenwurzel
- senkrechte Falten zwischen Augenbraue und Oberlid

Anwendungsgebiete

- Funktionsmittel für die Epiphyse
- Produktion von Melatonin
- Schlaf-Wach-Rhythmus
- Frauenmittel, z.B. Endometriose, Zysten, Menstruationsstörungen
- depressive Verstimmungen in der dunklen Jahreszeit
- Schlafstörungen

Nr. 26 Selenium

Antlitzzeichen
Grübchen oder auch tiefer Strich (Falte) im inneren Augenwinkel

Anwendungsgebiete
- Entgiftungsmittel für Schwermetalle (z.B. Blei und Quecksilber)
- Entgiftungsmittel für die Leber
- Schilddrüsenmittel
- Krebsschutzmittel
- Immunschutzmittel
- Antioxidans – schützt vor freien Radikalen
- Aktivierung des Stoffwechsels
- bei Arteriosklerose- und Thrombosegefahr
- stimmungssteigernd, da der Botenstoff Serotonin gebildet wird

Vorkommen im Körper
Selen befindet sich in unterschiedlicher Konzentration in allen Organen und Geweben unseres Körpers. Die Leber, die Niere, das Herz, die Bauchspeicheldrüse, die Milz, das Gehirn, die Augen, die Hoden, die roten Blutkörperchen sowie die Blutplättchen enthalten größere Selenmengen. Mit etwa 40 Prozent ist der größte Anteil an Selen jedoch in der Skelettmuskulatur gespeichert.

Bei einem Selenmangel kommt es automatisch zu einer Umverteilung der Selenspeicher. Das wenige vorhandene Selen wird nun bevorzugt in jene Gewebe und Organe eingebaut, die der Aufrechterhaltung wichtiger Körperfunktionen dienen. Hierzu zählen in erster Linie die Hypophyse, die Zirbeldrüse, die Schilddrüse, die Nebenschilddrüsen, die Bauchspeicheldrüse und die Nebennieren. Aber auch die Fortpflanzungsorgane sowie das zentrale Nervensystem müssen unbedingt mit Selen versorgt werden, um ordnungsgemäß funktionieren zu können.

Selen gehört zu jenen Spurenelementen, die ohne ärztliche Aufsicht nicht hochdosiert zugeführt werden sollen. Wenn zu viel Selen gegeben wird, wird Quecksilber im Gehirn und Gewebe fixiert. Das Schüßler-Salz Nr. 26 Selen können Sie aber bedenkenlos nehmen.

Nr. 27 Kalium bichromicum

Antlitzzeichen
senkrechte, schräge Wülstchen am unteren äußeren Rand des Oberlids (Wimperansatz)

Anwendungsgebiete
- Regulation des gesamten Stoffwechsels
- Förderung der Aufnahme von Eisen
- Diabetes mellitus
- Eisenmangelanämie
- hohe Cholesterinwerte
- Metabolisches Syndrom (Übergewicht, Diabetes, Bluthochdruck, Cholesterin)
- erhöhte Harnsäurewerte im Blut

Schüßler-Salz-Kuren

Erkältung/Grippe
- Nr. 3 Ferrum phosphoricum
- Nr. 4 Kalium chloratum
- Nr. 8 Natrium chloratum
- Nr. 10 Natrium sulfuricum
- Nr. 21 Zincum chloratum

Erschöpfungszustände
- Nr. 3 Ferrum phosphoricum bei Müdigkeit
- Nr. 5 Kalium phosphoricum bei Erschöpfung
- Nr. 9 Natrium phosphoricum bei Müdigkeit nach dem Essen
- Nr. 22 Calcium carbonicum bei schwerer Erschöpfung

Kopfschmerzen/Migräne
- Nr. 2 Calcium phosphoricum – Spannungskopfschmerz
- Nr. 3 Ferrum phosphoricum – klopfend pochend
- Nr. 7 Magnesium phosphoricum bei Migräne
- Nr. 8 Natrium chloratum – dumpf (Flüssigkeit!)
- Nr. 10 Natrium sulfuricum bei Katerkopfschmerz

Schlafstörungen
- Nr. 7 Magnesium phosphoricum – auch als „Heiße 7"
  + evtl. Nr. 2 Calcium phosphoricum
- Nr. 8 Natrium phosphoricum bei Nachtschweiß
- Nr. 11 Silicea bei Muskelzucken
- Nr. 2 + Nr. 7 + Nr. 9 (Übersäuerung) für das Schnarchen

Bluthochdruck
- Nr. 1 Calcium fluoratum
- Nr. 8 Natrium chloratum
- Nr. 10 Natrium sulfuricum
- Nr. 4 Kalium chloratum (Blutverdünner)

Bandscheiben
- Nr. 8 Natrium phosphoricum für die Bandscheiben
- Nr. 3 + Nr. 7 + Nr. 8 bei Bandscheibenschmerzen

Knochen-Kur bei Osteoporose

➤ Nr. 2 Calcium phosphoricum – Hautmittel
➤ Nr. 1 Calcium fluoratum
➤ Nr. 7 Magnesium phosphoricum
➤ Nr. 9 Natrium phosphoricum
➤ Nr. 1 + Nr. 2 + Nr. 11 bei Knochenbruch

Power-Mischung

➤ Nr. 3 Ferrum phosphoricum
➤ Nr. 5 Kalium phosphoricum
➤ Nr. 8 Natrium chloratum
➤ zusätzlich Nr. 21 Zink

Nervosität und Reizbarkeit

➤ Nr. 5 Kalium phosphoricum bei angegriffenen Nerven
➤ Nr. 7 Magnesium phosphoricum bei angespannten Nerven
➤ Nr. 11 Silicea bei gereizten Nerven

Schöne Haut- und Bein-Kur

➤ Nr. 1 Calcium fluoratum
➤ Nr. 4 Kalium chloratum
➤ Nr. 8 Natrium chloratum
➤ Nr. 9 Natrium phosphoricum
➤ Nr. 10 Natrium sulfuricum (geschwollen)
➤ Nr. 11 Silicea
➤ Nr. 21 Zincum chloratum
➤ Zur äußeren Anwendung die Cremes und Lotionen Nr. 1 und Nr. 11

Stoffwechsel anregen

➤ Nr. 4 Kalium chloratum
➤ Nr. 8 Natrium chloratum
➤ Nr. 9 Natrium phosphoricum
➤ Nr. 10 Natrium sulfuricum

Verdauung

➤ Nr. 7 Magnesium phosphoricum
➤ Nr. 3 Ferrum phosphoricum
➤ Nr. 10 Natrium sulfuricum

Dosierung und Anwendungsdauer der Schüßler- Salze

Wie viele Schüßler-Salze können Sie einnehmen?

Bei akuten Krankheiten nehmen Sie alle 5-10 Minuten 1 Tablette. Bei chronischen Erkrankungen 7-20 Tabletten pro Mineralstoff am Tag.

Je nachdem, wie groß der Mineralstoffmangel ist, kann man von einem Schüßler-Salz 3-20 Stück (bei Bedarf kann es auch mehr sein) nehmen. Bei den Erweiterungsmitteln nimmt man eine niedrigere Dosierung.

Was ist die „Heiße 7"?

Die „heiße 7" bezieht sich auf das Schüßler Salz Nr. 7 Magnesium phosphoricum. Bei akuten Schmerzen (ziehend, krampfartig oder stechend) oder bei Schlafstörungen lösen Sie 10 Tabletten in einem Glas mit frisch aufgekochtem Wasser. Rühren Sie die Mischung um und trinken Sie alles schluckweise und so heiß wie möglich.

Können Sie verschiedene Schüßler-Salze einnehmen?

Ja, das können Sie. Sie dürfen alle Salze miteinander mischen. Wenn Sie z.B. einen Apfel oder Gemüse essen, gehen ja auch keine Mineralstoffe verloren. Oder haben Sie schon einmal gehört, dass beim Essen nur Kalium aufgenommen und das Magnesium nicht verwertet wird?

Gibt es eine Einnahmeempfehlung für mehrere Mineralstoffmängel, die bei jedem Menschen passt?

Jeder Mensch ist ein Individuum. Deshalb ist die Einnahme der Schüßler-Salze immer individuell und sollte durch eine Antlitzanalyse auf jeden Menschen einzeln abgestimmt werden. Es gibt keine einheitliche Einnahme, die für alle Menschen zutrifft. Meistens haben die Menschen mehrere Mängel. Oft brauchen Sie sehr viele Mineralsalze. Man fängt dann einfach erst mit dem größten Mangel an.

Je schlechter es einem Menschen geht, umso weniger verschiedene Mineralstoffe, je gesünder er ist, umso mehr verschiedene Mineralstoffe kann er zu sich nehmen.

Wie lange soll man die Schüßler-Salze nehmen?

Das hängt davon ab, wie lange Sie schon den Mineralstoffmangel haben. Viele Menschen haben den Mangel schon seit ihrer Geburt.

Wenn man den Mineralstoffmangel ein Jahr hat, sollte man die Schüßler-Salze ca. einen Monat einnehmen, d.h. bei einem zehn Jahre alten Mangel sind das ca. zehn Monate.

Wenn der Mangel nach Einnahme der Schüßler-Salze verschwunden ist, sollten Sie die Salze noch weiter einnehmen, da die Speicher im Körper noch lange nicht ausreichend aufgefüllt sind. In sehr vielen Fällen ist eine langfristige Zufuhr von Schüßler-Salzen sinnvoll. Chronische Erkrankungen kann man nicht therapieren bzw. vorbeugen, indem man nur kurze Zeit (einige Monate) die Schüßler-Salze einnimmt.

Wichtig:

Füllen Sie Ihre Speicher im Körper mit den Schüßler-Salzen wieder auf. Das geht allerdings nicht so schnell. Der Mineralstoffmangel kam ja auch nicht so schnell, es hat auch lange gedauert bis er gekommen ist. Haben Sie hier bitte Geduld. Ihr Körper wird es Ihnen mit Gesundheit, Vitalität und Schönheit danken.

Wichtige Fragen und Antworten

Wo bekommen Sie die Schüßler-Salze?

Die Schüßler Salze sind in der Apotheke ohne Rezept erhältlich.

Kann jeder die Schüßler-Salze nehmen?

Grundsätzlich ja – bei einer Laktoseunverträglichkeit kann man die Schüßler-Salze auch in Form von Tropfen (alkoholisch) nehmen.

Bei älteren Menschen bitte mit der Dosierung aufpassen; je älter und je kränker, desto weniger.

Kann man die Schüßler-Salze als Kur einnehmen?

Ja, allerdings ist eine fachkundige Beratung besser, damit die Schwerpunkte der Kur richtig gesetzt werden und bei Reaktionen oder Fragen nachgefragt werden kann.

Können Sie sich im Krankheitsfall selbst behandeln?

Eigenbehandlungen sind im Krankheitsfall nicht zu empfehlen. Jedes Salz deckt oft mehrere Organbereiche ab. Deshalb ist die Fachkenntnis eines Mineralstoffberaters von Vorteil.

Kann es Reaktionen auf die Einnahme geben?

Ja, kann es. Da die gespeicherten Gifte und Säuren im Körper abgebaut werden, kann es zu Gelenk-, Muskel-, Bänder-, Knochen- und Zahnschmerzen, Juckreiz, Kopfschmerzen, Sodbrennen, geschwollenen Händen und Füßen usw. kommen.

Deshalb fragen Sie bitte einen ausgebildeten Mineralstoffberater.

Können Sie Medikamente mit Schüßler-Salzen einnehmen?

Ja, selbstverständlich. Die Biochemie nach Dr. Schüßler unterstützt jede Heilweise. Sie können die Schüssler-Salze mit den schulmedizinischen Medikamenten kombinieren. Manchmal lassen sich auch die Medikamente reduzieren, aber das sollten Sie immer mit Ihrem Hausarzt besprechen.

Können Sie Schüßler-Salze in der Schwangerschaft einnehmen?

Ja, sehr gut sogar. In der Schwangerschaft werden durch das Baby sehr viele Mineralstoffe verbraucht. Wenn Sie als werdende Mutter Mineralstoffmängel haben, geben Sie diese ihrem Baby weiter.

Wie viele Schüßler-Salze soll man einnehmen?

Es gibt keine genaue Einnahmeregelung. Bei akuten Beschwerden können Sie alle 5 bis 15 Minuten eine Tablette einnehmen, bei chronischen Beschwerden ca. 3-20 am Tag. Das ist sehr unterschiedlich. Es ist bei jedem Menschen anders. Der Mensch ist ja ein Individuum.

Wie soll man die Schüßler-Salze einnehmen?

Die Schüßler-Salze werden in den Mund genommen und zergehen auf der Zunge. Die Wirkstoffe werden über Mund, Rachen und die Speiseröhre aufgenommen – also nicht kauen oder beißen, einfach auf der Zunge zergehen lassen.

Je schneller sich das Schüßler-Salz im Mund auflöst und je süßer es schmeckt, desto dringender benötigt Ihr Körper diesen Mineralstoff. Wenn der Geschmack salzig, metallisch, parfümig, chemisch schmeckt, ist das auch ein Hinweis auf fehlende Mineralstoffe im Körper.

Wenn Sie viele Schüßler-Salze einnehmen, können Sie diese auch in Wasser auflösen und schluckweise über den Tag verteilt einnehmen. Jeder Schluck sollte ca. zehn Sekunden im Mund behalten werden.

Wie schnell wirken die Schüßler-Salze?

Bei manchen Beschwerden wie z.B. Zahnschmerzen, Migräne, Nackenbeschwerden oder Einschlafstörungen wirken die Schüßler-Salze sehr schnell. Bei chronischen Beschwerden wie Übersäuerung, Osteoporose, Leberbeschwerden usw. geht es nicht so schnell. Wenn Sie einen Mangel schon von Kindheit an haben, dauert es natürlich viel länger. Wenn Sie den Mangel ein Jahr haben, sollen die Schüßler-Salze einen Monat eingenommen werden.

Können Sie durch die Einnahme der Schüßler-Salze Durchfall bekommen?

Generell kann die Konsistenz des Stuhls weicher werden, da Milchzucker abführend wirkt. Falls Durchfall auftritt, ist dies eine Reinigung des Körpers von Belastungsstoffen. Bei manchen Kunden ist auch schon das Gegenteil („Verstopfung") aufgetreten.

Können die Schüßler-Salze bei Krankheiten helfen?

Ja, die Zellen bekommen den fehlenden Mineralstoff wieder und werden gesund. Die Schüßler-Salze können wirklich sehr viel, aber dazu gehört auf jeden Fall auch eine gesunde Ernährung mit einem großen basischen Anteil (Obst und Gemüse) und wenig säurebildenden Lebensmitteln (Fleisch, Wurst, Zucker usw.), siehe mein Buch „Was Frauen wissen wollen – gesund und schön im Alter".

Haben die Globuli die gleiche Wirkung wie Schüßler-Salze?

Nein, das haben sie nicht. Die Globuli sind keine biochemische Anwendung nach Dr. Schüßler. 1 Schüßler-Tablette in D6 entspricht, berechnet auf den Mineralgehalt, ca. 3.000 Globuli D6. Bei einer Dosierung von 5 Tabletten kommt man auf 15.000 Globuli oder 125 g. Bei 20 Schüßler Salzen wären das dann 600 g Globuli.

Wenn Sie entgiften wollen, bitte keine Homöopathie!

Dr. Klinghardt warnt vor Schwermetallausleitungen mit Homöopathie. Seiner Erfahrung nach wird dabei das Quecksilber nicht tatsächlich aus dem Körper ausgeschieden, sondern nur vom Bindegewebe ins Zellinnere verschoben.

Mit den Schüßler-Salzen sowie Chlorella, Bärlauch und Koriander können Sie die Gifte sehr gut aus dem Körper bekommen.

Wie lange können die Schüßler-Salze eingenommen werden?

Sie können die Schüßler-Salze von der Nr. 1 bis zur Nr. 12 solange einnehmen, wie es Ihnen bekommt. Man muss nicht nach z.B. 6 Wochen oder 3 Monaten eine Pause einlegen.

Ich nehme die Schüßler-Salze nun schon seit sehr vielen Jahren und fühle mich sehr gut und kenne überhaupt keine Erkältung oder Grippe mehr.

Bei den Ergänzungsmitteln lassen Sie sich bitte von einem ausgebildeten Mineralstoffberater beraten, denn manche Mittel nimmt man nicht lange ein, und man macht auch Einnahmepausen.

Je länger der Mineralstoffmangel besteht, desto länger ist die Einnahme der Schüßler-Salze erforderlich.

Antlitzanalyse und Mineralstoffmangel

Wie erkennt man einen Mineralstoffmangel?
- an „Störungen" bzw. Krankheiten
- an „Bedürfnissen" z.B. Heißhunger auf Süßes, Salziges usw.
- im Gesicht mithilfe der Antlitzanalyse

Wie kann ich einen Mineralstoffmangel feststellen?
Durch eine Antlitzanalyse und durch gezielte Befragung zu den Mängeln.

Was ist eine Antlitzanalyse?
In der Biochemie spricht man bei der Spurensuche im Gesicht von einer Antlitzanalyse. Hier wird nicht eine Krankheit ermittelt, sondern der Mangel im Gesicht festgestellt. Körperliche Beschwerden werden erfragt.
Bei der Antlitzanalyse kommt es auf die Veränderungen der Gesichtshaut, Verfärbungen, Glanzbildungen, Schattenbildungen und Faltenbildungen an. Aber auch bei Veränderungen an Augen, Haaren, Händen und Fuß- und Fingernägeln können Mangelzeichen erkannt werden.

Mit der Antlitzanalyse bekommen wir eine direkte und sichere Antwort auf die Frage: Welcher Mineralstoff fehlt mir? Das Gesicht sagt die Wahrheit.

Wer hat die Antlitzanalyse entwickelt?
Dr. Kurt Hickethier (1891-1953) erforschte die Zeichen im Antlitz des Menschen, die „Sonnerschau". Diese ermöglicht es, am Gesicht zu erkennen, welche Mineralsalze fehlen. Die Antlitzanalyse ist eine eigene Feststellungslehre für die Mineralstoffe nach Dr. Schüßler.
Er fand heraus, dass es zur Wiederherstellung des Gleichgewichts im Organismus nur nötig ist, das als fehlend diagnostizierte Mineralsalz zu verabreichen.

In der Antlitzanalyse gleicht kein Gesicht dem anderen. Alle Mineralstoffmängel sind in ständiger Veränderung.

In jedem Gesicht steht das Rezept geschrieben,

das wir nur abzulesen brauchen.

(Dr. Kurt Hickethier)

Welche Schüßler-Salze brauchen Sie?

Leider oft sehr viele. Um die Schüßler-Salze richtig einzusetzen, ist es in jedem Fall sinnvoll, bei einem ausgebildeten Mineralstoffberater eine Antlitzanalyse zu machen.

Wer macht eine Antlitzanalyse?

Die Mineralstoffberater nach Dr. Schüßler analysieren Ihr Gesicht und werden auch gezielt Fragen stellen und auf Ihre Beschwerden achten.

Lassen Sie sich bei einem ausgebildeten Mineralstoffberater beraten, da die höherdosierte Einnahme der Schüßler-Salze auch Nebenwirkungen haben kann.

Warum ist eine Antlitzanalyse sinnvoll?

Anhand der Antlitzanalyse lässt sich frühzeitig erkennen, welche Mineralstoffmängel vorliegen.

Diesen Mängeln können Sie dann vor Ausbruch einer Erkrankung frühzeitig entgegenwirken.

Vollblutdiagnostik

Die Beurteilung des Blutbildes ermöglicht eine korrekte Interpretation des Versorgungsstatus der Mineralstoffe und Vitamine im Vollblut. Die Vollblut-diagnostik deckt eine beginnende Mineralstoff-Verarmung frühzeitig auf. Gemessen werden Calcium, Eisen, Kalium, Kupfer, Magnesium, Selen, Zink und auch Vitamine wie Vitamin D, Vitamin B und so weiter.

Vollblutdiagnostik bedeutet Serum plus Blutzellen. Im Gegensatz zur Se-rumdiagnostik werden bei der Analyse des Vollbluts auch die Erythrozyten mit einbezogen.

Dies erklärt, warum es z.B. bei der Analyse von Magnesium zu erheblichen Befundabweichungen zwischen Vollblut- und Serumuntersuchungen kommt. Wird der Magnesiumwert nur im Serum gemessen, dann kann dieser noch im Normbereich sein, obwohl längst ein Magnesiummangel vorliegt, einfach deshalb, weil bis zu 95 Prozent des Körpermagnesiums in unseren Körper-zellen steckt und nur ein kleiner Teil in der Zwischenzellflüssigkeit.
Ein beginnender Magnesiummangel kann somit bei alleiniger Magnesiumbe-stimmung im Serum über einen längeren Zeitraum unentdeckt bleiben.

Ähnliche Verhältnisse zeigen sich bei Eisen, Kalium, Kupfer, Selen und Zink.

Wenn Sie eine Blutanalyse machen wollen, bitte immer im Vollblut, nicht im Serum. Die Kosten liegen bei ca. 300 €, je nachdem welche Mineralstoffe und Vitamine getestet werden.
Die genauen Kosten erfragen Sie bitte bei einem Arzt oder Heilpraktiker.

Natürlich kann man auch mit der Antlitzanalyse die Mineralstoffmängel se-hen. Diese Analyse ist auf jeden Fall viel kostengünstiger.

Analyse von Blut, Urin und Haar

Wie kann ich die Gifte nachweisen?

Es gibt verschiedene Methoden, um Schwermetalle im Körper zu erkennen. Mit der Antlitzanalyse sehen wir, ob die Leber, Niere, Lunge, Bindegewebe und Lymphe gut entgiften. Blut- und Urinanalysen eignen sich nicht, da die Gifte nicht im Blut oder Urin sind. Eine Haaranalyse eignet sich erst nach der Mobilisierung der Schwermetalle.

Blut- und Urinanalyse

Blut und Urin spiegeln nur die akute Belastung wider. So vermögen Vollblutanalysen nur, eine momentane akute Belastung zu diagnostizieren. Sie sagen also aus, ob in den letzten Stunden oder evtl. im Verlauf des letzten Tages Schwermetalle aufgenommen wurden. Bei Bleibelastungen ist dies bereits nach acht Stunden im Blut nicht mehr nachweisbar. Auch im Spontanurin zeigt sich nur die vom Körper über die Nieren ausgeschiedene Menge an Schwermetallen, nicht jedoch die in Knochen, Fettgewebe, Leber, Gehirn, Arterien, Herzmuskel, Augen und anderen Organen gespeicherten Metalle.

Blut- und Urinuntersuchungen lassen nicht erkennen, wie viele Schwermetalle in Knochen, Leber, Niere, Gehirn und Fettgewebe gespeichert sind. Trotzdem werden Blut- und Urinuntersuchungen oft als aussagefähig hingestellt, was dazu führt, dass man bei niedrigen Blut- oder Urinwerten davon ausgeht, dass keine Belastung mit Quecksilber oder anderen Metallen vorliegt.

Der klassische Fehler, der nach Amalgam-Sanierungen oft gemacht wird, ist, dass bei Patienten Blut-, Urin- und Stuhluntersuchungen gemacht werden, und nirgends ist Quecksilber nachzuweisen. Daraus wird geschlossen, dass im Körper kein Quecksilber mehr ist. Tatsache ist aber, dass sich Quecksilber, wie alle anderen Schwermetalle und Schadstoffe, in Depots wie dem Bindegewebe ablagert und somit in den Körperflüssigkeiten nicht auftaucht.

Prof. Christopher Exley, ein Umwelttoxologe und Aluminiumexperte der Universität Keele in England, relativierte die Aussagefähigkeit von Aluminium-Messungen im Blut oder Harn wie folgt: Er sagte, dass Bluttests oder auch Harntests keine verlässliche Beurteilung darüber erlauben, ob man zu viel Aluminium im Organismus hat oder nicht. Mit Harn- oder Bluttests kann man nur eine akute Belastung messen, weil der Großteil des Aluminiums rasch ausgeschieden wird. Problematisch ist laut Prof. Exley der Teil, der nicht ausgeschieden wird – und der befindet sich eben nicht leicht messbar in Blut oder Urin, sondern in verschiedenen Organen, wo Aluminium-Depots angelegt werden. Aluminium-Depots bilden sich laut Prof. Exley vor allem im Skelett, aber auch in Lunge und Gehirn.

Und wenn Du gestorben bist, ist es leider schon zu spät...

Eine chronische Vergiftung kann man ideal an Leichen erkennen. An Leichen fand man mindestens 10-fach höhere Giftkonzentrationen im Gehirn als im Blut.

Haaranalyse

In Einzelfällen kann es sinnvoll sein, die Haaranalyse einzusetzen, z.B. um durch Analyse von Haarabschnitten Informationen über den zeitlichen Verlauf von Vergiftungen zu erhalten.

Entscheidend ist, dass einerseits Haarproben nicht gefärbt, getönt, dauergewellt oder anderweitig chemisch behandelt sind (Shampoos oder Weichspüler beeinflussen Messwerte unwesentlich) und andererseits die Haarproben im Labor mit hochreinen, metallfreien Lösungen sorgfältig gewaschen werden. Haare lagern nicht nur ab, sie gelten auch als Ausscheidemedium. Wobei die Ausscheidung der Metalle vornehmlich über die Niere und den Darm erfolgen.

Wie funktioniert die Haaranalyse?

Eine Haaranalyse ist erst sinnvoll, wenn die Gifte mobilisiert wurden. Erst dann kann man die Schwermetallbelastungen im Haar messen. Mit der Mobilisierung (siehe Kapitel „Entgiftung und Ausleitung") werden die Gifte im Fettgewebe verschoben, zurück ins Blut, vom Blut kommen sie in die Haarwurzel und von der Haarwurzel wieder zurück in die Haare.

Vorher sieht man eigentlich keine Schwermetalle, außer man ist schon schwer krank (siehe nächste Seite „Aus der Praxis").

Wenn Sie sich zu einer Haar-Mineralanalyse entschließen, nehmen Sie ca. 0,5 g Nacken- oder Schamhaare (etwa ein Esslöffel voll), und senden Sie diese an ein Labor, das eine Analyse durchführt. Dort werden die Haarproben gereinigt, zerkleinert und durch eine festgelegte chemische Behandlung in flüssige Form gebracht und anschließend mithilfe eines sehr präzisen

Messverfahrens analysiert. Dieses Messverfahren ermöglicht es, auch sehr niedrige Gehalte mit hoher Genauigkeit und Richtigkeit zu erfassen. Die erhaltenen Daten werden übersichtlich in einer Grafik dargestellt, auf der auch die Normalwerte der einzelnen Elemente angegeben sind. Meist erhält man das Ergebnis 10 bis 15 Tage nach der Einsendung der Haarprobe. Die Kosten liegen bei ca. 120 €.

Es ist aber nicht einfach, die Haar-Mineralanalyse bezüglich der Mineralstoffe wie Silicea oder Kalium zu lesen. Die Schwermetalle sind eindeutig, und man kann sie gut interpretieren.

Antlitzanalyse

Am sichersten ist, erst eine Antlitzanalyse zu machen und nach der Mobilisierung der Schwermetalle nach 3 bis 6 Monaten eine Haaranalyse zu machen, um zu sehen, welche Schwermetalle aus dem Körper befreit werden.

Aus der Praxis

Eine Frau (55), aufgewachsen in Kasachstan (Kasachstan nimmt weltweit den ersten Platz an Vorkommen folgender Rohstoffe ein: Chrom, Fluor, Uran, Eisen, Kupfer, Kohle, Cobalt, Blei, Zink), kam mit einer Haaranalyse zu mir. Bei ihr waren bei der Haaranalyse schon ohne eine Mobilisierung der Gifte stark erhöhte Werte von Quecksilber, Strontium und Kupfer zu erkennen. Sie war stark mit Schwermetallen vergiftet und hatte Depressionen, chronische Müdigkeit, Lichtempfindlichkeit und angehende Parkinson. Sie hatte bei der Haaranalyse einen erhöhten Calciumspiegel. Bei der Antlitzanalyse sah ich aber, dass sie keinen Calciumüberschuss hatte, sondern einen sehr großen Calciummangel. Da die Schwermetalle in den Knochen das Calcium verdrängen, kann sich das Calcium nicht in die Knochen einlagern. In den Haaren ist es dann im Überschuss vorhanden, obwohl es den Knochen fehlt. Haaranalysen muss man richtig deuten können.

Bei meiner ersten Haaranalyse habe ich keine erhöhten Schwermetallwerte gehabt. Nach der Mobilisierung machte ich nach ca. neun Monaten die zweite Haaranalyse. Bei meiner zweiten Haaranalyse zeigte sich, dass das Mangan optimal ist. In meinem Antlitz zeigte sich aber schon ein starker Manganmangel. Bei mir zeigte sich bei der Haaranalyse ein sehr hoher Bleigehalt im Haar. Durch die Entgiftung von Blei, die es mir aus den Knochen entfernte, brauchte ich für den Knochenstoffwechsel viel Mangan.

Chlorella – die Alge fürs Leben

Chlorella ist eine grüne Süßwasseralge. Der Name Chlorella leitet sich aus dem Lateinischen ab und bedeutet so viel wie „kleines, junges Grün". Die Pflanze hat den höchsten Chlorophyllgehalt, der je bei einer Pflanze gemessen wurde.

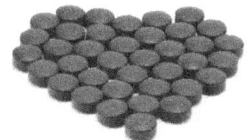

Seit Urzeiten zählen neben Bakterien und Viren auch Schadstoffe wie z.B. Schwermetalle zu den lebensbedrohlichen Feinden von Chlorella, gegen die sie sich bis heute in einem tagtäglichen Überlebenskampf zu Wehr setzen muss. Ihre Überlebenskraft ist vielleicht das Geheimnis, warum sie für Organismus und Körperfunktionen so wohltuend ist. Chlorella Algen gehören zu den ältesten Pflanzen auf der Welt. Sie wurde erst 1890 entdeckt.

Sie enthalten äußerst viele wichtige Nährstoffe wie B12 und andere B-Vitamine, Beta Carotin, Eisen, Fettsäuren und Aminosäuren. Zusätzlich bestehen diese Algen zu über 50 Prozent aus pflanzlichem Eiweiß und haben außerdem einen sehr hohen Anteil an Chlorophyll. Was jedoch besonders wichtig ist: Die Chlorella Alge unterstützt Ihren Körper dabei, alte Zellen wieder zu regenerieren, neue Zellen zu bilden und Giftstoffe aus dem Körper zu entfernen. Die Gifte werden an die Alge gebunden und so aus Ihrem Körper befördert. Der Körper alleine ist dazu oftmals nicht oder nicht mehr in der Lage. Dabei kann der gesamte Körper von den Giften befreit werden.

1919 untersuchte Otto Warburg (deutscher Arzt, Biochemiker und Physiologe, der 1931 einen Nobelpreis erhielt) die Chlorella-Alge im Hinblick auf die Photosynthese, welche das Kohlenstoffdioxid der Luft in Sauerstoff umwandelt. Seitdem begannen Wissenschaftler, sich intensiv mit Chlorella zu beschäftigen, wodurch sie einer der am besten erforschten Organismen weltweit wurde. Leider ist dieses Wissen bei uns nicht angekommen, denn Chlorella ist in Deutschland, im Gegensatz zu anderen Ländern wie Japan, Amerika und vielen anderen Teilen der Welt, noch immer relativ unbekannt.

Welche Arten von Chlorella gibt es?

Innerhalb der Gattung Chlorella unterscheidet man über 60 Arten. Chlorella vulgaris und Chlorella pyrenoidosa sind zwei der bekanntesten und am intensivsten erforschten Chlorella-Arten. Beide sind wertvolle Lieferanten für hochwertige Eiweiße, essentielle Fettsäuren sowie wichtige Vitamine, Mineral- und Ballaststoffe.

Was kann die Chlorella-Alge?

Chlorella hat hervorragende Fähigkeiten im Aufnehmen und bei der Bindung von Schadstoffen. Sie kann bildlich gesehen die Körpergifte verschlingen und zieht die Gifte wie ein Magnet an sich.

Chlorella hat die besondere Eigenschaft, Schadstoffe wie giftige Schwermetalle, Lösungsmittel, Pestizide und andere Gifte wie Viren, Pilze und Bakterien zu binden und auszuleiten. Sie besitzt Substanzen, die in das menschliche Gewebe eindringen und von dort Gifte aufnehmen und ausscheiden. Die im Verdauungskanal befindlichen Giftstoffe werden dort von Chlorella gebunden und über den Stuhl aus dem Körper ausgeschieden. Der Kreislauf wird dadurch unterbrochen, d.h. es kommt nicht zu einer Rückresorption von über Leber und Galle ausgeschiedenen Schadstoffen über den Darm zurück zur Leber und in den Körper. Auch das im Chlorella enthaltene Chlorophyll hat ein starkes Metallbindungsvermögen.

Für die Entgiftung von Umweltgiften und Schwermetallen wird Chlorella pyrenoidosa eingenommen (siehe Kapitel „Entgiftung und Ausleitung").

- hilft bei der Ausscheidung von Schwermetallen und Giften
- bindet Schwermetalle im Darm
- unterstützt die Entgiftungsfunktion der Leber
- schützt Gehirn und Nervensystem
- fettstoffwechselregulierend
- Gewichtsreduzierung bzw. Gewichtsoptimierung
- reinigt und versorgt unseren Körper
- vitalisiert und verjüngt die Zellen
- stärkt das Immunsystem
- wirkt basenbildendentschlackend
- blutreinigend
- für ein starkes Nervenkostüm
- unterstützt die Verdauung
- vorbeugende Wirkung bei Krebs

- hilft Diabetikern
- mildert Entzündungen, Geschwüre und Allergien
- zur Balancierung des Hormonhaushalts
- wirkt stresshemmend
- schützt das Herz und die Gefäße
- schützt vor Krebs
- blutdrucksenkend
- senkt den Cholesterinspiegel
- gegen Blähungen
- nützlich bei Blutarmut
- zur Stabilisierung des Blutdrucks und des Blutzuckers
- senkt die Häufigkeit von Asthmaanfällen und Allergien
- schützt Gefäße vor Verkalkung
- schützt die Knochen vor Entkalkung = Osteoporosemittel
- zur Steigerung der Anzahl der weißen Blutkörperchen
- ergänzt die Aminosäure Lysin – gute Wirkung gegen Herpes
- verbessert den Schlaf, die Denkfähigkeit und das Gedächtnis
- schützt vor degenerativen Krankheiten
- gegen schnelle Ermüdung
- zur Beseitigung von Körpergeruch und Mundgeruch
- bester Glutathion-Lieferant (siehe Kapitel „Glutathion")
- macht Haut und Bindegewebe straffer und elastischer
- hilft Kindern bei ADHS und Hyperaktivität
- bei Lern- und Konzentrationsmängeln

Chlorella ist ein natürliches Antibiotikum

Chlorella hat auch antibakterielle Wirkungen. Sie enthält Chlorellan, das als natürliches Antibiotikum wirkt. Ebenso verhalten sich die im Knoblauch enthaltenen Stoffe wie z.B. Allicin. Im Gegensatz zu einem chemischen Antibiotikum wirkt Chlorellan nur gegen pathogene (potentiell krankmachende) Organismen und ohne eine Beschädigung der Darmflora. Deshalb ist es möglich, bei Infektionskrankheiten durch verstärktes Einnehmen von Chlorella einen antibiotischen Effekt zu erreichen.

Wenn Sie ein Antibiotikum einnehmen müssen, nehmen Sie zusätzlich Chlorella dazu. Denn das Antibiotikum zerstört die gesunden Darmbakterien, und Chlorella schützt Ihren Darm.

Ein weiterer positiver Effekt ist auch, dass dank Chlorella Verdauungsprobleme der Vergangenheit angehören können. Es verbessert die Verdauung und bringt Erleichterung bei Verstopfung. Die Einnahme bewirkt, dass der Stuhlgang schneller ausgeschieden werden kann und die Giftstoffe, die sich darin befinden können, nicht länger in Kontakt mit dem Darm und somit dem ganzen Körper kommen. Sonst entsteht ein Kreislauf: Der Körper möchte Giftstoffe über den Darm ausscheiden. Durch eine zu langsame Darmtätigkeit kommt der Körper jedoch erneut in Kontakt mit den Giftstoffen, wenn sie sich zu lange Zeit im Dünndarm befinden.

Was ist Chlorophyll?

Chlorella ist die reichste und beste Quelle für Chlorophyll auf unserer Erde. Es hat den höchsten Chlorophyllgehalt aller Lebewesen – grün, grüner geht es nicht.

Chlorophyll ist jener Farbstoff, der Algen und Pflanzen grün färbt und die Pflanzen atmen lässt. Chlorophyll gleicht dem menschlichen Blut, mit Ausnahme des zentralen Elements – das ist bei Blut Eisen, bei Chlorophyll Magnesium. Er färbt grün, genauso wie Hämoglobin unser Blut rot färbt. Beide Farbstoffe sind eng miteinander verwandt und unterscheiden sich nur in wenigen Details. Aus diesem Grunde gilt Chlorophyll als mächtiger Blutreiniger und Blutbildner. Chlorophyll hat die Aufgabe, Schwermetalle und Toxine zu binden. Es bindet Körpergerüche, entgiftet, reguliert die Darmtätigkeit, kann Tumoren im Wachstum hemmen, unterstützt die Wundheilung, verhindert Entzündungen, fängt freie Radikale, hat eine leicht entwässernde Wirkung, steigert die Herzleistung, lindert Schmerzen, reguliert den Blutdruck, wirkt gegen Blutarmut und unterdrückt das Wachstum schädlicher Bakterien.

Welchen Nährstoffgehalt hat Chlorella?

Es enthält ca. 60% hochwertiges pflanzliches Eiweiß, 20% Kohlehydrate, ca. 11% Fett (hauptsächlich mehrfach ungesättigte Fettsäuren mit Omega-3-Fettsäuren) und 9% sonstige Vitalstoffe wie Mineralien, Vitamine, Chlorophyll, Ballaststoffe und Wasser.

Der Eiweißgehalt liegt mit ca. 60% im Vergleich zu anderen Nahrungsmitteln sehr hoch. Fisch, Fleisch und Geflügel enthalten ca. 25% Eiweiß.
Die Chlorella-Algen können die Nährstoffdepots im Körper wieder auffüllen.

Chlorella enthält das gesamte Spektrum lebensnotwendiger Vitamine, Mineralstoffe und Spurenelemente. Es enthält die acht lebenswichtigen Aminosäuren, die der Körper nicht selbst herstellen kann, sondern über die Nahrung aufnehmen muss. Der Mensch ist in der Lage, 12 der 20 bekannten Aminosäuren selbst herzustellen. Mangelt es uns auch nur an einer einzigen essentiellen Aminosäure, so verlangsamt sich der Eiweißaufbau in unserem Körper.

Eine essentielle Aminosäure (lebensnotwendige Aminosäure) ist eine Aminosäure, die ein Organismus benötigt, aber nicht selbst aufbauen kann. Wenn diese Aminosäuren nicht Bestandteil der Nahrung sind, kann der Organismus auf Dauer nicht überleben. Für den Menschen gelten Isoleucin, Leucin, Lysin, Methionin, Phenylalanin, Threonin, Tryptophan und Valin als essentielle Aminosäuren.

Welche Inhaltsstoffe hat Chlorella?

Chlorella – ein Vitamincocktail
Chlorella enthält alle fettlöslichen Vitamine A, D, E und K und auch alle wasserlöslichen Vitamine, alle B-Vitamine sowie Vitamin C.
Chlorella ist die einzige Pflanze, die reich an Vitamin B12 ist, zumal Vitamin B12 in nennenswerten Konzentrationen sonst nur in tierischen Produkten vorkommt. Es ist wichtig für ein intaktes Nervensystem.
Chlorella hat viel Vitamin A. Neben Vitamin A besitzt Chlorella auch außerordentlich viele farbenfrohe Vitamin-A-Vorstufen, die sogenannten Carotinoide. Betacarotin ist als starkes Antioxidans in der Lage, freie Radikale abzufangen.
Typisch für grünes Blattgemüse ist sein hoher Vitamin-K-Gehalt. Chlorella besitzt sogar einen sehr hohen Vitamin-K-Gehalt.

Weitere Inhaltsstoffe sind:
- Protein (höchster verwertbarer Proteingehalt bei einer Pflanze)
- 19 Aminosäuren – einschließlich aller acht essentiellen
- Mineralien: Calcium, Kalium, Magnesium, Silizium, Phosphor
- Spurenelemente: Eisen, Chrom, Zink
- Omega-3-Fettsäuren
- Chlorophyll (höchster Gehalt an Chlorophyll)

Welche Mineralstoffe haben Chlorella?

Chlorella enthält die Mineralstoffe Natrium, Kalium, Magnesium, Calcium, Eisen, Zink, Mangan, Kupfer und Selen.

Chlorella enthält praktisch kein Jod. Je nach Jahreszeit und Anbaugebiet können zwar einzelne Chlorella-Chargen Spuren von Jod enthalten, Menschen mit Schilddrüsenerkrankungen brauchen sich aber deshalb bei der Einnahme von Chlorella nicht einschränken.

Welchen Mineralstoffgehalt hat 100 g Chlorella?

Natrium	150 mg
Kalium	885 mg
Magnesium	373 mg
Calcium	341 mg
Eisen	225 mg
Zink	4 mg
Mangan	5 mg
Kupfer	80 ug
Selen	7 ug

Wer sollte Chlorella einnehmen?

Chlorella kann jeder Mensch einnehmen. Die Wirkung von Chlorella ist so vielfältig, und im Prinzip ist sie für jeden Menschen geeignet, der etwas für seine Gesundheit tun will, denn besonders beim Binden von Schadstoffen ist Chlorella das Super-Entgiftungsmittel und ein absolutes Kraftpaket und völlig einzigartig.

Chlorella ist seit Jahrzehnten unverzichtbarer Bestandteil zahlreicher Entgiftungen auf der ganzen Welt und bekannt für ihre ausgezeichneten Ausleitungs- und Schutzeffekte ohne negative Nebenwirkungen.

Chlorella wird in erster Linie zur Entgiftung und Reinigung des Körpers verwendet. In einer Studie an Ratten wurde demonstriert, wie wirksam sich Chlorella als Mittel gegen eine Schwermetallvergiftung einsetzen lässt.
Normalerweise lassen sich Schwermetalle nur schwer aus dem Körpergewebe entfernen.
Wenn Sie Quecksilberfüllungen (Amalgam) in den Zähnen haben oder hatten, in bestimmten Industriezweigen arbeiten, geimpft worden sind oder

radioaktiver Strahlung ausgesetzt waren oder Fisch gegessen haben, haben Sie Schwermetalle im Körper.

Sie wollen ein Baby bekommen – schwanger dank Chlorella

Eine Schadstoffbelastung ist oft die mögliche Ursache von unerfülltem Kinderwunsch. Schwermetalle, Weichmacher, Spritzmittel & Co. können das hormonelle System beider Geschlechter nachhaltig beeinträchtigen und so eine Schwangerschaft verhindern. Selbst minimale Mengen von Schwermetallen (Blei, Quecksilber, Cadmium), Weichmachern, Dioxinen und Pestiziden können das hormonelle System derart beeinträchtigen, dass eine gesunde Spermienproduktion nicht mehr möglich ist. Diese Toxine unterbrechen die hormonelle Selbstregulation des Körpers oder können sie sogar gänzlich unterbinden. Dieser Entwicklung kann die Chlorella-Alge entgegenwirken, denn sie befreit den Körper von Toxinen und wirkt gleichzeitig regulierend auf das Hormonsystem ein.

Kann man Chlorella während der Schwangerschaft einnehmen?

Während der Schwangerschaft kommt es ganz besonders darauf an, eine zusätzliche Belastung des Fötus durch frei werdende Schadstoffe zu vermeiden.

Aus diesem Grund sollte in der Regel während der Schwangerschaft und Stillzeit keine Entgiftung des Körpers vorgenommen werden. Diese Empfehlung gilt jedoch nicht für die Einnahme der Chlorella-Alge.

Die Begründung liegt einerseits darin, dass die Chlorella-Alge Mutter und Kind mit einer Vielzahl hochwertiger Nähr- und Vitalstoffe versorgt und andererseits vorhandene Toxine neutralisiert, sodass sie keinen Schaden mehr anrichten können.

Darüber hinaus gehen bestimmte Substanzen der Chlorella-Alge eine unlösliche Verbindung mit belastenden Schwermetallen ein. In diesem Verbund kann der Körper sich leicht von diesen Toxinen befreien, denn sie werden einfach über den Darm ausgeschieden.

Somit stellt die Entgiftung mit Chlorella weder für die Mutter noch für das Ungeborene eine Gefahr durch freigesetzte Toxine dar. Das Gleiche gilt im Übrigen auch für die Stillzeit. Bis zu 300 verschiedene Giftstoffe lassen sich laut einer Studie des Bundes für Umwelt und Naturschutz (BUND) in der Muttermilch nachweisen. Aber das Stillen ist trotzdem immer noch das Beste für das Baby!

Können Kinder Chlorella einnehmen?

Chlorella stimuliert auf ganz außergewöhnliche Weise die körpereigenen Selbstheilungskräfte und die Entgiftung. Die Alge regt Wachstumsprozesse an und ist damit auch gerade für Kinder geeignet. Auch wenn geistiges und körperliches Wachstum verlangsamt sind, ist Chlorella ein sehr hilfreiches Mittel.

In welcher Darreichungsform gibt es Chlorella zum Kaufen?

Es gibt von Chlorella Pulver, Presslinge und Kapseln. Die hier verbreitetste Darreichungsform ist der Pressling. Die Presslinge der verschiedenen Anbieter haben zwischen 200 bis 400 mg. Es gibt Dosen oder Gläser zu 200 g, 500 g und 1.000 g. Je größer das Glas oder die Dose ist, umso preiswerter ist das Chlorella.

Der Pressling sollte ausschließlich aus reinem Chlorella-Pulver bestehen, ohne dass Zusatzstoffe jeglicher Art verwendet werden. Chlorella ist lactosefrei, ohne Farbstoffe, Gluten und Konservierungsmittel.

Da die Chlorella-Alge einen hohen Chlorophyllgehalt hat, leuchtet sie in einem wunderschönen, kräftigen Grün. Chlorophyll ist sehr lichtempfindlich, deshalb sollte man die Presslinge oder das Pulver lichtgeschützt aufbewahren. Die Dose oder das Glas muss fest verschlossen sein, da Chlorella auch Schwermetalle über die Luft bindet.

Wer den etwas algenartigen oder heuähnlichen Geruch der Presslinge nicht mag, für den gibt es auch Kapseln.

Egal ob Sie Pulver, Kapseln oder Presslinge einnehmen – nur Einnehmen hilft. Und das am besten täglich.

Die Qualität der Chlorella ist wichtig

Da die Alge auch in der Natur Schwermetalle bindet, ist es wichtig, eine wirklich gute Qualität davon einzunehmen. Sie sollte regelmäßig auf Schadstoffe überprüft werden.

Kann es zu Nebenwirkungen kommen?

Selten! Wenn Giftstoffe aus dem Körper entfernt werden, können Blähungen, Schwindel, Übelkeit, Sodbrennen, Durchfall, Kopfschmerzen usw. entstehen. Falls die Nebenwirkungen der Entgiftung zu heftig sind, sollte die Dosis erhöht werden.

Durch den hohen Chlorophyllgehalt kommt es zu einer grünen Färbung des Stuhls. Dies ist aber harmlos. Wenn Sie Spinat essen, verfärbt sich der Stuhl auch grünlich.

Dosierung von Chlorella

Als Nahrungsergänzung werden täglich 2-4g (8-16 Presslinge) Chlorella eingenommen. Im Rahmen einer Kur, also über einen begrenzten Zeitraum, können auch höhere Mengen (20-40g täglich) über mehrere Tage eingenommen werden.
Säuglingen und Kleinkindern können Sie 1g geben.

Fangen Sie mit 3 x 5 bis 3 x 10 Presslingen an.
Beim Pulver können Sie mit 3 x ½-1 Teelöffel anfangen.

Wenn Sie schnelle spürbare Gesundheitsvorteile mit Chlorella haben möchten, können Sie auch mehr (z.B. 3 x 20 Presslinge) einnehmen.
Da Chlorella für die Aufnahme viel Flüssigkeit braucht, trinken Sie bitte täglich mindestens 2 l Flüssigkeit, am besten stilles Wasser. Aber 2 l Wasser sollten Sie sowieso täglich trinken.

Wann nimmt man Chlorella ein?

Sie können Chlorella zum Essen oder 30 Minuten vor einer Mahlzeit einnehmen, zusammen mit viel Wasser.

Wie lange soll Chlorella eingenommen werden?

Wie auch bei den Schüßler-Salzen ist eine regelmäßige oder lebenslange Einnahme unproblematisch und hat keine Nebenwirkungen. Chlorella kann jeden Menschen sein Leben lang begleiten und ihm helfen, gesund zu bleiben.

Warum sollen Sie Chlorella einnehmen?

Es gibt viele Gründe, die dafür sprechen, Chlorella zu nehmen. Daher sollten auch Sie in Zukunft nicht mehr auf Ihre tägliche Portion Chlorella verzichten. Chlorella ist ein natürlicher Gesundheitsschutz. Mit Chlorella helfen Sie Ihrem Körper bei seinem täglichen Reinigungsprogramm.

Bärlauch –
ein Entgifter für das Bindegewebe

Der Bärlauch (lat. *Allium ursinum*) ist eine Pflanzenart aus der Gattung Allium und somit verwandt mit Schnittlauch, Zwiebel und Knoblauch. Die in Europa und Teilen Asiens vor allem in Wäldern verbreitete und häufige, früh im Jahr austreibende Pflanzenart ist ein geschätztes Wildgemüse und wird vielfach gesammelt. Blütezeit ist von April bis Mai.

Der Bärlauch kommt in fast ganz Europa vor. In Deutschland ist der Bärlauch im Süden verbreitet, im Norden seltener. In Brandenburg und Hamburg wird der Bärlauch in der Roten Liste in der Kategorie 1 („vom Aussterben bedroht") geführt. In Bremen gilt er als extrem selten, in Schleswig-Holstein wird er als „potenziell gefährdet" (Kategorie 4) eingestuft. In Österreich ist er häufig bis zerstreut vorkommend, in Osttirol fehlt er, im westlichen und südlichen Alpengebiet Österreichs ist er gefährdet. In der Schweiz sind ebenfalls Vorkommen in tieferen und mittleren Lagen nachgewiesen. (Quelle: Wikipedia)

Im Mittelalter wurde Bärlauch als *Herba salutaris* bezeichnet und als Arznei- und Nahrungspflanze genutzt. Ihm wurden unheilabwehrende Eigenschaften zugeschrieben.

Bärlauch ist eine wertvolle Heilpflanze und hat die gleichen Eigenschaften wie der Knoblauch. Er wirkt blutreinigend, krampflösend und blutdrucksenkend. Die Pflanze hilft bei Magen- und Darmstörungen, Hautausschlägen, Bronchialkatarrhen sowie bei Bluthochdruck und Arterienverkalkung. Die Heilwirkung ist den zahlreichen in ihm enthaltenen, überwiegend schwefelartigen ätherischen Ölen zuzuschreiben, die sich positiv auf Verdauung, Atemwege, Leber, Galle, Darm und Magen auswirken. Außerdem regt er den Stoffwechsel an, wirkt sich positiv auf den Cholesterinspiegel aus und hilft bei Wurmbefall.

Bärlauch bindet mit seinen Schwefelgruppen fettlösliche Schadstoffe wie Quecksilber und überführt sie in eine nierengängige Form. Der Körper benötigt Schwefel zur Produktion von bestimmten Enzymen, wie z.B. Glutathion. Diese natürlichen Schwefelverbindungen wirken als natürliche Chelatbildner (Alternative für die chemische Entgiftung) für Schwermetalle und binden vorwiegend das Quecksilber, das sich besonders im Bindegewebe, aber auch im Blut und Darm befindet. So entstehen stabile Komplexe, die eine Wiederaufnahme der Schwermetalle im Körper verhindern und einer bloßen Umverteilung vorbeugen, sodass sie über Nieren und Darm ausgeschieden werden können.

Wer die Bärlauchblätter selbst im Wald sammelt, sollte sie nicht mit den ähnlich aussehenden giftigen Blättern des Maiglöckchens (wurde 2014 zur Giftpflanze des Jahres gewählt) verwechseln. Das beste Unterscheidungsmerkmal zwischen Bärlauch und Maiglöckchen ist der typische knoblauchartige Geruch des Bärlauchs.

Bärlauch wird in Pulverform, als gepresste Kapseln, als Bärlauchtinktur (Auszug mit Alkohol) oder als Pesto (kleingehackt und mit Olivenöl vermischt) gehandelt.
Die Inhaltsstoffe sind: Lauchöl, Flavonoide, Biokatalysatoren, Fructosane und reichlich Vitamin C.

Bärlauch in der Küche
Die Pflanze ist zwar komplett essbar, genutzt werden aber vorwiegend die Blätter. Das frische Kraut ist ein hervorragendes Gewürz für Salate, Suppen, Gemüse, Tomatensoße, Kräuterbutter und Pesto. Man kann ihn roh auf Brot essen oder auf Weichkäse legen und unter Kräuterquark mischen. Durch Hitzeeinwirkung werden die schwefelhaltigen Stoffe verändert, wodurch der Bärlauch viel von seinem charakteristischen Geschmack und auch seiner Wirkung verliert.

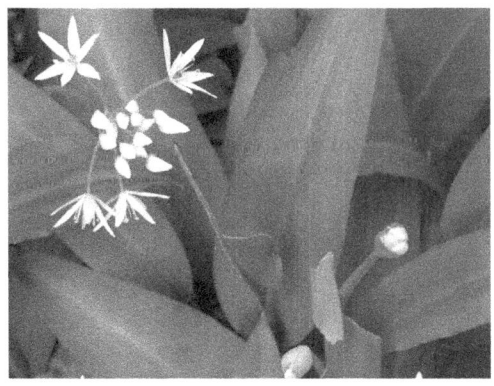

Koriander – der Entgifter für das Gehirn

Koriander (*Coriandrum sativum* oder auch Wanzendill) nennt man auch die chinesische Petersilie. Er gehört zur Familie der Doldenblütengewächse wie auch Anis, Fenchel und Kümmel. Er wächst als einjährige Pflanze. Die Blütezeit ist von Juni bis Juli. Während der Blütezeit wird Koriander stark von Bienen beflogen.

Korianderkraut besitzt außerordentliche Fähigkeiten, Quecksilber, Blei, Kadmium und Aluminium im Gehirn, in den Nerven und in den Knochen zu mobilisieren. Daher ist es sehr gut für die Entgiftung des Zentralnervensystems. Die aromatischen Inhaltsstoffe (ätherische Öle) sind offenbar in der Lage, das an den Ionenkanälchen der Zellen anhaftende Quecksilber zu lösen. Koriander ist bisher die einzige bekannte Substanz, die Quecksilber aus dem intrazellulären Raum wieder in den Blutkreislauf schleusen kann.

Was macht den Koriander einzigartig?
Die schwierigste Aufgabe ist, das Schwermetall aus dem Gehirn zu bringen. Und das kann vermutlich nur der Koriander. Koriander ist sehr wirksam und kann in kurzer Zeit viel Quecksilber in das Bindegewebe verschieben.

Wichtig:
Koriander sollte man allerdings nur zusammen mit Chlorella anwenden, da er mehr Toxine mobilisiert, als er aus dem Körper abtransportieren kann. Wenn Koriander als alleiniges Präparat gegeben wird, könnten das Bindegewebe und die Nerven mit Metallen überschwemmt werden. Um hier eine Rückvergiftung zu vermeiden, braucht es die Bindungsfunktion von Chlorella (siehe Kapitel „Chlorella").

Nach dem Ausleiten von Quecksilber werden durch den Koriander auch alle anderen Schwermetalle mobilisiert, was sonst nicht möglich wäre.

Nach Dr. Dietrich Klinghardt ist Koriander die einzig bekannte Methode, Gehirn und Nervengewebe von Quecksilber zu entgiften. Alle anderen Mittel, die zur Quecksilber-Mobilisierung eingesetzt werden, auch DMPS oder DMSA, können die Blut-Hirn-Schranke nicht ausreichend überwinden, während Koriander eben dazu in der Lage ist.

Dr. Yoshiaki Omura und das Korianderkraut

Dr. Omura, Neurologe und Mitbegründer von einem weltweit erfolgreichen Massendrogenentzugsprogramm mit Hilfe von Akupunktur, kam bei einer Studie zufällig auf die entgiftende Wirkung des Korianders. Ein Patient, dem radioaktives Metall injiziert worden war, um seine Hirnfunktion zu untersuchen, hatte am nächsten Tag bereits keinerlei Metall mehr im Gehirn. Es stellte sich heraus, dass er Suppe mit einer großen Menge von Koriander gegessen hatte.

Omura hat in einer Studie beobachtet, dass 3 bis 5 g Korianderkraut eine gute Schwermetallelimination herbeiführen und sowohl die Blut-Hirn-Schranke wie auch die Zellmembran überwinden. Die Inhaltsstoffe der Korianderblätter sind in der Lage, das an den Ionenkanälchen anhaftende Quecksilber zu lösen. Es erscheint danach sogleich im Gewebe und ist mit kinesiologischen Verfahren testbar.

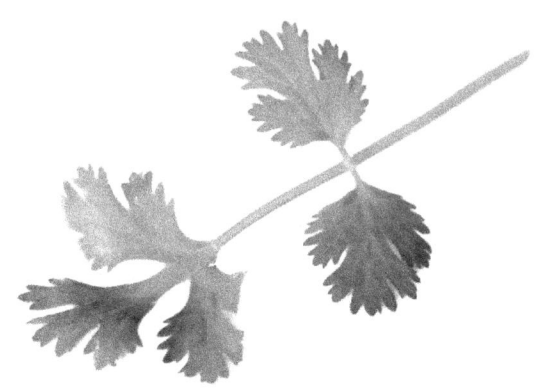

Entgiftung und Ausleitung

Die Schwermetallausleitung nach der Methode von Dr. Klinghardt basiert auf den Kräften von Bärlauch, Koriander und der Chlorella-Alge. Denn Bärlauch, Koriander und Chlorella-Algen lösen die Schadstoffe und helfen mit, sie aus dem Körper abzutransportieren.

Wer ist Dr. Klinghardt?

Dr. med. Dietrich Klinghardt (geb. 1950 in Berlin) studierte in Freiburg Medizin und arbeitet seit 1982 als Arzt in den USA. Er entdeckte, dass insbesondere Schwermetalle und Mobilfunkstrahlung in einem ursächlichen Zusammenhang mit neurologischen Auffälligkeiten und Erkrankungen vor allem bei Kindern (z.b. ADHS-Syndrom oder Autismus) stehen. Ein weiterer Schwerpunkt seiner Arbeit ist seit vielen Jahren die Behandlung chronischer Erkrankungen, häufig verursacht durch Borrelien, und die biologische Behandlung schwerer Autoimmunerkrankungen. Er hat entdeckt, dass Quecksilber in seinen verschiedenen chemischen Zustandsformen einen synergistischen, verstärkenden Effekt auf alle anderen Nervengifte hat. Sobald Quecksilber entfernt wird, beginnt der Körper damit, auch alle anderen Nervengifte auszuscheiden. Dr. Dietrich Klinghardt erhielt in Amerika zahlreiche Auszeichnungen.

Zitate von Dr. Klinghardt

„Wenn Quecksilber entfernt wird, purzeln die anderen Toxine fast von alleine aus dem Körper. Wenn Quecksilber nicht entfernt wird, müssen alle anderen Toxine einzeln entfernt werden."

„Quecksilber bindet sich im Körper an Stellen, wo normalerweise Mineralien sitzen."

„Klinische Erfahrungen haben gezeigt, dass bei Patienten mit einem Defizit an Mineralstoffen (bes. Natrium, Calcium, Kalium) der Körper nicht in der Lage ist, toxische Metalle auszuscheiden!"

Ein weiterer Arzt und Forscher im deutschsprachigen Raum, der viel zur Entgiftung von Schwermetallen und Amalgam beigetragen hat, ist Dr. med. Joachim Mutter. Seine Bücher finden Sie im Literaturverzeichnis.

Voraussetzung für eine Ausleitung

Die Voraussetzung für eine Ausleitung ist ein einwandfreies Funktionieren der Ausscheidungsorgane. Deshalb sollten zuerst die Ausscheidungsleistung des Darms, der Niere, der Leber, der Lunge, der Haut und Lymphe usw. angeregt werden. Leber und Nieren sind hauptverantwortliche Ausleitungsorgane und bringen durch Schwermetalle belastete Organe in Schwung. Aber ganz wichtig ist hier auch besonders die Verdauung (siehe Kapitel „Entgiftungsorgane").

Ausleitungs- und Entgiftungsmittel

Die Entgiftungsmittel sind Chlorella pyrenoidosa, Bärlauch, Koriander und die Schüßler-Salze.

Vorbereitung einer Entgiftung – wenn die Mineralien fehlen

Genau wie man beim Hausbau zuerst ein Fundament legt, sollen Sie vor der Ausleitung mit Chlorella, Koriander und Bärlauch den Mineralstoff-Haushalt aufbauen. Je besser der Mineralstoff-Haushalt in Schuss ist, umso leichter gelingt dem Organismus die Entgiftung und umso besser arbeiten auch die Entgiftungsorgane (siehe Kapitel „Die Entgiftungsorgane"). Weil die Niere als eines der ersten Organe unter der Quecksilberbelastung leidet, muss auch die Funktion der Niere gestärkt werden.

Da giftige Stoffe, insbesondere Schwermetalle, nur sehr langsam ausgeschieden werden, sollte die Entgiftung langfristig angelegt werden. Vor dieser Maßnahme sollte man den Mineralienhaushalt sehr gründlich mit Schüßler-Salzen auffüllen. Den Mineralstoffmangel können Sie mit einer Antlitzanalyse feststellen.

Mineralstoffe wie z.B. Calcium, Zink, Selen, Mangan oder Magnesium können Schwermetalle von ihrem Platz im Körper verdrängen. Auch während der Ausleitung müssen dringend die Schüßler-Salze eingenommen werden.

Entfernung des Amalgams

Das ist der erste Schritt, wenn Sie noch Amalgam im Mund haben. Denn es werden sonst weiterhin täglich beim Essen und Trinken die Dämpfe freigesetzt (siehe Kapitel „Amalgam"). Die Hauptbelastung der Amalgamentfernung geschieht über das Einatmen. Eine gewisse Menge Amalgam gelangt meistens bei der Behandlung durch den Zahnarzt in Ihren Organismus.

263

Damit dieser Giftstoff so schnell wie möglich wieder ausgeschieden werden kann, kann Chlorella unterstützend eingenommen werden. Nach dem Entfernen des Amalgams sollte für mindestens ein Jahr kein Metall oder Gold eingesetzt werden.

Während dieser Zeit kann man bereits Chlorella und Bärlauch nehmen, um Quecksilber aus dem Bindegewebe zu lösen und abzutransportieren. Bärlauch hat Schwefelverbindungen, die Quecksilber ins Blut aufnehmen, sodass es über die Nieren ausgeschieden werden kann.

Auch wenn Sie die Amalgamfüllungen schon entfernt haben, ist im Gehirn sehr wahrscheinlich noch Quecksilber vorhanden.

Wichtig:
Koriander darf nur eingenommen werden, wenn kein Amalgam mehr im Mund ist.

Entgiftung mit den Schüßler-Salzen

Die Mineralstoffmängel können sehr gut mit den Schüßler-Salzen ausgeglichen werden. Achten Sie insbesondere auf eine ausreichende Versorgung mit Selen (Nr. 26), Zink (Nr. 21) und Magnesium (Nr. 7). Aber auch Kupfer (Nr. 19) und Mangan (Nr. 17) u.a. sind ganz wichtig.

Welche Schüßler-Salze sind für die Entgiftung wichtig?
- **Nr. 4** Kalium chloratum für die chemischen Gifte und die Lunge
- **Nr. 6** Kalium sulfuricum löst Gifte aus dem Bindegewebe
- **Nr. 7** Magnesium phosphoricum für Nerven und Drüsen
- **Nr. 8** Natrium chloratum für die biologischen Gifte und die Niere
- **Nr. 9** Natrium phosphoricum als Entsäuerungsmittel und für die Lymphe
- **Nr. 10** Natrium sulfuricum als Entgiftungsmittel für Leber, Galle und Darm
- **Nr. 12** Calcium sulfuricum
- **Nr. 17** Mangan
- **Nr. 19** Kupfer (die Leber ist sehr kupferhaltig)
- **Nr. 21** Zink
- **Nr. 26** Selen

Es gibt noch weitere Schüßler-Salze zum Entgiften, z.B. Nr. 18 Calcium sulfuratum, Nr. 20 Kalium aluminium sulfuricum, Nr. 24 Arsenum jodatum und andere. Welches Schüßler-Salz hier evtl. noch notwendig ist, erfährt man durch eine Antlitzanalyse. Es gibt hier leider kein Rezept für alle. Jeder Mensch ist ein Individuum.

Auch bei der Dosierung der Schüßler-Salze gibt es leider kein Rezept für alle. Sie können von den Nr. 4, 7, 8, 9, 10, 12 täglich 6-20 Stück nehmen, von den anderen Schüßler-Salzen wird weniger eingenommen.

Was bewirkt eine gute Versorgung mit Mineralstoffen?
Eine gute Versorgung mit Mineralstoffen erschwert die Aufnahme von Schwermetallen, verringert die Schäden durch freie Radikale und verbessert die Schwermetallausleitung.

Ausleitung mit Chlorella, Bärlauch und Koriander

Chlorella pyrenoidosa

Chlorella in kleinen Dosen mobilisiert Schwermetalle aus dem Bindegewebe (nicht den Nervenzellen!). In großen Dosen schleimt es zusätzlich die Schwermetalle im Darm ein, die dann auf Grund ihrer Größe nicht mehr im Dickdarm resorbiert werden, sondern den Körper mit dem Stuhl verlassen. Wenn man jedoch hohe Dosen an Chlorella nimmt, wird nicht proportional mehr Quecksilber mobilisiert, aber es wird sehr viel mehr Quecksilber abgebunden als mobilisiert wird. Nimmt man wenig Chlorella, wird relativ viel mobilisiert, aber nur wenig im Darm gebunden. Gibt man viel Chlorella, wird die genau gleiche Menge mobilisiert wie mit wenig Chlorella, aber alles, was mobilisiert ist, wird dann im Darm gebunden und abtransportiert.

Einnahme von Chlorella

Sie sollten Chlorella während dem Essen oder 30 Minuten vor einer Mahlzeit einnehmen, zusammen mit viel Wasser.

Fangen Sie mit 3 x 5 bis 3 x 10 Presslingen an, Sie können auch 4 x 5-10 einnehmen. Wenn Sie schnelle, spürbare Gesundheitsvorteile mit Chlorella haben möchten, können Sie auch mehr, z.B. 3 x 20-40 (es gehen auch noch mehr – je nachdem wie krank und vergiftet Sie sind), einnehmen – so aggressiv wie nötig und so sanft wie möglich.

Faustregel: Je niedriger die verträgliche Dosis ist (evtl. nur 1 Algentablette), desto mehr Quecksilber ist im Bindegewebe. Steigern Sie Chlorella langsam, bis die Dosis erreicht ist, die keine Nebenwirkungen mehr verursacht.

Bärlauch

Auch Bärlauch mobilisiert Schwermetalle aus dem Bindegewebe. Erst wenn das Bindegewebe frei von Schwermetallen ist, darf man sich an die Mobilisierung aus den Nervenzellen begeben! Nach einigen Wochen oder Monaten (je nach Belastungszustand) ist dann die Einnahme von Koriander möglich.

Einnahme von Bärlauch

Auch hier können Sie mit 3 x 5 bis 3 x 10-15 Tropfen vor oder während der Mahlzeit beginnen. Die Tropfen enthalten Bärlauch, Wasser und Alkohol.

Koriander

Erst nachdem das Bindegewebe entgiftet ist, kann man mit der Mobilisierung aus den Nervenzellen beginnen. Die ins Nervensystem eingelagerten Schwermetalle können nur mit Koriander mobilisiert werden. Allerdings öffnet Koriander lediglich die Tür. Wenn noch Schwermetalle im Bindegewebe sind, verlagern sie sich durch die geöffnete Tür in die Nervenzellen. Nur wenn das Bindegewebe schwermetallfrei ist, kann die Tür andersherum benutzt werden. Der verantwortliche Wirkstoff ist vermutlich ein leicht flüchtiger, fettlöslicher Aromastoff, der die Blut-Hirn-Schranke überwindet und im Gehirn die Ionenkanälchen in den Nervenzellmembranen öffnet, sodass jetzt in der Zelle gebundenes Quecksilber nach außen transportiert werden kann. Das funktioniert jedoch nur, wenn mehr von dem Schwermetall im Innern als außerhalb der Zelle ist. Daher muss vorher das Bindegewebe mit Chlorella und Bärlauch entgiftet werden, bevor der Korianderextrakt gegeben werden darf.

Wichtig:

Koriander darf erst dazugegeben werden, wenn das Bindegewebe frei von Schwermetallen ist. Es darf nie allein, sondern nur zusammen mit Bärlauch und Chlorella gegeben werden, damit das aus den Zellen frei gewordene Quecksilber im Bindegewebe auch „abgeholt" und anschließend ausgeschieden werden kann.

Einnahme von Koriander

Korianderextrakt (alkoholischer Auszug des Korianderkrauts) enthält Korianderkraut, Wasser und Alkohol.

Besonders bei den ersten Gaben kann es häufig zu einem Husten kommen. Genau wie die Aufnahme von Schwermetallen bevorzugt über die Lunge abläuft, äußert sich auch ihre Mobilisierung über die Lunge. Man sollte das also im Freien tun und zwar mit dem Wind, sonst atmet man die giftige Luft gleich wieder ein bzw. verteilt die ausgeatmeten Schwermetalle in der Wohnung. Beginnen Sie mit einem bis drei Tropfen Korianderextrakt auf die Zunge. Wenn sich keine Reaktionen (Husten) ergeben, können Sie bei der nächsten Einnahme 5 Tropfen einnehmen.

Sie können vorsichtig mit 1 x 3 oder 1 x 5 Tropfen vor oder während der Mahlzeit beginnen. Sie können dann die Anzahl der Tropfen bis zu 3 x 15 steigern. Sie können die Tropfen auch in heißes Wasser geben und trinken.

Wichtig:

Bei Chlorella und Bärlauch brauchen Sie keine Pausen einlegen. Die können Sie durchgehend einnehmen. Bei der Einnahme von Koriander empfehle ich Ihnen etwas vorsichtiger zu sein.

Während der Anfangsphase der Entgiftung sollte Koriander über eine Woche lang eingenommen und anschließend wieder zwei bis drei Wochen abgesetzt werden.

Maßnahmen zur Verstärkung des Korianders

Dr. Omura fand heraus, dass durch eine Akupressur-Massage die Aufnahme von Koriander ins Gehirn verstärkt werden kann: Direkt nach der Einnahme zwei Minuten lang kräftig mit den Daumenkuppen die gesamte Innen-, Außen- und Rückseite der Mittelfingerendglieder massieren – das ist die dem Gehirn zugehörige Reflexzone. Man kann die Tinktur auch an Hand- und Fußgelenken einreiben. Dr. Klinghardt ist mittlerweile dazu übergegangen, Korianderextrakt über absorptionsfreudige Hautpartien wie Ellenbeuge und Kniekehle einzureiben.

Weitere Fragen zur Entgiftung und Ausleitung

Wie viel Chlorella, Bärlauch und Koriander soll man einnehmen?

Eigentlich kann man hier keine Empfehlung für alle aussprechen. Jeder Mensch ist individuell und braucht eine andere Dosis. Tasten Sie sich an die Dosis heran. Sie können sich auch beraten lassen.

Wie lange soll Chlorella eingenommen werden?

Wie auch bei den Schüßler-Salzen ist eine regelmäßige oder lebenslange Einnahme unproblematisch und hat keine Nebenwirkungen. Chlorella kann jeden Menschen sein Leben lang begleiten und ihm helfen, gesund zu bleiben. Es gibt viele Gründe, die dafür sprechen, Chlorella zu nehmen. Daher sollten auch Sie sich Ihre tägliche Portion Chlorella gönnen.

Kann ich zum Entgiften auch Spirulina oder AFA-Algen nehmen?

Nein, denn Spirulina und AFA-Algen haben keinen Zellkern und bewirken keine Ausleitung von Schwermetallen aus dem Gewebe, weil sie keine Schwermetalle an sich binden können. Natürlich haben sie auch einen positiven und entgiftenden Einfluss auf Beschwerden und Krankheiten.

Kann ich Schwermetalle auch mit der Homöopathie ausleiten?

Wenn man dem Quecksilbervergifteten homöopathisch Quecksilber gibt, hat das homöopathische Mittel einen Effekt: Homöopathische Mittel verschieben die Schwermetalle in die Zelle. Die Schwermetalle landen dann sehr oft im Gehirn. Daher sind nach einer homöopathischen Ausleitung keine Schwermetalle mehr im Blut oder Urin nachweisbar. Das bedcutet jedoch nicht, dass keine Schwermetalle mehr im Körper sind. Das einzige bisher bekannte Mittel, mit dem Schwermetalle wieder aus dem intrazellulären Raum gelöst werden können, ist Korianderkraut.

Dr. Klinghardt warnt vor Schwermetallausleitungen mit Homöopathie. Seiner Erfahrung nach wird dabei das Quecksilber nicht tatsächlich aus dem Körper ausgeschieden, sondern nur vom Bindegewebe ins Zellinnere verschoben. Er beobachtete bei Patienten, die früher nur homöopathisch ausgeleitet haben, eine auffällige Häufigkeit von Multipler Sklerose (MS) und Amyotropher Lateralsklerose (ALS).

Chemische Schwermetallentgiftung durch DMPS und DMSA

Chemische Chelatbildner wie DMPS oder DMSA (schwefelhaltige Aminosäuren oder schwefelhaltige Substanzen, die Metalle binden) sind zur Schwermetallentgiftung des Gehirns nicht geeignet, weil sie die Blut-Hirn-Schranke nicht überwinden. Sie können Quecksilber nur aus dem Bindegewebe mobilisieren und über die Nieren ausscheiden, können aber nicht ins Gehirn herein. Untersuchungen ergaben, dass der Quecksilbergehalt des Gehirns durch DMPS nicht gesenkt wurde.

Können Sie mit einer Ausleitung – trotz Amalgam – beginnen?

Ja, Sie können Chlorella, Bärlauch und Schüßler-Salze einnehmen. Nur der Koriander darf nicht genommen werden.

Was ist in der Schwangerschaft zu beachten?

Die Schüßler-Salze und Chlorella können Sie in der Schwangerschaft einnehmen. Nur der Koriander darf nicht eingesetzt werden, da es zu Gebärmutterkontraktionen führen kann. Während der Schwangerschaft und Stillzeit darf auch kein Amalgam entfernt werden.

Was können Sie bei Beschwerden machen?

Bei auftretenden Beschwerden, wie Blähungen, Verstopfung, Durchfall, Müdigkeit, Schlaflosigkeit, Kopfschmerzen, Grippeanflug, Hautveränderungen usw., müssen Sie die Chlorella-Dosis erhöhen, um mehr Quecksilber zu binden und auszuleiten, bis die Beschwerden verschwunden sind. Denn dies bedeutet, dass mehr Schwermetalle mobilisiert wurden als gebunden werden. Durch mehr Chlorella wird mehr Schwermetall gebunden, aber nicht zusätzlich mobilisiert.

Wer zu starke Nebenwirkungen mit Bärlauch und Koriander hat, sollte eine Weile darauf verzichten. Von Chlorella sollte noch mehr eingenommen werden – die persönliche Verträglichkeit, die bei jedem Menschen auf einem anderen Niveau liegt.

Wenn Chlorella nicht vertragen wird

Es kann natürlich, wie bei jedem Lebensmittel, echte allergische Reaktionen auf die Inhaltsstoffe von Chlorella geben, die dann leider ein Absetzen der Einnahme erfordern. Schade.

...gibt es eine Alternative für Chlorella?

Eine Alternative ist das Sauerkraut, ein milchsauer fermentiertes Lebensmittel. Sauerkrautsaft ist ein Jungbrunnen für den Darm. Im Sauerkraut ist viel Methionin, eine Aminosäure, die auch entgiftet und aus viel bindenden Fasermaterialien besteht, die Schwermetalle binden können.
Dosierung: 4 x am Tag 2 gehäufte EL Sauerkraut.

Was haben kranke und empfindsame Menschen zu beachten?

Beginnen Sie mit Chlorella langsam und vorsichtig. Mit 2 Presslingen beginnen. Und dann täglich mit 2 Presslingen steigern. Je kränker man ist, desto vorsichtiger.

Was ist bei der Einnahme von Vitamin C zu beachten?

Die gleichzeitige Einnahme von Vitamin C hebt die Wirkung von Koriander auf. Also nicht zusammen einnehmen.

Wie lange dauert eine Schwermetall-Entgiftung?

Eine einfache Antwort auf diese Frage ist leider nicht möglich. Die Antwort ist abhängig u.a. von der Dauer und Intensität der Belastung und verschiedenen Mineralstoffmängel. Unter Umständen kann es einige Jahre dauern. Eine sanfte Entgiftung nach schwerer Vergiftung kann z.B. 3-4 Jahre dauern.

Kann man Chlorella, Bärlauch und Koriander auch dauerhaft einnehmen?

Ja. Die Ausleitung und Entgiftung mit Chlorella, Bärlauch und Koriander befreit den Körper auf sanfte Weise von den Schwermetallen und Giften und führt zu besserer bzw. guter Gesundheit.

Kann man die Schüßler-Salze dauerhaft einnehmen?

Ja. Die Ausleitung und Entgiftung mit Schüßler-Salzen befreit den Körper auf sanfte Weise von den Schwermetallen und Giften und stärkt den Mineralstoff-Haushalt.

Was brauchen wir noch zum Entgiften?

Zum Entgiften von Schwermetallen und Giften brauchen wir außer Chlorella, Bärlauch, Koriander und den Schüßler-Salzen Folgendes:

- Melatonin
- Glutathion
- Vitamin D
- Omega-3-Fettsäuren
- und viel Wasser.

Siehe hierzu die einzelnen Kapitel.

Schüßler-Salze, Chlorella, Bärlauch und Koriander sind eine ideale Kombination zum Entgiften von Schwermetallen und anderen Giften.

Chlorella und Schüßler-Salze – ein unzertrennliches Paar zum Entgiften – können Sie täglich einnehmen, zeitlich unbegrenzt und für Ihr restliches Leben.

Wenn Sie gesund bleiben oder gesund werden wollen, dann fangen Sie an zu entgiften. Es lohnt sich! Sie bekommen mehr Lebensqualität und Energie sowie eine dauerhaft verbesserte Gesundheit.

Mehr über die Gesundheit erfahren Sie auch in meinem Buch „Was Frauen wissen wollen – gesund und schön im Alter".

Über die Autorin

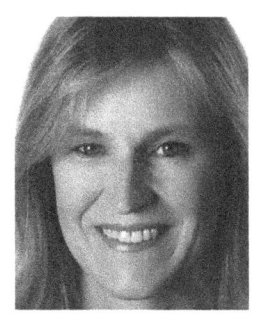

Monika Held, geboren 1966 in München, ist Mineralstoffberaterin nach Dr. Schüßler und Ernährungsberaterin und seit 2011 in ihrer eigenen Praxis in Bad Aibling tätig. Sie hält viele Vorträge über die Schüßler-Salze, Entgiftung und Ernährung in Apotheken, an Volkshochschulen und in ihrer Praxis.

Monika Held
Mineralstoffberaterin nach Dr. Schüßler
Ernährungsberaterin
83043 Bad Aibling
Tel.: 08061-3923936
Mineralien.held@gmx.net
www.monika-held.de

Es ist nicht genug zu wissen, man muss es auch anwenden;

es ist nicht genug zu wollen, man muss es auch tun.

(Goethe)

Literaturverzeichnis

Daunderer, Max – *Gifte im Alltag*, Beck Verlag 2011
Faller, Adolf; Schünke Michael – *Der Körper des Menschen*, Thieme 2008
Feichtinger, Thomas – *Schüßler-Salze fürs Leben*, Haug 2009
Feichtinger, Thomas – *Erweiterungsmittel in der Biochemie*, Haug 2009
Fuchs, Norbert – *Mit Nährstoffen heilen*, Reglin Verlag 2012
Gröber, Uwe – *Orthomolekulare Medizin*, WVG 2008
Held, Monika – *Was Frauen wissen wollen*, Heldverlag 2012
Jennrich, Peter – *Schwermetalle*, Comed 2007
Liebke, Dr. Frank – *Doktor Chlorella*, Remerc Verlag 2007
Mutter, Dr. Joachim – *Amalgam - Risiko für die Menschheit*, Fit fürs Leben 2011
Mutter, Dr. Joachim – *Lass dich nicht vergiften*, GU Verlag 2012,
Perlmutter, David; Villoldo, Alberto – *Das erleuchtete Gehirn*, Goldmann 2011
Reichl Franz-Xaver – *Taschenatlas Toxikologie*, Thieme 2011
Runow, Klaus-Dietrich – *Wenn Gifte auf die Nerven gehen*, Südwest 2012

Filmtipps

Unser täglich Gift, 2011
Der Preis der Blue-Jeans, NDR 2012
Gift auf unserer Haut, ZDF 2013
Under our Skin (englisch), 2008
Die Akte Aluminium – Bert Ehgartner, 2014
Gabel statt Skalpell – Gesünder leben ohne Fleisch, 2010
Alptraum Atommüll, 2009
Gasland (Fracking), 2010
Unser täglich Müll, 3Sat 2013
Wir impfen nicht, 2014
Das Gift in unserem Gehirn – Dr. Dietrich Klinghardt, 2010
Borreliose – Die Seuche des 21. Jahrhunderts? – Dr. Dietrich Klinghardt, 2012
Der Gen-Food Wahnsinn, 2012
Das stille Gift, ZDF-Dokumentation, 2013
Das Gift im Kuhstall – sterbende Tiere, kranke Menschen
Bulb Fiction – Die Lüge von der Energiesparlampe, 2011

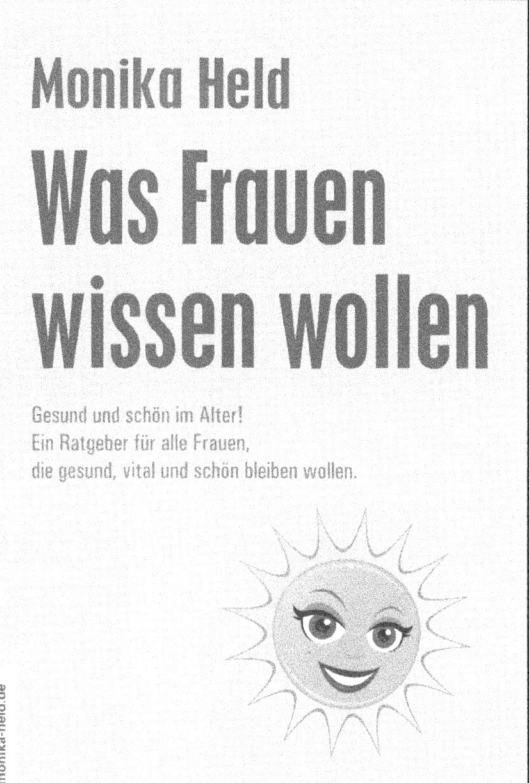